Franziska Schlensog-Schuster, Gabriele Koch, Christiane Ludwig-Körner
Fokusbasierte Eltern-Säugling-Kleinkind-Psychotherapie

Psychodynamische Therapie

Franziska Schlensog-Schuster, Gabriele Koch,
Christiane Ludwig-Körner

Fokusbasierte Eltern-Säugling-Kleinkind-Psychotherapie

Ein psychodynamisches Behandlungsmanual

Psychosozial-Verlag

Bibliografische Information der Deutschen Nationalbibliothek
Die Deutsche Nationalbibliothek verzeichnet diese Publikation
in der Deutschen Nationalbibliografie; detaillierte bibliografische Daten
sind im Internet über http://dnb.d-nb.de abrufbar.

Originalausgabe

info@psychosozial-verlag.de
www.psychosozial-verlag.de

Umschlagabbildung: © Adobe Stock/Oksana Kuzmina
Umschlaggestaltung und Innenlayout nach Entwürfen von Hanspeter Ludwig, Wetzlar
ISBN 978-3-8379-3291-1 (Print)
ISBN 978-3-8379-7997-8 (E-Book-PDF)

Inhalt

Vorwort von Prof. emer. Dr. med. Kai von Klitzing

Wann braucht ein Säugling eine Psychoanalytikerin oder einen Psychoanalytiker?

Eine Reihe von klinischen Studien (Lieberman et al., 2006; Salomonsson & Sandell, 2011a; Salomonsson et al., 2015) hat gezeigt, dass psychoanalytisch orientierte Behandlungen in der frühen Kindheit positive Effekte in Hinblick auf die psychische Befindlichkeit von Müttern und die mentale Entwicklung ihrer Babys erzielen. In einer methodisch sehr sauber durchgeführten Studie konnten Georg, Cierpka, Schröder-Pfeifer, Kress und Taubner (2021) zeigen, dass sogar eine Mutter-Säuglings-Therapie mit nur vier Sitzungen einen positiven Effekt auf die Gesundheit von Mutter und Kind hat, wenn psychoanalytisch gut ausgebildete Psychotherapeutinnen/Psychotherapeuten sich auf einen konsequenten Therapiefokus ausrichten und das psychische Funktionsniveau der Mütter berücksichtigen.

Wie gehen psychoanalytische Therapeutinnen und Therapeuten vor? Sie laden Mütter (manchmal auch Väter) zu gemeinsamen Therapiestunden mit ihrem Kind ein und sprechen mit den Eltern und auch mit dem Kind. Dabei greifen sie die Interaktionen auf, die sie in den Sitzungen beobachten, und sie versuchen, die gemeinsamen Beobachtungen mit wichtigen Beziehungsthemen in den Lebensgeschichten der Eltern zu verbinden. In länger ausgerichteten Therapien kommt meist ein breites Spektrum konflikthafter Themen auf, die aufgegriffen und durchgearbeitet werden können. In kurzen Therapien versuchen Therapeutinnen/Therapeuten und Eltern, möglichst schon in der ersten Stunde ein zentrales Konfliktthema (den »Fokus«) zu identifizieren, um die folgende therapeutische Arbeit thematisch einzugrenzen. Die Therapeutinnen/Therapeuten sprechen mit ihren Deutungen die Eltern, aber auch das Kind an. Sie versuchen, dem Baby dabei die emotionale Botschaft zu geben, dass es ein wichtiger und aktiver Teil des therapeutischen Prozesses ist. Die Eltern können die Worte hören, die die Therapeutin/der Therapeut an das Kind adressiert, und sie nehmen in der Regel die Bedeutung dieser Worte ganz besonders intensiv auf. Die empirischen Daten zeigen, dass diese Art von Intervention zu einer Verbesserung der Beziehung und der seelischen Gesundheit von Eltern und Kind führt. In der Regel entwickeln die Eltern ein besseres Gefühl für ihre Elternschaft und die eigenen depressiven Symptome gehen zurück, was oft zu einer Verbesserung der Interaktionsqualität und in der Folge auch zu einer Symptomreduktion führt.

Wie können wir nun die Veränderungsprozesse psychoanalytisch erklären? Um zu verstehen, wie Psychoanalytikerinnen und Psychoanalytiker heutzutage über Veränderungsprozesse in Therapien denken, müssen wir Entwicklungen in den Theorien zum psychoanalytischen Prozess betrachten. Anfangs wurde ausgehend von Freuds frühen Arbeiten die Wirkung psychoanalytischer Behandlungen im Zusammenhang mit Bewegungen psychischer Energien (»Triebe«) und vor dem Hintergrund einer »Ein-Personen-Psychologie« verstanden: Die Patientin/der Patient (vorwiegend ein Erwachsener/eine Erwachsene) hat seine Besetzungsenergie an eine Abwehrkonstellation gebunden, die vielleicht während der Kindheit sinnvoll war, die nun aber dysfunktional ist und zu Symptomen führt, welche die Entwicklung behindern. Die Deutungen der Therapeutin/des Therapeuten bewirken, dass der Trieb sich langsam von der rigiden Konstellation löst, und die freiwerdende Energie kann nun für eine progressive Entwicklung eingesetzt werden.

Im Laufe der Zeit hat sich die Psychoanalyse von dieser Form der »Ein-Personen-Psychologie« zu einem »Zwei-Personen«-Ansatz im Rahmen der Objektbeziehungstheorie entwickelt. Hierbei verstehen wir Störungen und Symptome als einen Ausdruck gestörter Beziehungen. So wird beispielsweise die Borderline-Pathologie einer erwachsenen Person nicht nur durch primitive Abwehrprozesse in der Innenwelt der Patientinnen/der Patienten, sondern auch durch problematische Beziehungsgestaltungen mit wichtigen Beziehungspersonen charakterisiert. In diesem Zusammenhang können sich solche Persönlichkeitsprobleme beispielsweise einer Mutter auch intensiv auf die Beziehung zu ihrem Baby auswirken bzw. sogar in das Baby übergehen (z.B. spuckt das Baby jegliche von der Mutter stammende Nahrung wieder aus). In solchen Situationen wird die Beziehung zwischen Patientin/Patient und Therapeutin/Therapeut in den Fokus der therapeutischen Arbeit gerückt, weil wir annehmen können, dass die Patientin/der Patient seine/ihre verzerrte innere Welt, die wahrscheinlich ihren Ursprung in problematischen Beziehungserfahrungen während der frühen Kindheit genommen hat, in die Beziehung zur Therapeutin/zum Therapeuten »überträgt«.

In einem nächsten Schritt haben sich unsere psychodynamischen Konzepte auf eine Drei- oder Mehr-Personen-Psychologie hinbewegt. Wenn wir die Beziehung zwischen dem Baby und der Mutter betrachten, denken wir auch an die Bedeutung des Dritten (oder mehrerer Dritter). Der/die Dritte kann der Vater sein (als reale Person oder als Repräsentation in der Vorstellungswelt der Mutter). Aber auch die Therapeutin/der Therapeut kann die Funktion des Dritten in der Eltern-Kind-Therapie einnehmen. Stern (1995, S. 146) hat zwischen dem interpersonalen Prozess der Triadenbildung, »Triadifikation«, und dem intrapsychischen Prozess, eine Triade zu erfahren, »Triangulierung«, unterschieden. Der/die Dritte kann als Störenfried für die intime Zweisamkeit zwischen Mutter und Kind erlebt werden, aber er/sie kann auch dabei helfen, die dyadische Beziehung zu regulieren, wenn sie in rigiden Verhaltensmustern festgefahren ist. Vieles weist darauf hin, dass Säuglinge und Kleinkinder von früh an bedeutsame Beziehungen zu mehr als einer Fürsorgeperson entwickeln können und dass Väter bzw. andere bedeutsame Erwachsene als wichtige Unterstützer und Regulatoren der Beziehung zwischen Mutter und Säugling dienen können. Unsere eigene Forschungsgruppe hat das Konzept der triadischen Kompetenz entwickelt, die wir als die Fähigkeit bzw. Bereitschaft eines Individuums (z. B. einer Mutter) definieren, eine dritte Person (z. B. den Vater) in die eigene Beziehung zum zweiten (z. B. dem Baby) zu integrieren. In prospektiven Studien über den Übergang zur Elternschaft und die Kindesentwicklung konnten wir zeigen, dass die schon während der Schwangerschaft erfasste triadische Kompetenz von Eltern wichtige Aspekte der Eltern-Kind-Beziehung und der Entwicklung des Kindes vorhersagt (von Klitzing, 2002; von Klitzing et al., 1999). Daraus folgend können wir Eltern-Kind-Therapien als öffnende Prozesse von Triadifikation und Triangulierung verstehen, vor allem wenn wir darauf Wert legen, Väter in die therapeutische Arbeit einzubeziehen (Baradon, 2019).

Psychoanalytische Eltern-Säuglings-Kleinkind-Therapien stellen Prozesse der Triadifikation dar und unterstützen Prozesse der Triangulierung in den Innenwelten der Eltern und der Kinder. Diese Unterstützungsarbeit erklärt zumindest zum Teil die positiven therapeutischen Effekte dieser Therapien. Die Psychotherapeutin/der Psychotherapeut übernimmt häufig die Funktion einer wichtigen dritten Person, die die Beziehung zwischen einer Mutter und ihrem Kind reguliert und mehr Flexibilität sowie angemessene Autonomie ermöglicht. Dass die Drei- oder Mehr-Personen-Psychologie ihren Weg in psychoanalytisches Nachdenken über therapeutische Prozesse gefunden hat, ist wahrscheinlich der Tatsache geschuldet, dass viele Psychoanalytikerinnen/Psychoanalytiker nicht mehr nur über die Bedeutung der frühen Kindheit in der Vergangenheit ihrer erwachsenen Patientinnen und Patienten nachdenken, sondern auch mit realen Säuglingen und ihren Eltern therapeutisch arbeiten. Auch in der analytischen Arbeit in der Einzeltherapie mit Kindern sind die Eltern immer präsent, entweder als reale Personen innerhalb der begleitenden Elternarbeit (Novick & Novick, 2005) oder in der Innenwelt sowohl des Kindes als auch der Therapeutin/des Therapeuten während der therapeutischen Sitzung mit dem Kind.

Das Baby, oder genauer gesagt die Eltern-Kind-Beziehung, kann von einer psychoanalytischen Therapie profitieren, wenn ungelöste Konflikte oder Folgen traumatischer Erfahrungen in der innerpsychischen Welt der Eltern auf eine Weise in die interpersonale Eltern-Säuglings- bzw. Eltern-Kleinkind-Beziehung eindringen, dass die frühe emotionale Entwicklung des Kindes gefährdet ist. Solche Konstellationen gehen oft mit erheblichem Leid sowohl der Eltern als auch des Kindes und schwerwiegenden Symptomen einher: Fütterstörungen, Regulationsstörungen, Depressionen, Ängste etc. Es ist das Verdienst der Autorinnen dieses Buches, ein nachvollziehbares Behandlungsmanual für fokale Eltern-Säuglings-Kleinkind-Therapien erstellt zu haben, welches für viele Therapeutinnen und Therapeuten, die in diesem faszinierenden Feld tätig werden, wegweisend ist und als Grundlage für eine konsequente empirische Therapieforschung dient. Wie gesagt, in bisherigen Studien haben frühe Eltern-Kind-Therapien vielversprechende Ergebnisse gezeigt. Dabei kommt es nicht primär darauf an, störende Symptome zu beseitigen, sondern es ist vielmehr wichtig, am intrapsychischen Hintergrund der Symptome bei den Eltern zu arbeiten und dabei zu helfen, die interpersonalen Beziehungen zu regulieren. Unsere psychoanalytischen Theorien und Erfahrungen helfen uns, ein Verständnis von frühen Störungen zu entwickeln und sie als Ausdruck belasteter früher Beziehungen zu verstehen. Davon ausgehend kann es gelingen, in den Behandlungen einen Veränderungsprozess zu initiieren und dabei die Funktion der Therapeutin/des Therapeuten als eine bedeutungsvolle dritte Person zu nutzen.

Einleitung

Ein Behandlungsmanual für Kinder- und Erwachsenenpsychotherapeutinnen/-therapeuten zu entwickeln, die sich in unterschiedlicher Intensität mit der psychodynamischen Denk- und Arbeitsweise vertraut fühlen, und dieses gleichzeitig für ambulante, aufsuchende und stationäre Behandlungen nutzbar zu gestalten, ist ein Balanceakt. Trotzdem sind wir als Autorinnen dieses Wagnis eingegangen und haben versucht, unsere unterschiedlichen beruflichen und psychotherapeutischen Erfahrungen einfließen zu lassen – mit dem Ziel, den Leserinnen und Lesern ein Manual an die Hand zu geben, das ihnen hilft, sich in der Psychotherapie mit Säuglingen und Kleinkindern und deren Familie zu orientieren, und das zu ihrer Beruhigung beiträgt. Erfahrungsgemäß wenden sich Eltern mit ihren Säuglingen und Kleinkindern in großer Not an uns Behandlerinnen und Behandler. Das junge Alter der Kinder führt dazu, dass wir schnell helfen wollen, um die Symptomatik zu reduzieren, und zugleich intensive Ängste erleben, die unsere therapeutische Funktionalität einschränken können. Dieses Manual soll helfen, dieses Dilemma zu überwinden, um einerseits angstfrei therapeutisch arbeiten zu können und sich andererseits dieser Not zuzuwenden, um gemeinsam mit den Familien individuelle Lösungen zu finden. Deshalb wäre es wünschenswert, wenn diese Familien an all diesen Orten, an die sie sich wenden, wirksame psychotherapeutische Hilfe erfahren würden.

Für viele Therapeutinnen und Therapeuten stellt die Arbeit mit Säuglingen, Kleinkindern, Müttern und Vätern, die tiefgreifende prä-, peri- und postpartale Belastungen mitbringen, eine neue Erfahrung und große Herausforderung dar. Eltern-Säugling-Kleinkind-Psychotherapeutinnen und -therapeuten kommen mit archaischen Ängsten und nonverbalen Phänomenen in Berührung. Sie sind latent spürbar, sie können verunsichern, verstören oder treten heftig und impulsiv hervor. Wie wichtig es ist, diese schwierigen Übertragungs- und Gegenübertragungsphänomene in der

Therapie behutsam aufzugreifen, zu benennen und wirksam zu bearbeiten, wird in diesem Behandlungsmanual deutlich. Ziel der psychodynamisch fokusbasierten Eltern-Säugling-Kleinkind-Psychotherapie (ESKP-f) ist es, Eltern und Kinder schnell und gezielt von beunruhigenden, leidvollen und quälenden Gedanken und Gefühlen zu entlasten, denn diese können die Beziehung zwischen Eltern und Kind folgenschwer negativ beeinflussen. Deshalb werden die Rahmenbedingungen, die Besonderheiten der therapeutischen Haltung und Beziehungsgestaltung sowie behandlungstechnische Überlegungen ausführlich beschrieben. Wir greifen anschauliche Fallbeispiele aus unterschiedlichen Settings auf und nehmen Bezug zur Theorie und bereits bewährten Behandlungskonzepten. Zur Verbesserung des Verständnisses beziehen wir unsere eigenen klinischen Erfahrungen aus den Studientherapien des SKKIPPI-Projektes (Evaluation der Eltern-Säugling-Kleinkind-Psychotherapie mittels Prävalenz- und Interventionsstudien; Mattheß et al., 2020; 2023; Sprengeler et al., 2021) ein, die im Rahmen der Wirksamkeitsstudie durchgeführt wurden. Ein zentrales Ziel dieser für eine dauerhafte Implementierung und Finanzierung dringend notwendigen Forschung ist es gewesen, eine manualisierte Psychotherapie für Säuglinge und Kleinkinder von null bis drei Jahren in vielfältige Praxisbedingungen und Settings einzubinden und Behandlungsbedingungen vergleichbar zu halten (Ludwig-Körner et al., 2018).

Mithilfe dieses Behandlungsmanuals sollen angehende und erfahrene ESKP-Therapeutinnen und -therapeuten im Prozess der psychodynamischen Hypothesenbildung unterstützt werden. Es leitet an, rasch und sorgfältig einen Fokus herauszuarbeiten und einen Fokalsatz zu formulieren, der für die Familien emotional zugänglich ist. Dieser wird zum Leitgedanken der gemeinsamen Psychotherapie und für die Auswahl der konkreten Behandlungstechniken. Das Behandlungskonzept der fokusbasierten Eltern-Kind-Behandlung (ESKP-f) ist zeitlich auf zwölf Sitzungen begrenzt. Diese zwölf Sitzungen sollten innerhalb von sechs Wochen absolviert werden und können für sich allein stehen oder aber auch Auftakt bzw. integraler Bestandteil anderer therapeutischer Maßnahmen für Eltern und/oder Kind sein.

Schnell und gezielt den Kern seelischen Leides in der Beziehung zwischen Müttern, Vätern und Kindern zu erkennen, zu benennen und zu lindern, ist nicht einfach, vor allem wenn die helfende Beziehung noch keine Zeit hatte, sich zu entwickeln. Wie intensiv und dauerhaft sollten psychotherapeutische Hilfen angelegt sein, die früh, wirksam und nachhaltig

Weichen in der seelischen Entwicklung und Gesundheit von Kindern und Eltern stellen? Welche Ansatzpunkte führen zur Entlastung in schwierigen Beziehungskonstellationen zwischen Eltern und Kind? Welcher Rahmen passt, um mit Eltern und Kindern heilsame Prozesse und Entwicklung anzustoßen? Was gibt Sicherheit in der Auswahl der Behandlungstechniken? Über all diese Fragen haben wir uns Gedanken gemacht. Die unterschiedlichen Kapitel des Behandlungsmanuals geben den Leserinnen und Lesern Einblick in die Erkenntnisse der Wirksamkeitsforschung, nehmen Anleihe an den historischen Entwicklungen der Eltern-Säugling-Kleinkind-Psychotherapie, prüfen Kriterien für Indikationsentscheidungen und Settingwahl und beschäftigen sich mit theoretischen Grundlagen fokusbasierter Kurzzeittherapie.

Kernpunkt des Manuals ist das Fokussieren auf die Psychodynamik der Beziehung zwischen Eltern und Kind mit dem Ziel, dem Symptom eine Bedeutung zu geben und es in einem Kontext einzubetten, um es psychodynamisch erklärbar zu machen. In der therapeutischen Arbeit nach dem ESKP-f-Konzept entwickeln Therapeutinnen und Therapeuten nach und nach die Fähigkeit, mit wenigen Worten eine zutreffende, berührende und emotional zu bewältigende Formulierung des Grundkonfliktes oder der affektiven Grundsituation zu finden, die sie Eltern und Kind anbieten können. Dabei sind das Verstehen der initialen Szene, die Analyse der besonderen Übertragungs-/Gegenübertragungssituation und die genaue Beobachtung der Eltern-Kind-Interaktion zentral. Ein klar umschriebenes Modell des Filterns dieser Informationen unterstützt die Reflexion und Synthese der Erkenntnisse. Durch Fokalkonferenzen oder Supervision finden Therapeutinnen und Therapeuten Orientierung, wie sie angesichts der belastenden emotionalen Prozesse im Rahmen der jeweils bestehenden Möglichkeiten und Grenzen therapeutisch wirksam werden können. Paradox und kennzeichnend für die psychodynamisch fokusbasierte Eltern-Säugling-Kleinkind-Psychotherapie im Kurzzeitsetting ist, dass ein normalerweise langfristig ausgerichtetes Verstehen innerhalb des kurzen Zeitraums von drei Sitzungen ermöglicht werden soll. Die Fokusbildung ist erkenntnis- und handlungsleitend und nicht nur mit Blick auf ökonomische Bedingungen lohnenswert. Das Fokuskonzept hilft den Therapeutinnen und Therapeuten, sich angesichts der Vielzahl an psychischen und psychosozialen Konflikten, die in der Behandlung aufkommen, zu beschränken und zu konzentrieren. Gleichzeitig kann es Patientinnen und Patienten helfen, an spezifischen Stellen psychische Entlastung zu erleben und Vertrauen, Hoffnung und Zuversicht in therapeutische Hilfen zu gewinnen.

Unser Dank gilt den zahlreichen Therapeutinnen und Therapeuten sowie Eltern und Kindern, die sich im Rahmen der SKKIPPI-Studie auf die therapeutische Arbeit im fokusbasierten Kurzzeitsetting eingelassen haben. An ihre Gedanken und Gefühle konnten wir bei der Ausgestaltung dieses Behandlungsmanuals anknüpfen.

Allen Leserinnen und Lesern wünschen wir viel Kraft und Zuversicht in dieser wichtigen Arbeit und eine erkenntnisreiche Lektüre.

Dr. med. habil. Franziska Schlensog-Schuster,
Dr. rer. med. Gabriele Koch &
Prof. Dr. phil. habil. Christiane Ludwig-Körner

1 Wirksamkeitsforschung

Franziska Schlensog-Schuster

Psychische Störungen in der frühen Kindheit von Eltern und Kind haben an Bedeutung gewonnen. Dieser Bedeutungszuwachs kann einerseits durch die verstärkte Wahrnehmung diesbezüglicher Störungsbilder begründet werden, andererseits durch die sich verringernde Stigmatisierung von psychischen Erkrankungen seit 1990 (Angermeyer et al., 2014). Gleichzeitig erlangte die Diagnose der Regulationsstörung als Psychopathologie der frühen Kindheit einen immer größeren Bekanntheitsgrad und ihr früher angenommener transitorischer Charakter als Normvariante früher kindlicher Entwicklung wandelte sich. In den Bereichen der Kinder- und Jugendmedizin sowie der Säuglings- und Kleinkindpsychiatrie und -psychotherapie werden frühe Regulationsstörungen als psychische Erkrankung wahrgenommen. Die Prävalenzen schwanken zwischen 1,76 und 18 Prozent bei Kindern zwischen null und drei Jahren (Koch et al., 2021; Skovgaard et al., 2007; Wake et al., 2006). Besonders Fütterstörungen, als Teil der Regulationsstörungen, weisen eine hohe Komorbidität mit dem Aufmerksamkeitsdefizitsyndrom und mit Autismus-Spektrum-Störungen auf (Shan et al., 2021). Kinder mit moderaten bis schweren Regulationsstörungen zeigen noch im siebten und im 30. Lebensmonat zu 95 Prozent auch Diagnosen im Bereich der motorischen Entwicklung, der Sprachentwicklung oder der kognitiven Entwicklung sowie Eltern-Kind-Bindungsprobleme (DeGangi et al., 2000). Deshalb kann davon ausgegangen werden, dass schon in der frühen Kindheit eine Behandlungsnotwendigkeit mit präventivem Charakter gegeben ist. Boege et al. (2019) erachten frühe Interventionen im Bereich der mentalen Erkrankung von Kindern und Jugendlichen als besonders dringend indiziert. Bereits antenatal bestehende mütterliche depressive Symptome sind unabhängig vom Verlauf der postnatalen Depression mit einem kognitiven Entwicklungsdefizit der Kinder im 18. Lebensmonat assoziiert (Koutra et al., 2013). Die Autoren zeigen jedoch auch, dass depressive Symptome in der Postpartumzeit unabhängig von der antenatalen Depression eine Reduktion der kindlichen kognitiven und feinmotorischen Entwicklung vorhersagen. Diese Ergebnisse deuten an, dass antenatales und postnatales mütterliches Wohlbefinden wichtige Auswirkungen auf die frühkindliche Entwicklung haben (ebd.).

In den letzten drei Dekaden wurden verschiedene Interventionen zur Verbesserung der Beziehung von Säuglingen und Kleinkindern mit ihren Bezugspersonen entwickelt (Sameroff et al., 2004). Eltern-Säugling-Psychotherapie arbeitet vor allem mit Eltern-Kind-Dyaden und fokussiert auf eine Verbesserung der Eltern-Kind-Beziehung und der kindlichen Entwicklung sowie auf eine Reduktion von elterlichem Stress (Barlow et al., 2015). Die Interventionen zielen darauf ab, das elterliche Verhalten zu verbessern, sensitive elterliche Beziehungsstrategien zu entwickeln, die elterliche Selbstwirksamkeit zu erhöhen, frühe kindliche Verhaltensprobleme besser zu managen, Strategien zur Bewältigung kindlicher Unruhephasen und elterlicher Erschöpfung zu entwickeln, aber auch Repräsentationen zu verändern und die reflexive Funktion zu stärken.

Klinisch erweist sich die Eltern-Säugling-Kleinkind-Psychotherapie (ESKP) als eine vielversprechende Methode. Gerade deshalb müssen wir uns die Fragen stellen: 1. Inwieweit sind diese Interventionen effektiv? 2. Welche Behandlungseffekte haben psychodynamische Eltern-Kind-Therapien im Vergleich zur normalen pädiatrischen Behandlung, zur Eltern-Kind-Beratung oder zu kognitiv-verhaltensorientierten Ansätzen? 3. Welche Dauer, Behandlungszeitpunkte und Behandlungsorte sind effektiv?

Das aktuelle Kapitel dieses Manuals fasst die bisher veröffentlichten Studienergebnisse zusammen und versucht, diese wichtigen Fragen zu beantworten. Vorauszuschicken ist dabei, dass die verschiedenen untersuchten psychotherapeutischen Ansätze in der frühen Kindheit sowohl kognitiv-behaviorale Elemente als auch psychodynamische Aspekte, psychoedukative Interventionen und bindungsorientierte Bestandteile beinhalten. Die Studienlage ist in Bezug auf Designs und Durchführungsbedingungen sehr heterogen, sodass die Ergebnisse mit angemessener Vorsicht zu interpretieren sind. Teilweise zeigen die Interventionen ermutigende Ergebnisse, aber die Aussagen bezüglich ihrer Wirksamkeit sind noch uneinheitlich (Mihelic et al., 2017). Eckert et al. (2020) machten darauf aufmerksam, dass die Zusammenhänge zwischen elterlichem Stress, kindlichen Regulationsstörungen und der Entwicklung von Eltern-Kind-Beziehungsstörungen mittlerweile sehr gut dokumentiert sind, aber Daten zu effektiven Behandlungsmechanismen oder Behandlungsoptionen noch immer ausstehen. Fonagy et al. (2016) heben den weiterhin bestehenden Mangel an qualitativ hochwertigen Studien zur Wirksamkeit von Eltern-Kind-Psychotherapie hervor. Zudem ist die Rolle der Väter in Studien zur Eltern-Säugling-Kleinkind-Psychotherapie unterbelichtet, obwohl eine aktive Beteiligung der Väter einen positiven Einfluss auf das allgemeine Wohlergehen der Kinder wie auch der gesamten Familie zu haben scheint (Giannotti et al., 2022).

1.1 Forschungsstand zur Wirksamkeit von Eltern-Säugling-Kleinkind-Psychotherapie

Aktuelle Forschungsergebnisse spiegeln divergente Aussagen über die Wirksamkeit von psychotherapeutischen Interventionen in dieser Lebensphase bei mütterlichen psychischen Symptomen wider. Murray et al. (2003) konnten in ihrer kontrollierten Studie über Kurz- und Langzeiteffekte bei Müttern mit Postpartumdepression zeigen, dass sich keine signifikanten Unterschiede zwischen normaler Routinebehandlung, non-direktiver Beratung, kognitiver Verhaltenstherapie und psychodynamischer Therapie im Management der frühen kindlichen Verhaltensprobleme, der Sicherheit der Mutter-Kind-Bindung oder der kindlichen Entwicklung im Alter von fünf Jahren zeigten. Jedoch wurden in der non-direktiven Beratungsgruppe sensitivere Mutter-Kind-Interaktionen nachgewiesen. Wahrscheinlich variieren diese Befunde in Abhängigkeit von der Schwere der postpartalen Depression. Spinelli et al. (2016) konnten in ihrer Reanalyse beweisen, dass interpersonelle Psychotherapie (IPT) im Vergleich zu Elternedukation deutlich wirksamer bei moderaten mütterlichen Depressionssymptomen ist. Sie schlussfolgern daraus, dass die Schwere des Ausgangsgrades der Depression entscheidend bei Einschluss in die Studien sein soll und zusätzlich unsere Interventionseffekte beeinflusst. Huang et al. (2020) beschrieben in einem systematischen Review und einer Metaanalyse die Wirksamkeit von Mutter-Kind-Psychotherapie bei Müttern mit Postpartumdepression. Sie konnten eine Reduzierung der durchschnittlichen Depressionswerte als Kurzzeiteffekt dieser Therapieform zeigen, fanden jedoch keine Langzeiteffekte. Weder die mütterliche Stimmung noch die Mutter-Kind-Interaktion oder das kindliche Bindungsverhalten verbesserte sich langfristig. Goodman et al. (2015) randomisierten Mütter mit Postpartumdepression in eine Interventionsgruppe mit dual-fokussierter Mutter-Kind-Psychotherapie (Perinatal Dyadic Psychotherapy; PDP) und in eine Kontrollgruppe. Die Kontrollgruppe erhielt in der gleichen Frequenz Anrufe von der Studienkoordinatorin, die jeweils zehn Minuten dauerten, mit dem Ziel, den Depressionsstatus der Teilnehmerinnen zu überwachen. In beiden Gruppen reduzierten sich die Depressions- und Angstsymptome signifikant. Jedoch fanden sich keine signifikanten Unterschiede zwischen den Gruppen in Bezug auf den elterlichen Stress oder auf Verbesserungen der Mutter-Kind-Interaktion nach Intervention und im Follow-up nach drei Monaten. Eine Metaanalyse von 70 Studien mit 88 verschiedenen Interventionen (Bakermans-Kranenburg et al., 2003) zeigte eine Wirksamkeit in den Bereichen Sensitivität und Bindung, wobei besonders Interventionen, die die elterliche Sensibilität förderten, effektiver bei der Verbesserung der Bindungssicherheit waren. Mit dieser Studie konnte der positive Einfluss elterlicher Sensitivität auf die Entwicklung der Bindungsorganisation verifiziert werden. In randomisierten Studien zeigte sich zudem eine positive Veränderung der Bindungsunsicherheit der betroffenen Säuglinge ($d = 0{,}20$) und des unsensiblen Erziehungsverhaltens ($d = 0{,}33$) (ebd.). Gleichzeitig konnten die Autoren darstellen, dass weiterhin eine Überrepräsentanz von verhaltensorientierten Interventionen vorliegt. Insgesamt beinhalten nur 18 Prozent der 88 reviewten Interventionen Elemente mit repräsentationalem Fokus und nur drei Prozent wurden als rein repräsentationale Interventionen kategorisiert. Salomonsson und Sandell (2011b) konnten in ihrer kontrolliert randomisierten Studie zeigen, dass sich die maternale Sensitivität und die dyadische Beziehung durch die analytische Mutter-Säuglings-Psychotherapie im Vergleich zur Kontrollgruppe verbesserten. Die Teilnehmerinnen mit Intervention wiesen signifikant höhere Verbesserungen in Bezug auf die mütterliche Depression, die dyadische Beziehungsqualität und den mütterlichen Stress auf. Auch in der Nachtestung nach dreieinhalb Jahren zeigten die Kinder der Interventionsgruppe bessere Resultate im globalen Funktionsniveau (Salomonsson & Barimani, 2017). Robert-Tissot et al. (1996) verglichen die Effekte von zwei unterschiedlichen Interventionsformen: psychodynamischer Eltern-Kind-Psychotherapie und der Interaction Guidance Therapy mit maximal zehn Mutter-Kind-Sitzungen. Die Untersuchung zeigte, dass die dyadischen Interaktionen bei beiden Interventionen harmonischer wurden. Die Mütter erschienen weniger intrusiv und die Kinder waren kooperativer. Zusätzlich nahm das mütterliche Selbstwertgefühl deutlich zu und die negativen Affekte verringerten sich. Zwischen den Wirkungen beider Interventionsformen wurde kein wesentlicher Unterschied gefunden, aber es wird angenommen, dass Mutter-Säuglings-Psychotherapie eine kostengünstige Frühintervention mit präventivem Charakter darstellen könnte (ebd.). Georg et al. (2021b) verweisen auf den Zusammenhang zwischen mütterlicher Selbstwirksamkeit und früher Regulationsstörung der Kinder und beschreiben die Assoziation zwischen höherem mütterlichen Erziehungsstress und niedrigerer mütterlicher Selbstwirksamkeit. Die mütterliche Selbstwirksamkeit stellte sich in dieser Arbeit als ein sehr wichtiger Prädiktor heraus und korrelierte negativ mit dem elterlichen Stress. Die Autorinnen zeigen, dass der Erziehungsstress in Episoden mit vermehrter kindlicher Unruhe und Schreien ansteigt. Daher ist anzunehmen, dass besonders Mütter mit niedriger Selbstwirksamkeit, einem hohen Maß an Erschöpfung und einem Kind mit einem hohen Maß an Aufregung und Weinen in den Fokus des Behandlungsangebotes fallen sollten. Außerdem wies diese Studie darauf hin, dass die Anzahl der kindlichen Regulationssymptome direkt mit der Höhe des mütterlichen Erziehungsstresses assoziiert war. Besonders bei lang bestehenden Symptomen oder im Falle einer psychiatrischen Erkrankung eines Elternteils sei wahrscheinlich eine längere PIP (Parent-Infant Psychotherapy; Eltern-Säuglings-Kleinkindpsychotherapie) in Kombination mit Psychotherapie oder Therapie der Eltern indiziert (Georg et al., 2019). Auch Fonagy et al. (2016) beschäftigten sich in ihrer kontrolliert randomisierten Studie mit dem Thema der mütterlichen Selbstwirksamkeit. Die psychisch erkrankten Mütter der Interventionsgruppe, die psychoanalytische Eltern-Säuglings-Psychotherapie zusätzlich zur Standardtherapie erhielten, zeigten sich weniger hilflos. Sie wiesen über die Zeit hinweg eine Reduktion der feindlichen Repräsentationen im Verhältnis zu ihrem Kind auf. Die Kontrollgruppe erhielt sekundäre Standard- und spezialisierte Primärversorgung von auf psychische Erkrankungen der Postpartalzeit spezialisierten Einheiten (z. B. Kontakte mit Sozial- und Gesundheitsdiensten). Diese Verbesserungen wurden nicht in der Kontrollgruppe vorgefunden und geben uns Hoffnung auf die Wirksamkeit der Eltern-Säugling-Kleinkind-Psychotherapie (ESKP). Gleichzeitig konnte in beiden Gruppen eine Verbesserung der reflexiven Funktionen der Eltern gefunden werden. Höhere elterliche reflexive Funktionen sind häufig mit einer verbesserten Bindungssicherheit des Kindes verbunden (Camoirano, 2017). In ihrem Review konnte Camoirano zeigen, dass

Kinder mit Angststörungen, Beeinträchtigung der Emotionsregulation und externalisierenden Verhaltensweisen häufiger Mütter mit niedriger reflexiver Funktion hatten. Eine höhere maternale reflexive Funktion scheint zu einer adäquateren maternalen Versorgung des Kindes zu führen, mit konsekutiver Bindungssicherheit. Somit scheint die Qualität der Kinderversorgung via elterliche Mentalisierungsfähigkeit einen wichtigen Beitrag zur Entwicklung der kindlichen Emotionsregulation zu leisten. In einer interessanten Arbeit von 2011 verweisen Shai und Belsky darauf, dass die verbalen Prozesse zur Verbesserung der Mentalisierung in der Eltern-Säugling-Therapie wahrscheinlich nicht ausreichend sind, da die mentalen Zustände des Babys besonders in den nonverbalen Bewegungen seines Körpers als Teil des impliziten Ausdrucks zu finden sind (Shai & Belsky, 2011). Deshalb sollte ein Ziel der Intervention sein, die Fähigkeit der Eltern zu erhöhen, das verkörperte Mentalisieren besser zu lesen. Auch Fonagy et al. (2016) beschäftigen sich mit der Mentalisierungsfähigkeit und konnten zeigen, dass sich die maternalen Repräsentationen über das Kind besonders in der PIP-Gruppe verbesserten. Die Mütter in der PIP-Gruppe berichteten tendenziell über ein größeres Gefühl der Wärme gegenüber dem Baby. Das allgemeine Niveau des elterlichen Stresses verringerte sich und damit einhergehend nahmen die berichteten dysfunktionalen Interaktionen ab. Verschiedene Messungen deuten darauf hin, dass die Mütter in der PIP-Gruppe am Ende der Behandlung und auch im Follow-up nach zwölf Monaten über einen besseren emotionalen Funktionszustand verfügten. Zusammenfassend kann gesagt werden, dass die PIP-Behandlung einen positiven Einfluss auf das mütterliche Wohlbefinden zu haben scheint. Die fehlenden Verbesserungen im Bereich der kindlichen Entwicklung können auch durch die relativ kurze Periode der Nachuntersuchungen nach sechs und zwölf Monaten verursacht sein. Bezüglich der Eltern-Kind-Interaktion konnte keine Verbesserung im Vergleich zur Kontrollgruppe gefunden werden (ebd.). Auch im Review mit Metaanalyse von Barlow et al. (2015) wird dieser Befund beschrieben. Sie besagt, dass PIP keinen Einfluss auf die Qualität der Mutter-Kind-Interaktionen hat. In einer späteren Arbeit beschäftigten sich Barlow et al. (2016) in einem Review mit den Effekten verschiedener psychotherapeutischer Interventionsformen in der frühen Kindheit. Sie konnten zeigen, dass Kinder mit Eltern-Kind/Säuglings-Therapie eine größere Wahrscheinlichkeit aufwiesen, sicher an ihre Eltern gebunden zu sein. Darüber hinaus wurden keine signifikanten Unterschiede zwischen den einzelnen sehr heterogenen Studien gefunden. Mihelic et al.

(2017) integrierten in ihrem Review und ihrer Metaanalyse 36 randomisierte Studien zu früher Eltern-Kind-Intervention der letzten 35 Jahre mit 4.880 Teilnehmenden. Darin wurde eine Verbesserung der elterlichen Responsivität, der kindlichen Schlafprobleme, aber nicht der Schreiprobleme gefunden. Eine finale Aussage über die elterliche Kompetenz oder das elterliche Vertrauen nach Intervention konnte nicht getroffen werden. Cohen et al. (2002) verglichen zwei Mutter-Kind-Psychotherapie-Interventionen: Watch, Wait and Wonder (WWW) und psychodynamische Mutter-Kind-Psychotherapie. Beide Behandlungsformen zeigten bei einem sechsmonatigen Follow-up positive Effekte auf den Erziehungsstress, die kindliche Symptomatik und die Mutter-Kind-Interaktion. In der WWW-Gruppe konnten zusätzlich ein Absinken der mütterlichen Depression, eine verbesserte kognitive kindliche Entwicklung sowie erhöhte kindliche Emotionsregulation und Bindungssicherheit nachgewiesen werden (Cohen et al., 2002). Auch Georg et al. (2021a) beschrieben eine signifikante Reduktion der kindlichen Symptome und der psychischen Belastung der Mütter, ohne positive Behandlungseffekte bezüglich der elterlichen Mentalisierung.

1.2 Wirkfaktoren, Hochrisikokonstellationen und häusliches Setting (Hometreatment)

Die Wirksamkeitseffekte von Interventionen in Hochrisikofamilien sind etwas eindeutiger. Cicchetti et al. (2006) führten eine randomisierte Studie mit einjährigen Kindern und ihren Müttern aus Familien mit Misshandlungserfahrung und Familien mit niedrigem sozioökonomischem Status durch. Die Eltern-Kind-Dyaden erhielten Eltern-Kind-Psychotherapie (PIP), psychoedukative Elterninterventionen oder lokale Standards (KS) im Vergleich zu Eltern ohne Misshandlungserfahrungen. Im postinterventionellen Follow-up nach 26 Monaten zeigte sich eine deutliche Verbesserung im Bereich der Bindungssicherheit in der PIP-Gruppe und in der Gruppe der psychoedukativen Elternintervention. Das desorganisierte Bindungsverhalten blieb besonders in der Gruppe mit den lokalen Standards bestehen. Auch konnte keine Verbesserung der Bindungssicherheit in der Kontrollgruppe und in der Gruppe mit KS nachgewiesen werden (ebd.). Auch Letourneau et al. (2015) konnten in ihrem metaanalytischen Review zeigen, dass Interventionen in Hochrisikofamilien zu höchst positiven Behandlungseffekten führen. Diese Interventionen zielten hauptsächlich auf die Verbesserung der mütterlichen Sensitivität allein oder auf diese in Kombination mit der Verbesserung der mütterlichen Reflexion im ersten Lebensjahr des Kindes ab und förderten eine sichere Mutter-Kind-Bindung. Besonders mentalisierungsbasierte Interventionen können die Betreuungsqualität der Kinder wirksam verändern, was insbesondere für Mütter mit Misshandlungserfahrungen von Bedeutung ist, da sie ein höheres Risiko haben, zu misshandelnden Eltern zu werden (Camoirano, 2017). Auch Sleed et al. (2013) beschäftigten sich mit Müttern aus Hochrisikokonstellationen, indem sie Mutter-Kind-Dyaden im Gefängnis als Zielpopulation wählten. Mütter der Kontrollgruppen, die sich auch im Gefängnis aufhielten, wiesen im Vergleich zu Müttern mit bindungsorientierter Gruppenintervention über die Zeit eine Verschlechterung der Reflexionsfähigkeit und der Verhaltensinteraktionen mit dem Baby auf. Jedoch fanden sich keine Gruppenunterschiede in Hinblick auf das Ausmaß der mütterlichen Depression und der mütterlichen Wahrnehmungen in Bezug auf ihr Kind, zum Beispiel das Baby würde sie reizen oder das Baby würde gerne etwas mit der Mutter machen. Deshalb ist davon auszugehen, dass bindungsorientierte Interventionen eine Risikoreduktion der Mutter-Kind-Interaktionsqualität nach sich ziehen können (ebd.).

Welche Wirkfaktoren im Einzelnen über den Erfolg der Eltern-Säugling-Kleinkind-Psychotherapie bestimmen, ist nach wie vor nicht eindeutig geklärt. Über Beginn, Dauer und Umfang lässt sich sagen, dass der Startzeitpunkt der Interventionen in der frühen Kindheit unter den Behandlerinnen und Behandlern häufig diskutiert wird. Einerseits ist ein Zögern unter Fachleuten zu beobachten, Kinder und Familien mit einer klinischen Diagnose womöglich noch zusätzlich zu belasten, andererseits sollen die Risiken für die kindliche Entwicklung frühzeitig minimiert werden, um Spätfolgen vorzubeugen. Mihelic et al. (2017) konnten eine Evidenz für positive Effekte von frühen elterlichen Interventionen für Kinder unter zwölf Monaten nachweisen, wobei kürzere Interventionen in Hinblick auf eine Verbesserung der Responsivität wirksamer waren. Mountain et al. (2017) beschrieben die Sinnhaftigkeit von frühen Interventionen besonders in den Bereichen Bindungssicherheit und maternale Sensitivität. Die effektivsten Interventionen waren charakterisiert durch eine moderate Anzahl an Sitzungen und einen klaren Verhaltensschwerpunkt, besonders bei Familien mit multiplen Problemen (Bakermans-Kranenburg et al., 2003). Nach Fukkink (2008) zeichneten sich kürzere Programme durch höhere Effektivität in Hinblick auf eine Verbesserung der elterlichen Fähigkeiten aus.

Aus unserem beruflichen Alltag wissen wir um die Bedeutung einer starken therapeutischen Allianz mit einer grundlegend positiven Übertragungskonstellation. Als wegweisend für einen Veränderungsprozess gelten zudem die emotionale Ansprechbarkeit und Wärme der Therapeutinnen und Therapeuten sowie deren Fähigkeit, die mütterliche Autonomie zu wahren. In diesem Kontext wird die Bedeutsamkeit des Umganges mit therapeutischen Missverständnissen (Brüchen) hervorgehoben, die durchaus auftreten können, aber überwunden werden sollen. Man kann sich diesen Prozess analog zu Abstimmungsprozessen der Eltern-Kind-Beziehung vorstellen. Diese sind auch gekennzeichnet von einem ständigen Wechsel zwischen guter feinoszillierter Abstimmung, Fehlanpassungen und Korrekturen dieser Missverständnisse. Zusätzlich treten der mütterliche Wille zur Veränderung, ein Bemühen um den Erfolg der Therapie sowie das Einlassen auf den therapeutischen Prozess als wichtige Wirkfaktoren in Erscheinung. Auch die Einbeziehung des Partners und der Fokus auf die Bearbeitung der elterlichen und kindlichen Anteile an den Problemen erscheinen bedeutsam in der PIP (Georg et al., 2022). Besonders die Verstehbarkeit und Bedeutung kindlicher Signale, die Akzeptanz schwieriger Verhaltensweisen und das Erkennen eigener Beiträge an den kindlichen Problemen kann durch Videofeedback-Interventionen effektiv unterstützt werden. Fukkink (2008) beschrieb in seiner Metaanalyse von 29 Studien mit insgesamt 1.844 Familien signifikant positive Auswirkungen auf das Erziehungsverhalten, die Einstellung der Eltern und die Entwicklung des Kindes durch Videoarbeit. Auf Kinderebene waren die Ergebnisse jedoch geringer, wenn die Eltern einer Hochrisikogruppe angehörten. Die Kombination aus Videoarbeit und PIP scheint einen stärkeren positiven Einfluss auf das kindliche Bindungsverhalten und die Eltern-Kind-Bindung zu besitzen (Bakermans-Kranenburg et al., 2003). Zudem ist Psychoedukation ein Kernelement der Eltern-Säugling-Kleinkind-Psychotherapie. Leonidaki et al. (2018) weisen darauf hin, dass eine hohe Wirksamkeit in einem Wechselspiel zwischen beziehungs- und erkenntnisorientierten Mechanismen in der Psychotherapie zu sehen ist. Salomonsson und Barimani (2017) wiesen auf die Herausforderung für die Therapeutinnen und Therapeuten hin, ein Gleichgewicht zwischen mütterlichen und kindlichen Themen zu finden.

Aktuell gibt es noch keine ausreichenden Daten über die Wirksamkeit der Eltern-Säugling-Kleinkind-Psychotherapie im häuslichen Setting. Erste klinische Erfahrungen mit der sogenannten »Psychotherapie am Küchentisch« (Lieberman & van Horn, 2008) deuten eine bessere Erreichbarkeit von Hochrisikofamilien an. Die Ergebnisse von Mattejat et al. (2001) weisen darauf hin, dass im Hometreatment langfristige therapeutische Ergebnisse mit hoher Stabilität und Dauerhaftigkeit für eine spezifische Gruppe von stationär behandelten Patienten zu finden sind. Boege et al. (2015) beschreiben beim Vergleich der Behandlung stationärer Patienten gegenüber Hometreatment-Patienten zu allen Messzeitpunkten signifikante Verbesserungen: Die aufsuchende Hilfe war in den meisten Ländern effektiver und die Kosteneffizienz war beim Hometreatment deutlich höher. Zusätzlich zeigte sich in der Hometreatment-Gruppe eine Tendenz zur höheren Effektivität nach Behandlungsende (t2) und zum achtmonatigen Follow-up (t3). Knoche et al. (2012) untersuchten in ihrer Studie die Effekte einer Beziehungsintervention auf das Erziehungsverhalten zur Unterstützung der Eltern-Kind-Beziehung bei Familien, die an einem häuslichen Programm in Großbritannien teilnahmen. Über eine Interventionsperiode von 16 Monaten hinweg wurden die Eltern-Kind-Interaktionen alle vier Monate per Video aufgenommen. Die Eltern der »Getting-Ready-Intervention« zeigten eine höhere Qualität der Interaktion mit ihren Kindern, mehr Einfühlungsvermögen und Wärme und unterstützten die Autonomie ihrer Kinder mehr als die Eltern in der Kontrollgruppe. Dennoch finden wir in Deutschland weiterhin die strikte Trennung zwischen stationären und nicht-stationären Behandlungen, was die Etablierung von aufsuchenden Hilfen aus dem Krankenhaus erschwert. Zwar wurde den Behandlerinnen und Behandlern mit dem neuen PsychVVG vom 1.1.2017 (Berghöfer et al., 2020) eine Verbesserung der aufsuchenden Hilfe im Hometreatment ermöglicht; aber diese rechtliche Änderung in der Behandlung von psychiatrisch erkrankten Kindern und Jugendlichen führte bislang zu keiner deutlichen Zunahme des Hometreatments. Berghöfer et al. (2020) weisen eindringlich auf die Notwendigkeit der Entwicklung integrierter Behandlungsmodelle hin, die besonders im Rahmen des Innovationsfonds evaluiert werden.

2 Psychoanalytische Ansätze und Methoden der ESKP

Christiane Ludwig-Körner

Wenngleich Eltern-Säugling-Kleinkind-Psychotherapien (ESKP) nach und nach bekannter werden, so stellen sie ein in mehrfacher Hinsicht »junges« Verfahren dar, das nach wie vor nicht allen Fachkräften in den Hilfesystemen bekannt ist. Die Entwicklungsgeschichte des Behandlungsverfahrens und dessen psychoanalytische Wurzeln beginnen mit Erfahrungen aus den Kriegskinderheimen, Kliniken und Kinderkrippen, die in den letzten Kriegsjahren und Nachkriegsjahren des Zweiten Weltkriegs unter anderem in London und den USA aufgebaut wurden. Auf der Grundlage psychoanalytischer und bindungstheoretischer Konzepte wurde damals viel getan, um Trennungen von Müttern und Kindern zu vermeiden, Familienangehörige so weit wie möglich in die kinderärztliche und kindertherapeutische Behandlung von Kleinkindern einzubeziehen, Beratungsangebote für Eltern an Institutionen anzugliedern und Kleinkinder mit ihren Eltern auch in deren natürlichem häuslichen Umfeld zu beobachten.

Was damals von Kinderanalytikerinnen entwickelt und erprobt wurde, war wegbereitend für spätere Eltern-Kind-Therapien. Die Eltern-Kind-Behandlung in der Postpartalphase ist von dem Bewusstsein getragen, dass aktuelle und lebensgeschichtlich frühere unbewältigte intra- und interpersonelle Konflikte seitens der Eltern den Aufbau der Eltern-Kind-Beziehung und damit die psychische, soziale und emotionale Situation des Kindes nachhaltig beeinflussen. Durch die Geburt und die alltägliche Begegnung mit dem Säugling können bei den Eltern eigene frühe, damals für sie noch nicht integrierbare Erfahrungen wiederbelebt werden, seien es Trennungs- und Verlusterfahrungen oder andere überwältigende Erlebnisse, die, verbunden mit Angst, Ärger, Wut, ihre Wahrnehmungsfähigkeit einschränken und zu unfürsorglichem Verhalten dem Kind gegenüber führen können.

Frühe Interventionen, die damals »aus der Not heraus geboren« und gewissermaßen »unorthodox« waren, sind Grundlage für unsere heutigen gut erprobten und empirisch reflektierten bzw. evaluierten Therapieansätze. Die Entwicklung der Eltern-Säugling-Kleinkind-Psychotherapien war stets durch »konstruktive Kontroversen« begleitet und brachte unterschiedliche Ausrichtungen hervor, die heute noch nebeneinander stehen oder sich auch ergänzen. Überlegungen zu fokussiertem Arbeiten und definierten Kurzzeitinterventionen, wie wir sie mit diesem Manual anstellen, sind eher neu und nicht unumstritten. Vor historischem Hintergrund werden wir beleuchten, inwiefern die fokussierte Kurzzeittherapie (ESKP-f) auf den historischen Entwicklungen aufbaut und mit den aktuellen psychodynamischen Ansätzen sowie den bestehenden Strukturen im Gesundheitswesen korrespondiert.

2.1 Zur Geschichte: Anstöße und Vorläufer

Als Sigmund Freud Ende des 19. Jahrhunderts die Psychoanalyse zu entwickeln begann, steckte die Entwicklungspsychologie als Wissenschaft noch in den Kinderschuhen. Wilhelm Preyer hatte 1882 sein Buch *Die Seele des Kindes* veröffentlicht (Preyer, 1882), William und Clara Stern beobachteten die Entwicklungsschritte ihrer Kinder und in Wien führte Charlotte Bühler von 1924 bis 1938 systematische Beobachtungen an Kindern durch. In einem ihrer Forschungsprojekte wurden unter der Leitung von Hildegard Hetzer 60 Säuglinge 24 Stunden hindurch beobachtet. Mitarbeiterinnen dieser Forschungsprojekte waren unter anderem Ilse Hellmann, die später bei Anna Freud in den Kriegskinderheimen mitwirkte, Liselotte Frankl, die ebenfalls eng mit Anna Freud in London zusammenarbeitete, und Esther Bick (Ludwig-Körner, 2000). Letztere entwickelte später aus ihren Wiener Erfahrungen in London an der Tavistock-Klinik die analytische Methode der Babybeobachtung (Infant Observation, IO; Harris & Bick, 1987).

In den »Kriegskinderheimen«, die Anna Freud und Dorothy Burlingham ab 1940 in London und Umgebung aufbauten, um den vom deutschen »Blitzkrieg« bedrohten Kindern, die zum Teil in U-Bahn-Schächten lebten, ein vorübergehendes Zuhause zu geben, und in denen bis zu 120 Kinder lebten, wurden die Eltern so weit wie möglich mit eingebunden. Mütter von Neugeborenen wurden ermuntert mitzuarbeiten und, wenn möglich, auch dort zu übernachten, sodass sie ihre Kinder stillen konnten. Ebenso wurden Geschwisterkinder mit aufgenommen, um ihre

Beziehung zueinander zu fördern. In allen Heimen stand Tag und Nacht das Haus für Besuche von Familienmitgliedern offen.

Während Freud sein Theoriengebäude vorrangig aus einer rekonstruktiven Arbeit mit Erwachsenen entwickelte und den Schwerpunkt auf die ödipale Triebentwicklung legte, konzipierten Kolleginnen und Kollegen, so auch seine Tochter Anna Freud, schon früh eigene Ansätze zur menschlichen Entwicklung. Ihr Ziel war es, mehr Erfahrungen über die frühe Lebenszeit zu sammeln, insbesondere über das zweite Lebensjahr, das sie als besonders wichtig für den Schritt von der primären zur sekundären Prozessfunktion sowie für die Über-Ich-Entwicklung, Triebkontrolle und Ausbildung von Objektbeziehungen ansah. In einem handschriftlichen Text schrieb sie:

> »Wir kennen das Kind aus der Erwachsenenanalyse, also aus der historischen Rückschau: aus der Kinderanalyse, also aus der mikroskopischen Ansicht, von innen. Wir möchten sehen, wie die Erlebnisse der ersten Kinderzeit in der Aktualität und von außen gesehen ausschauen. Also Vertrautheit mit dem Kleinkind ist das Ziel« (zit. n. Young-Bruehl, 1988, S. 319f.).

Dies war auch das Forschungsinteresse der amerikanischen Medizinerin und Psychoanalytikerin Edith Jackson. Sie war bei Sigmund Freud in Analyse und hatte von Anna Freud ihre Kindertherapien supervidieren lassen. Mit ihrem Privatvermögen konnte in Wien im Februar 1937 die »Jackson Kinderkrippe« aufgebaut werden. Nach ihrer Rückkehr in die USA forschte Edith Jackson (1946; 1948a; 1948b) zu den Auswirkungen von Trennungen zwischen Säuglingen und ihren Müttern in Krankenhäusern und wurde eine frühe Befürworterin des Rooming-in. In etwa zeitgleich entwickelte John Bowlby (1951; 1969; 1973) die Bindungstheorie. James Robertson, frisch verheiratet, arbeitete als Kriegsdienstverweigerer (Quaker) zusammen mit seiner Frau Joyce anfangs in den Kriegskinderheimen von Anna Freud mit. Nach der Auflösung der Kriegskinderheime wirkten beide ab 1948 bei John Bowlby in dessen Bindungsforschungsprojekt in der Tavistock-Klinik mit und fokussierten mit ihren Filmen auf das Trennungsleid von Kindern (Robertson & Robertson, 1998). Sicherlich erhielt Anna Freud auch Anstöße durch ihre Mitarbeiterinnen, die praktisch handelnd unmissverständlich verdeutlichten: Mutter und Kind gehören zusammen. Diese Ansicht führte später zu dem bekannten Satz von Donald W. Winnicott, den er in einer Fußnote formulierte: »›There is no such thing as an infant‹, meaning, of course, that whenever one finds an infant one finds maternal care, and without maternal care there would be no infant« (Winnicott, 1960, S. 587).

Ernest Freud (1914–2008), Enkel von Sigmund Freud, über den er das »Fort-Da-Garnrollen-Spiel« veröffentlichte, wurde ein starker Verfechter der »frühen Zeit«, wenngleich sein Denken in der »klassischen« psychoanalytischen Landschaft wenig Beachtung fand (W.E. Freud, 1976). Zusammen mit seiner Tante, Anna Freud, arbeitete er an der Hampstead Clinic mit, wo er das »Baby Profile« entwickelte, ein Beobachtungskonzept für Säuglinge, das als Grundlage für detaillierte Mutter-Kind-Beobachtungen in der Well-Baby Clinic diente. Lebenslang galt sein Forschungsinteresse den frühesten Entwicklungsphasen, den vorgeburtlichen Prozessen, Frühgeborenen, dem frühen Beziehungsaufbau von Eltern zu ihren Kindern (W.E. Freud, 1976; 1980; 2003).

1954 konnte Dorothy Burlingham ihren lang gehegten Wunsch realisieren, einen Kindergarten für blinde Kinder zu eröffnen. Angeschlossen wurde ein Beratungsservice für Eltern blinder Babys. Die Mitarbeiterinnen führten Hausbesuche durch, um die Kinder auch in ihrer häuslichen Umgebung beobachten zu können. Daneben wurde eine Mütterberatungsstelle (Well-Baby Clinic) eingerichtet, mit dem Ziel, Mütter in ihrem Umgang mit ihren Babys zu beraten, sei es bei medizinischen, psychologischen oder erzieherischen Fragen wie Schlaf- und Essgewohnheiten, Abstillen, Sauberkeitserziehung. Die Verantwortlichkeit dafür hatte Josephine Stross, die leitende Kinderärztin und Psychoanalytikerin der Klinik. Vormittags wurde eine Spielgruppe für Kleinkinder mit ihren Müttern angeboten. So konnten Mütter, die vorher die Well-Baby Clinic besucht hatten, dort mit ihren Kindern weiterbetreut werden. Daraus entwickelte sich dann ab 1957 eine Kindergartengruppe, die ursprünglich auch geschaffen worden war, um psychoanalytischen Ausbildungskandidatinnen und -kandidaten sowie dem Personal die Möglichkeit zu geben, normale Entwicklungsverläufe zu beobachten. Man könnte den Beginn der Frühen Hilfen also in diese Zeit legen, denn viele der Grundgedanken der Frühe-Hilfen-Bewegung sind hier bereits zu finden: die Stärkung der Eltern-Kind-Beziehung, die »unaufdringliche« pädagogisch-psychologisch-psychotherapeutische Begleitung der Eltern, die Verknüpfung von Hilfen mit Bildungs-, Betreuungs- und Weiterbildungsangeboten (Ludwig-Körner, 2014; 2022).

Viele der damals von Anna Freud und ihren Mitarbeiterinnen entwickelten und erprobten Ideen wurden später auch in den USA umgesetzt. So gilt Selma Fraiberg (Fraiberg & Fraiberg, 1987; Fraiberg, 2011) als eine Pionierin und Wegbereiterin der Mutter-Kind-Therapien, die natürlich auch auf vorausgegangene Erfahrungen und analytische Entwicklungstheorien zurückgreifen konnte. Kein neues Verfahren entsteht aus dem »Nichts«. Fraiberg (1918–1981), Sozialarbeiterin und Kinderpsychoanalytikerin, führte als Professorin für Psychoanalyse an der Michigan Medical School und Direktorin eines »Child Development«-Projekts (1972–1979) Forschungen zur »psychischen Gesundheit des Kindes« mit öffentlichen Beratungsangeboten für Eltern mit Kindern im ersten Lebensjahr durch. Anregungen zu diesem Projekt stammten aus den Beratungserfahrungen von Dorothy Burlingham mit Eltern blind geborener Kinder, bei denen deutlich wurde, dass weniger die Behinderung per se über das Schicksal der Kinder entscheidet als vor allem die elterlichen Fantasien über die kindliche Behinderung. Nachdem Fraiberg 1979 nach San Francisco umgezogen war, baute sie dort am General Hospital ein Infant-parent-Programm auf. Fraiberg (1975) spricht von den »Gespenstern in der Kinderstube«. Durch die Geburt des Kindes werden alte Muster in den Eltern wiederbelebt; häufig sind es mütterliche Depressionen, die als postpartale Depression auftauchen. Aber es können auch Wiederbelebungen von Trauer infolge eines frühen eigenen Verlustes der Hauptbetreuungsperson oder anderer Kernkonflikte sein. Sie schildert in ihren bewegenden Fallbeispielen, wie sie mit ihrem Team anfangs unorthodox arbeitete und erst langsam ihre Eltern-Säugling-Kind-Therapien entwickelte. Bereits zu Beginn wurden »Notfall-Therapien« bei den Klienten zu Hause, sogenannte »Therapien in der Küche«, durchgeführt. Selma Fraibergs Studien wurden sehr bekannt und regten international weitere Projekte an (Fraiberg & Fraiberg, 1987).

Aber natürlich waren es auch viele andere, die dazu beitrugen, dass es zur Entwicklung der Eltern-Säugling-Kleinkind-Psychotherapie kam. Dazu gehören, um nur einige zu erwähnen: Margret Mahler (1897–1985), Kinderärztin und Psychoanalytikerin, und das von ihr gegründete Master's Children Center, wo sie zusammen mit ihren Mitarbeiterinnen und Mitarbeitern (Mahler et al., 1975) sowie psychoanalytischen Ausbildungskandidatinnen und -kandidaten longitudinale Beobachtungsstudien an Müttern mit Kleinkindern durchführte. 1970 wurde die Margret S. Mahler Psychiatric Research Foundation gegründet, die bis heute existiert, mit dem Ziel, die kindliche psychoemotionale Entwicklung zu erforschen und die Erkenntnisse Eltern, pädagogischen Fachkräften und Therapeutinnen/

Therapeuten zu vermitteln. Anni Bergman baute ab 2000 in New York eine analytische Eltern-Säugling-Kleinkind-Psychotherapie-Weiterbildung auf. Auch Daniel Stern (1985), der bis zu seiner Emeritierung an der Columbia University und in Genf lehrte, erhielt Anregungen zu seinen Forschungsaktivitäten durch die Möglichkeit, eine Weile an den Teamsitzungen des Mitarbeiterstabes von Margret Mahler teilzunehmen, sowie durch die enge Zusammenarbeit mit der Boston Change Process Study Group.

Judith Kestenberg (1910–1999) war ebenfalls eine der ersten Psychoanalytikerinnen, die früh systematisch Säuglinge, aber auch die Mutter-Kind-Beziehung beobachtete und unterschiedliche Projekte für Säuglinge/Kleinkinder und Eltern aufbaute (Kestenberg et al., 1991). Man kann viele Verbindungen zwischen ihr und Margret Mahler entdecken – nicht nur, dass Margret Mahler als Säugling/Kleinkind an Schlafstörungen litt als Folge einer mütterlichen Wochenbettdepression (Stepansky, 1988) – sondern auch Judith Kestenberg erlebte wohl eine Wochenbettdepression, als sie während ihrer Schwangerschaft mit ihrer 1946 geborenen Tochter Janet Kestenberg-Amighi von dem schrecklichen Leiden ihrer Mutter erfuhr, die im Zweiten Weltkrieg von Sowjetsoldaten getötet worden war. Ihre eigenen Erfahrungen prägten ihre wissenschaftlichen Werke, zum Beispiel in dem Artikel »Empathy for the fetus« (Kestenberg, 1987). Als Professorin für Psychiatrie lehrte sie lange an der New York University Medical School, am Long Island Jewish Medical Center und baute 1961 die Forschungsgruppe Child Development Research (CRD) mit verschiedenen Projekten auf, um junge Familien mit einem pädagogisch-präventiven Programm zur Neuroseverhütung zu begleiten (Kestenberg, 1975). Ihr Schwerpunkt liegt dabei auf den von ihr entwickelten Bewegungsablaufanalysen, dem Kestenberg Movement Profile (KPM; Kestenberg et al., 1971; Ludwig-Körner, 2014).

Viele aktuelle Behandlungskonzepte greifen die frühen wissenschaftlichen und klinischen Vorerfahrungen und Überlegungen von Kolleginnen und Kollegen auf. So veröffentlichte zum Beispiel Siegfried Bernfeld bereits 1925 sein Büchlein *Psychologie des Säuglings*, Phyllis Greenacre (1950) untersuchte, wie traumatische Erlebnisse in der frühen Zeit Störungen der Ich-Entwicklung bewirken sowie zu schweren Neurosen und Charakterstörungen führen und wie subtile Dauerbelastungen bei Kindern Belastungstraumen verursachen (Kris, 1956), die Hoffer (1952) als »silent trauma« bezeichnete. Der Psychoanalytiker Hans Müller-Braunschweig, der Sohn von Carl Müller-Braunschweig und seiner Frau Ada (geb. Schott, eine der ersten Kinderanalytikerinnen), veröffentlichte bereits 1975 *Die Wirkung der frühen Erfahrung. Das erste Lebensjahr und seine Bedeutung für die psychische Entwicklung* (Müller-Braunschweig, 1975). Darüber hinaus werden mittlerweile von fast allen mit Eltern, Säuglingen und Kleinkindern arbeitenden Psychoanalytikerinnen Anstöße aufgegriffen, objektivierende Methoden zu integrieren, wie das Heranziehen von Videoaufnahmen und Video-(Mikro-)Analysen.

2.2 Aktuelle Entwicklungen der Eltern-Säugling-Kleinkind-Behandlung

Eltern-Säugling-Kleinkind-Psychotherapien beruhen auf vielfältigen entwicklungspsychologischen, klinischen und Forschungserfahrungen von Kolleginnen und Kollegen und ihren Teams. Die heutige psychoanalytische Entwicklungspsychologie sowie die Bindungstheorie teilen die Auffassung, dass die Mutter, der Vater bzw. die Betreuungspersonen die Fähigkeit haben müssen, die kindlichen physischen und psychischen Bedürfnisse zu erkennen, sie richtig zu interpretieren, die überwältigenden kindlichen Affekte auszuhalten und prompt und adäquat darauf zu antworten. Dies setzt die Fähigkeit der Betreuungsperson voraus, mentale Erfahrungen zu reflektieren und sie dem Säugling in angemessener Weise zu vermitteln. Der elterlichen Feinfühligkeit und Selbstreflexivität kommt eine besondere Bedeutung zu (Ludwig-Körner, 2012).

Innerhalb der Eltern-Säugling-Kleinkind-Psychotherapien haben sich mittlerweile mehrere Richtungen herausgebildet. In Deutschland baute die Fachärztin für Psychiatrie und Neurologie Mechthild Papoušek zusammen mit ihrem Mann Hanuš Papoušek, ausgehend von ihren vielfältigen Forschungserfahrungen mit Säuglingen, im dichten Austausch unter anderem mit Robert Emde bereits Anfang der 1990er Jahre die »Münchner Schrei-Baby-Sprechstunde« auf und entwickelte ein Curriculum für Eltern-Säuglings-Kleinkind-Beratungen/-Psychotherapie. Im Mittelpunkt steht die Kommunikation der alltäglichen Eltern-Kind-Interaktion, das Zusammenspiel der elterlichen und der selbstregulatorischen Kompetenzen des Kindes (Papoušek et al., 2004).

Schon früh trugen die »Pioniere« der Eltern-Säugling-Kleinkind-Psychotherapie ihre Kontroversen aus und so könnte man beispielsweise mit Daniel Stern und Bertrand Cramer (Cramer et al., 1990; Stern, 1995) zwei Hauptrichtungen unterscheiden: Auf der einen Seites stehen diejenigen, die vorrangig auf den elterlichen Konflikt zentrieren, wie es in der »Genfer Schule« (Cramer, 1998; Cramer & Palacio-Espasa, 2009; Palacio-Espasa & Manzano, 1982) praktiziert wurde. Als Gegenpol wäre die »San-Francisco-Gruppe« in der Nachfolge von Selma Fraiberg zu nennen, vertreten durch Alice Lieberman und ihre Mitarbeiterinnen (Lieberman, 1991; Lieberman & Pawl, 1993; Lieberman et al., 2000; Lieberman & van Horn, 2005), mit deren Arbeitsweise auch Daniel Stern sympathisierte. Bei ihnen steht die tatsächliche Interaktion von Eltern und Kind im Vordergrund und weniger ausschließlich die direkte Arbeit an den elterlichen Repräsentanzen.

Die Herangehensweise von Bertrand Cramer, Kinderpsychiater, Psychoanalytiker, vormals Leiter der Kinderklinik in Genf, kann eher als freudianisch bezeichnet werden, wobei natürlich psychoanalytische Erkenntnisse der letzten Jahrzehnte in seine Arbeit eingeflossen sind. Er und seine Mitarbeiter, wie Francisco Palacio-Espasa und Juan Manzano (1982) gehen von einer Reaktivierung alter Konflikte der Eltern aus, die störend auf die Eltern-Kind-Beziehung einwirken. Das Kind wird als Übertragungsobjekt bzw. als Projektionsfläche der Probleme der Eltern gesehen.

> »Wir sind überzeugt davon, daß die Erfahrungen des Kindes zutiefst von den mütterlichen Projektionen *und* interaktiven Kommunikationen beeinflußt werden. Dies will aber nicht heißen, daß das Baby ein unbeschriebenes Blatt ist, das von den eindringenden mütterlichen Projektionen bedruckt wird. Es sind die Interaktionen und die persönlichen Beitragsleistungen des Babys, die die Gestaltung der Beziehung definieren« (Cramer & Palacio-Espasa, 1994, S. 346; Hervorh. i. O.).

Der Schwerpunkt ihrer Arbeit liegt somit im Finden des Kernkonflikts der Mutter, der sich in »symptomatischen interaktiven Sequenzen« (ebd.) zwischen der Mutter und ihrem Säugling äußert. Cramer versteht diese als »Materialisierung von unbewussten mütterlichen Konflikten und sozusagen als Transportmittel einer ganzen Reihe von Sinngebungen von der Mutter zum Kind« (ebd.). Die interaktive Sequenz wird dann wie ein Symptom innerhalb des psychoanalytischen Modells benutzt. Das Unbewusste der Mutter, des Vaters, wird gestisch, mimisch, durch Stimme, durch Annäherung oder Abwendung, den Rhythmus, die von ihnen vermittelten Vitalitätsaffekte, den Ablauf und die Intensität der Bewegungen mitgeteilt.

Es handelt sich um nichts »Mystisches«, das sich zwischen Betreuungsperson und Säugling abspielt. In diesem Punkt stimmen Cramer und Stern überein. Beide sind der Ansicht, dass Säuglinge das Substanzielle des elterlichen Erlebens durch ihr offensichtliches Verhalten erfahren und die Sprachinhalte der Deutungen, wie sie von Francoise Dolto und ihrer Schülerin Caroline Eliacheff (1997) verwendet werden, noch nicht verstehen, wohl aber die Intonation, die mimische und gestische Begleitung. Cramer teilt weder Doltos Ansicht, dass die Deutung des Psychoanalytikers allein den Säugling heilen könne, noch teilt er die Position des gegen eine empirische Forschung eingestellten André Green (2004), nach der lediglich die Eltern behandelt werden müssen (Dornes, 1993). Auf das Baby werden die Übertragungen der Eltern projiziert, deren Wahrnehmung von eigenen Erfahrungen gefärbt bzw. verzerrt ist. Dementsprechend ist die Gegenwart des Säuglings in den Sitzungen unabdingbar. Die elterlichen Berichte allein können eine direkte Beobachtung der Eltern-Kind-Beziehung durch die Psychotherapeutin, den Psychotherapeuten, nicht ersetzen (Ludwig-Körner, 2015). Für Daniel Stern (1995, S. 42, 61, 143) sind auch die theoretischen Ausführungen von Melanie Klein (1934; 1962) und Wilfred Bion (1962b; 1962a) hinsichtlich der Wirkungsweise der mütterlichen Fantasien auf den Säugling nicht klar genug. Eine Arbeit an oder in der Übertragung wird von allen Psychoanalytikerinnen und Psychoanalytikern geteilt. Inwieweit jedoch bereits von einem Säugling angenommen werden sollte, dass auch er schon Übertragungen hat, wie Björn Salomonsson (2014) es glaubt, sei dahingestellt. Aber natürlich verinnerlichen Säuglinge von Anbeginn Beziehungsmuster, erkennen Menschen wieder und verbinden mit ihnen Erlebtes.

Therapien werden bei Cramer auch auf Video aufgezeichnet, um die symptomatischen interaktiven Sequenzen genau analysieren zu können. Der Deutung wird das Hauptveränderungspotenzial zugeschrieben und weniger einer »korrigierenden emotionalen Erfahrung« (Alexander & French, 1946) und einer empathisch zur Verfügung stehenden Beziehung zwischen Therapeutin/Therapeut und Patient/Patientin. Serge Lebovici (1990) folgt Terry Brazeltons Empfehlung, eher ein Advokat des Babys zu sein und die Eltern darin zu unterstützen, für ihr Baby überhaupt erst gute Eltern werden zu können. Es braucht aber natürlich auch sehr viel Erfahrung in der Behandlung von Erwachsenen, um deren konflikthaftes Erleben verstehen und in die Behandlung einbeziehen zu können. Der »Patient« ist weder der Säugling noch die Mutter/der Vater allein, sondern es ist die Eltern-Kind-Beziehung.

Als repräsentativ für eine nachfreudianische »offenere« psychoanalytische Arbeitsweise soll noch die Arbeit von Alicia Lieberman und Jeree Pawl (1993) sowie von Lieberman und Patricia van Horn (2008) und ihren Mitarbeiterinnen aufgeführt werden, die in direkter Nachfolge von Selma Fraiberg stehen. Im Unterschied zur Arbeitsweise der Genfer Schule orientiert sich deren Arbeit mehr an neueren psychoanalytischen Weiterentwicklungen wie der Selbstpsychologie und/oder den relationalen Ansätzen, die beispielsweise Paul und Anna Ornstein, Joseph Lichtenberg, Frank Lachman oder Beatrice Beebe vertreten. Zum anderen öffneten sie sich für Forschungen im Frühbereich, zum Beispiel die Forschungsgruppen um Alan Sroufe, Allan Schore, Robert Emde und die Mitglieder der Boston Change Process Study Group mit ihren zum Teil über die Zeit wechselnden Mitgliedern wie Daniel Stern, Louis Sander, Edward Tronick, Alexandra M. Harrison, Alexander Morgan, Karlen Lyons-Ruth, Jeremy Nahum, Nadia Bruschweiler-Stern und Bruce Reis.

Die unterschiedlichen Gewichtungen des therapeutischen Vorgehens beruhen vor allem auf der Verschiedenheit ihres Klientels. Während es sich in Genf vorrangig um Eltern mit einem hohen oder mittleren Strukturniveau handelte, arbeiten Lieberman und Pawl (1993) vor allem mit traumatisierten Eltern, die infolge ihrer Lebensbedingungen selten in der Lage sind, eine innere psychische Welt aufzubauen. Zur Zeit der Kontroverse zwischen Cramer und Stern wurde die Operationalisierte Psychodynamische Diagnostik (OPD) zur Erfassung des Strukturniveaus Anfang der 1990er Jahre unter der Leitung von Gerd Rudolf (Arbeitskreis OPD, 1996) erst entwickelt und war international noch nicht bekannt. Heute wissen wir jedoch, wie wichtig eine Kenntnis des Strukturniveaus für die Entscheidung ist, wie eine Behandlung von Eltern mit ihren Säuglingen/Kleinkindern erfolgen kann.

Als ich Daniel Stern 1991 das erste Mal persönlich bei einem Workshop der René-Spitz-Gesellschaft zum Thema: »The Sense of Self, Development, Pathology, Treatment« begegnete, erlebte ich ihn wie einen »Stern« am psychoanalytischen Himmel. Selten erhielt ich so viele Anregungen und konnte zugleich erleben, wie sich eigene Beobachtungen und Erfahrungen in den Darstellungen eines anderen Wissenschaftlers widerspiegelten. Die ausgewogene Mischung einer fundierten psychoanalytischen Entwicklungstheorie mit konkreten Überlegungen zur Anwendung in der Praxis faszinierte mich. In seinem Vortrag nahm er nicht nur sein psychoanalytisches Konzept der Selbstentwicklung zum Gegenstand, sondern es gelang ihm auch, seine Auffassung über das Selbst, das sich nur in der Bezogenheit entwickelt, unmittelbar im Auditorium erlebbar zu machen. Es war ein Fachvortrag und gleichzeitig in seiner Lebendigkeit wie ein Tanz mit dem Publikum. Erst im Nachhinein verstand ich, dass sich ein *now moment* eingestellt hatte, etwas, über das er später in seinem Buch *Der Gegenwartsmoment* (2005) schrieb und mit dem er in seiner ihm eigenen Vitalität und Kreativität andere ansteckte (Ludwig-Körner, 2013). Er war neben vielen anderen durch Robert Emde und Arnold Sameroff vom Center for Advanced Study in the Behavioral Sciences und durch Alan Sroufe inspiriert (Ludwig-Körner, 1992) und gab selbst viele Anstöße für die Säuglingsforschung sowie für die präventive und psychotherapeutische Arbeit. Für die Eltern-Säugling-Kleinkind-Psychotherapie, wie sie zuerst am Familienzentrum Potsdam und jetzt zusammen mit der Berliner Psychotherapeutenkammer an der International Psychoanalytic University (IPU) Berlin in der Fortbildung vermittelt wird, ist eine Arbeit ohne seine Erkenntnisse kaum vorstellbar.

Stern (1992), Lichtenberg (1991), Sander (2009) und Emde (1983; Emde & Hewitt, 2001) gehen davon aus, dass einige präverbale *senses of self* bereits bei der Geburt, eventuell sogar schon vorgeburtlich bestehen, während andere Fähigkeiten erst einer Reifung bedürfen. Die Wahrnehmung, ein Handelnder zu sein, sich als physische Einheit zu erleben, das Erleben zeitlicher Kontinuität und Intentionalität werden als frühe Merkmale des Selbst betrachtet. Sterns Theorie zur Entwicklung des Selbst beruht vor allem auf Direktbeobachtungen von Säuglingen und ihren Interaktionen mit ihren Bezugspersonen. In systematischen (Video-)Analysen von Mutter-Kind-Interaktionen beobachtete Stern (1977), wie sich eine Mutter ihren Zwillingen unterschiedlich zuwandte, woraufhin ein Zwilling nach vermiedenem Blickkontakt Unruhezustände entwickelte und eine negative Beziehungsspirale entstand. Diese Art der Säuglingsbeobachtung unterscheidet sich von der in psychoanalytischen Kreisen bekannten »Säuglingsbeobachtung« nach Esther Bick (Harris & Bick, 1987), bei der vor allem angehende Kinder- und Jugendlichen-Psychotherapeutinnen ein Baby von der Geburt an mindestens ein Jahr lang wöchentlich beobachten und ein Protokoll anfertigen, das sie in einer »Baby-Beobachter-Supervisionsgruppe« besprechen. Diese Methode ist eine sehr gute Schulung nicht nur für Abstinenz, Wahrnehmung und Auswertung von Übertragungs- und Gegenübertragungsgefühlen, sondern auch, um systematisch die Entwicklung eines Kindes verfolgen zu können. Jedoch können die beobachteten Säuglinge und Kleinkinder ihr Gegenüber trotz heftigen Bemühens nicht in einen handelnden Dialog einbeziehen, und auch wenn Kinder beobachtet werden sollen, die aus emotional stabilen Elternhäusern stammen, bleibt die Frage offen, wie sich diese Erfahrung der Nicht-Wirksamkeit auf ihre Entwicklung auswirkt (Ludwig-Körner, 2015; 2017).

In den späteren Jahren interessierte sich Stern vor allem dafür, wie die Erkenntnisse aus der Kleinkindforschung in die Behandlung Erwachsener zu integrieren seien. Wie ich aus eigenen Erfahrungen, aber auch durch die Ausbildung vieler Eltern-Säugling-Kleinkind-Psychotherapeutinnen weiß, verändert sich die therapeutische Arbeit mit Erwachsenen, wenn die Therapeutin im erwachsenen Patienten dessen frühe kindliche Erfahrungen im Aktuellen erspürt, die Residuen wiedererlebt und in der therapeutischen Beziehung durcharbeiten kann. In seinen Mutter-Kind-Beobachtungen hatte Stern feststellen können, wie präzise sich Mutter und Säugling in der Aktualität der Begegnung aufeinander abstimmen müssen. Auch Therapeut und Patient suchen die mehr oder weniger gelingende Beziehungsabstimmung analog der Feinabstimmung zwischen Mutter und Kind. Misslingt die »Passung«, so müssen sie miteinander daran arbeiten, bis sich Momente der unmittelbaren Begegnung herstellen. Interaktionen, in denen sich beide unmittelbar in ihrem Erleben im Jetzt befinden und begegnen, sind kleinste abgeschlossene Einheiten des Geschehens, die von Stern »Gegenwartsmoment« *(now moments)* genannt werden. Dabei spielen die Gestik oder Stimmmelodie sowie die darin enthaltenen Vitalitätsausdrücke eine bedeutsame Rolle. Wie er bereits in seinem Werk *Die Lebenserfahrung des Säuglings* (1992 [1985]) schrieb, handelt es sich dabei um ein dynamisches Zueinander, in dem sich seelische Inhalte vermitteln, wie sie sich auch in der Musik und im Tanz ausdrücken (Ludwig-Körner, 2013).

Robert Emde (1935–2021), über 40 Jahre Professor für Psychiatrie an der University of Colorado School of Medicine, erforschte die frühe sozioemotionale und moralische Entwicklung von Säuglingen und Kleinkindern sowie das Verhältnis von *nature versus nurture* in longitudinalen Zwillingsuntersuchungen (Emde & Hewitt, 2001) und beschäftigte sich mit dem Verständnis und der Erfassung früher Störungsbilder (Emde & Sameroff, 1989). Er war maßgeblich an der Diagnose und Klassifizierung frühkindlicher psychischer Probleme und der Entwicklung des Klassifikationssystems DC:0–3 beteiligt und entwickelte und erprobte Testinstrumente wie The IFEEL-Pictures zur Erfassung von Emotionen (Emde et al., 1993) oder die MacArthur Story Stem Battery (Emde et al., 2003; von Klitzing, et al., 2003; Robinson et al.,

1999). Er beeinflusste die Ausrichtung vieler Frühförder- und klinischer Programme für Kleinkinder weltweit, wirkte bei den nationalen Richtlinien des »Early Head Start« mit und beforschte deren Wirksamkeit (»Head Start« und »Early Head Start«; Raikes & Emde, 2006). Er beschrieb das Kind als ein »active, affective, self-regulating social being from the start« (Emde, 1988, S. 285), das jedoch einer empathischen Umgebung bedarf. Insbesondere befasste er sich auch mit dem Einfluss der Affekte in der kindlichen Selbstentwicklung und der Entwicklung sozialer Beziehungen. Emde et al. (1991) und Stern (1989) verweisen auf die Bedeutung des prozeduralen Wissens *(procedural knowledge)*, das Handlungsabläufen zugrunde liegt, ohne dass es im Bewusstsein repräsentiert sein muss. Emde betont, dass es das Verdienst Sterns sei, darauf hingewiesen zu haben, dass sich – neben dem Selbstgefühl *(sense of self)* und der Unterscheidungsfähigkeit vom anderen *(sense of other)* – früh ein Gefühl des »Selbst mit Anderen« *(sense with other)* herausbildet hat. Die von Emde benutzte Bezeichnung des *sense of shared meaning*, das sich zum »Wir-Gefühl« herausbildet, ähnelt sehr dem Adler'schen »Gemeinschaftssinn« bzw. dem von seinem Schüler weiterentwickelten »Wir-Gefühl« (Künkel, 1939).

Heutige Säuglingsforscher sind offen für Denkanstöße aus verschiedenen theoretischen Richtungen. Einerseits beziehen sie sich auf tradierte psychoanalytische Ansätze, wobei der Bezug zur Objektbeziehungs- und Selbstpsychologie am verbreitetsten ist. Andererseits greifen sie Aspekte aus der Gestalttheorie, epigenetischen Theorien und biologisch-systemischen Ansätzen auf, kennen die kognitiven Entwicklungstheorien und Ergebnisse der Neurobiologie und Neuropsychologie oder forschen selbst auf diesem Gebiet. Auffallend ist auch, wie offen Säuglingsforscher, die keine Psychoanalytiker sind, für psychoanalytische Verstehenszugänge sind, sodass oft schwer zu erkennen ist, wer welcher Richtung angehört. Als ich 1988 beim Kongress der Selbstpsychologie in Dreieich die Gelegenheit hatte, Daniel Stern, der dem psychoanalytischen Institut an der Columbia University angehörte, nach seiner Schulenzugehörigkeit zu fragen, lächelte er nur und seine rhetorische Frage »What's that good for?« hat mich nachhaltig beeinflusst.

2.3 Therapie im häuslichen Umfeld

Selma Fraiberg machte sich mit ihrer *kitchen table therapy* einen Namen. Als Sozialarbeiterin war sie es gewohnt, Hausbesuche durchzuführen und zeigte Verständnis, wenn Mütter mit Säuglingen und Kleinkindern den Weg zu einer therapeutischen Einrichtung nicht bewältigen konnten. Die von ihr und ihren Mitarbeiterinnen entwickelten Formen der Behandlung können in drei Kategorien eingeteilt werden, wobei die Übergänge fließend sind bzw. die Varianten nach Bedarf auch hintereinander beim selben Mutter-Kind-Paar angewandt werden. Erstens führte sie Kurzintervention bei Krisen vor allem in Notsituationen durch. Zweitens bot sie vor allem bei »strukturschwachen« Eltern entwicklungsbezogene stützende und anleitende Therapie. Drittens wandte sie eine Form von Eltern-Kind-Intensivtherapie bei innerpsychischen Konflikten an, wenn das Kleinkind wichtige Objekte aus der Vergangenheit der Eltern oder verdrängte oder abgespaltene Teile repräsentiert, die vor allem mittels Deutung mit den Eltern in der gegenwärtigen Beziehung zum Kind bearbeitet werden können. »Die Methode, nach der diese Therapie vorgeht, ist eine abgewandelte psychoanalytische Therapie in Kombination mit einer Entwicklungsberatung« (Fraiberg, 2011, S. 84), wobei die Therapeutin auch eine taktvolle informelle Lehrerin sein kann, die sogar, wenn es nötig ist, eine aktive Rolle einnimmt.

Fraiberg betont, wie wichtig es ist, die Eltern zu erreichen, ihre Eigenmotivation zu wecken oder zu fördern und ihnen zu helfen, anstelle einer »Außenorientierung« (die Welt ist böse), eine Innenperspektive aufzubauen, bei der sie verstehen, dass »Veränderung aus Selbstbeobachtung, aus persönlicher Weiterentwicklung oder aus lernen« resultiert (ebd., S. 48). Die vielen notwendigen Umstrukturierungsprozesse in der frühen Elternzeit bieten dabei eine Chance für das Entstehen positiver Übertragungen, da alle Eltern sich »das Beste für ihr Kind« wünschen. Aufgabe der Eltern-Säugling-Kleinkind-Psychotherapie ist es, negative Übertragungen zu handhaben und eine tragfähige Arbeitsbeziehung aufzubauen, wissend, dass unempathische Eltern von den Schatten ihrer Vergangenheit eingeholt werden, die durch ihren Säugling getriggert werden. Sie spricht von »Gespenstern im Kinderzimmer«, die »Besucher aus der nicht erinnerten Vergangenheit der Eltern« sind, »die ungeladenen Taufgäste« (Fraiberg et al., 2011, S. 465ff.). Es gilt,

> »das Baby von den verzerrten Wahrnehmungen und verschobenen Affekten zu befreien, durch die es in der Neurose seiner Bezugsperson verstrickt wurde. Diese therapeutische Arbeit geht von der Gegenwart zurück in die Vergangenheit und knüpft dann wieder an die Gegenwart an« (Fraiberg, 2011, S. 105f.).

Somit stehen der Säugling und die Konflikte der Eltern, die dem Säugling aufgebürdet wurden, im Mittelpunkt der Arbeit.

> »Die Therapie findet vorwiegend im Zuhause des Babys und in Anwesenheit der Mutter, des Vaters oder auch beider Elternteile statt. Das Baby steht im Mittelpunkt, und alles, was in der Behandlung zutage tritt, ist entweder direkt oder indirekt auf die Probleme dieses Patienten, der sich selbst nicht verbal verständlich machen kann, bezogen. [...] Freilich sind die Eltern, die wir in der gesamten Therapie als unsere Kooperationspartner betrachten, ebenfalls unsere Patienten. [...] Die Eltern sprechen über das Baby und sich selbst« (ebd., S. 78).

Es gilt, den nonverbalen Dialog, den das Baby mit seinen Eltern führt, zu verstehen und ihn den Eltern verständlich und erlebbar zu machen. Fraiberg (ebd., S. 83) beschreibt, wie das Baby zum Katalysator werden kann, indem durch ein Wiederbeleben von Erinnerungen und Gefühlen diese in die Persönlichkeit integrierbar werden und eine Art Selbstheilung entstehen kann.

Im Vorwort des Bands *Selected writings* von Selma Fraiberg (1987), den ihr Mann, Louis Fraiberg, nach ihrem Tod herausgegeben hat, beschreibt Robert Emde unter anderem frühe Abwehrmechanismen, die man bereits bei Säuglingen feststellen kann. Neben einem Vermeiden von Blickkontakten, Berührung, Nähe, das bereits bei Babys im Alter von drei Monaten zu beobachten ist, kann man frühe desorganisierte kindliche Zustände erkennen, die sich in Schreiattacken äußern und in einen Ausnahmezustand münden können (ebd.). Beschrieben wird auch ein »Freezing«, ein Erstarren, das erfahrungsgemäß schon bei Säuglingen festzustellen ist und nicht erst bei Kleinkindern, gefolgt von einem kollapsartigen Zustand mit Schreien und Weglaufen, um sich zu verstecken. Manche Kinder attackieren ihre Bezugsperson mit ihren Fäusten aus einem desintegrierten, panikartigen Zustand heraus, womit sie nicht nur gegen die Mutter, sondern gegen die drohende Gefahr der Hilflosigkeit und das Gefühl der Auflösung des Selbst ankämpfen, das bei extremer Gefahr aufkommen kann (ebd.). Im zweiten Lebensjahr (aber auch schon früher) sind Affektumwandlungen zu beobachten, wie kicherndes Lachen oder Lachen mit schauriger, gruseliger Stimme, da das Lachen aus Angst heraus geschieht. »Spielchen« zwischen Mutter bzw. Vater und Säugling, bei denen der Betrachter Zeuge eines sich aufbauenden sadomasochistischen Beziehungsmusters wird, werden heute erschreckenderweise auf Youtube gepostet. Als weiteren frühen Abwehrmechanismus führt Emde *reversal* auf, der sich zum Beispiel in sich wiederholendem Kopfschlagen gegen das Bett oder den Fußboden äußert, Zustände, die Spitz in seinen frühen Filmen mit deprivierten Kindern festgehalten hatte. Sensibel zu sein für die kindlichen Signale und so früh als möglich Wege zu finden, Kindern und ihren Bezugspersonen zu helfen, anstelle von »Geistern im Kinderzimmer« Engel zu etablieren – das ist das Anliegen von ESKP.

2.4 Eltern-Kind-Arbeit mit traumatisierten Eltern

In den USA wurde bereits in den 1970er und -80er Jahren begonnen, präventive und frühinterventive psychodynamische Ansätze zu konzipieren und anzuwenden, zumal Psychoanalytiker früh in Säuglingsforschungen eingebunden waren. Als in Deutschland 2006 in den Medien vehement auf gravierende Fälle von Kindesmisshandlungen hingewiesen wurde und damit ein Anstoß zu einer breiten gesellschaftlichen Debatte gegeben wurde, obwohl zuvor Fachkräfte immer wieder auf diese Probleme verwiesen hatten, begann ein staatliches Umdenken mit dem erklärten Ziel, das Wohl der Kinder in den Mittelpunkt der gesellschaftlichen Verantwortung zu rücken. 2007 wurde im Rahmen des Aktionsprogramms »Frühe Hilfen für Eltern und Kinder und Soziale Frühwarnsysteme« vom Bundesministerium für Familie, Senioren, Frauen und Jugend das Nationale Zentrum Frühe Hilfen (NZFH) geschaffen mit dem Ziel, durch einen Auf- und Ausbau von Unterstützungssystemen der Jugendhilfe und des Gesundheitswesens Kinder besser vor Vernachlässigung und Misshandlung zu schützen. In dem Aktionsprogramm »Frühe Hilfen und soziale Frühwarnsysteme« wurden mittels zehn Modellprojekten in den USA erprobte Frühe-Hilfen-Projekte übergreifend in allen deutschen Bundesländern umgesetzt und evaluiert. Dazu gehörten Projekte wie »Keiner fällt durchs Netz« (Frey et al., 2011; Sidor et al., 2016) oder das seit 1987 in Michigan, USA, von Martha Erickson und Byron Egeland entwickelte und evaluierte »Step Towards Effective and Enjoyable Parenting« (STEEP™-Programm), das innerhalb des Familienzentrums Potsdam (Ludwig-Körner & Derksen, 2010; Ludwig-Körner et al., 2011; Ludwig-Körner & Schöberl, 2010) und in Hamburg durch Gerhard Suess und Mitarbeiterinnen (Suess et al., 2016) umgesetzt wurde. STEEP™ richtet sich an eine spezifische

Zielgruppe hoch risikobelasteter Familien im Übergang zur Elternschaft, die mindestens wöchentlich und bei Bedarf häufiger über zwei Jahre durch speziell ausgebildetes Fachpersonal über unterschiedliche Entwicklungsphasen hinweg in einer Kombination von Einzelbetreuung und Mutter-Kind-Gruppentreffen begleitet wurden. Hinzu kam der Aufbau von sozialen Unterstützungsmöglichkeiten und -angeboten für die Eltern im engen Umfeld der Familie.

Das von Arietta Slade und Mitarbeitenden (Slade et al., 2005) entwickelte Programm Minding the Baby ähnelt nicht nur in der Zielsetzung dem STEEP™-Programm, sondern auch in der Herangehensweise und vielfach in der Umsetzung, außer dass es im STEEP™-Konzept eine Hauptbetreuerin sowie zusätzliche Gruppentreffen gibt. Minding the Baby wie STEEP™ beziehen sich so wie fast alle Frühe-Hilfe-Programme auf die Bindungstheorie. Obwohl auch bei STEEP™ sowohl die selbstreflexive Kompetenz der Mütter gestärkt wird als auch eine Förderung der Mentalisierung wichtig ist, stehen diese Begriffe dort nicht explizit im Vordergrund. Dies liegt zum einen daran, dass Martha Erickson, Byron Egeland und Allan Sroufe keine Psychoanalytiker sind, zum anderen daran, dass das Konzept der Mentalisierungsfähigkeit unter diesem Namen erst später »modern« wurde (Fonagy et al., 2011). Eine Förderung des Mentalisierens liegt den meisten Psychotherapieverfahren zugrunde, und Aspekte davon sind aus der von Carl Rogers begründeten Gesprächspsychotherapie, der Verhaltens-, Gestalttherapie oder auch der von Virginia Satir geschaffenen Familientherapie bekannt. Auch in der psychoanalytischen Arbeit, wie sie von Anna Freud vertreten wurde, kann man bereits ein mentalisierungsförderndes Herangehen feststellen (Malberg et al., 2012). Minding the Baby zielt auf den Aufbau einer sicheren Bindung, die Förderung der elterlichen Reflexionsfähigkeit, das heißt ihre Fähigkeit über sich selbst nachzudenken (Selbstreflexivität), und die Fähigkeit, sich in ihr Kind hineinzuversetzen (Mentalisierungsfähigkeit). Ziel ist es, die Mütter/Väter für die körperlich-seelischen Belange ihrer Babys/Kleinkinder zu sensibilisieren. Dies hilft den Eltern, mehr Interesse an ihren Kindern zu entwickeln und alternative Sichtweisen für ihr Verhalten aufzubauen, ohne negative Projektionen. Es handelt sich um eine aufsuchende, interdisziplinäre Arbeit, bei der Krankenschwestern abwechselnd mit einer Sozialarbeiterin wöchentlich ab dem letzten Trimester der Schwangerschaft und bis zum ersten Geburtstag des Kindes die (werdende) Mutter zu Hause besuchen. Zu bedenken ist, dass beide Berufsgruppen in den USA eine umfangreichere Ausbildung haben als in Deutschland. Nach dem ersten Lebensjahr bis zum zweiten besuchen die Fachkräfte die Familie 14-tägig, wie bei den meisten aufsuchenden Frühen Hilfen. Die Aufgabe der Krankenschwester ist dabei vor allem die Vermittlung von gesundheitlichen Belangen und der kindlichen Pflege, der sozialarbeiterische Fokus dagegen liegt stärker auf der elterlichen und kindlichen psychischen Entwicklung. Aufgabe von beiden Fachkräften ist, die Mütter in ihrer Erziehungskompetenz zu unterstützen, ihnen entwicklungspsychologische Beratung zukommen zu lassen, bei Krisen hilfreich zur Verfügung zu stehen und den Eltern in all ihren Belangen, vor allem aber beim Aufbau einer guten Mutter-Kind-Beziehung zur Seite zu stehen. Während die Krankenschwester den Kontakt zum Gesundheitssystem und der Kinderbetreuung hält, ist es die Aufgabe der Sozialarbeiterin, die Bezüge zu den psychosozialen Institutionen herzustellen. Man erhofft sich auf diese Weise eine dichtere Einbindung in vorhandene Hilfesysteme. Den Neigungen der Mütter zu Spaltungen und Beziehungsabbrüchen versucht man durch eine intensive Teamarbeit, sehr ausführliche Übergaben und regelmäßige Supervisionen zu begegnen. Die Autorinnen verweisen zu Recht darauf, dass sie eine Reihe von Techniken verwenden, die auch andere aufsuchende Eltern-Kind-Programme anwenden. Es wird weniger als in verhaltensorientierten Programmen auf das äußerliche Verhalten geachtet, sondern vor allem auf die Herstellung einer emotional haltenden Umgebung. Indem die Fachkräfte dieses modellhaft mit den Eltern umsetzen, aber auch indem sie die Neugierde auf ihr Kind fördern, die Wahrnehmung der Affekte schulen und immer wieder Anstöße zum Mentalisieren geben, fördern sie diese Fähigkeiten bei den Eltern. Selbst wenn die Kinder nicht anwesend sind, zum Beispiel in Elterngruppen, werden sie an ihr Kind erinnert, indem sie beispielsweise gefragt werden: »Wie, glauben Sie, hat das Kind dies erlebt? Wie hat das Kind ihnen mitgeteilt, dass es sich zu dem Zeitpunkt allein gefühlt hat? Wenn ihr Kind sprechen könnte, was würde es dazu sagen?« (Ludwig-Körner, 2014).

In zahlreichen Forschungen unter anderem um Fonagy, Gergely, Jurist und Target (2011) konnte nachgewiesen werden, dass Eltern, die fähig sind, sich in ihr Kind hineinzuversetzen, eine gute Beziehung zu diesem aufbauen können. Es gelingt ihnen, es als ein eigenständiges Wesen wahrzunehmen, mit eigenen Wünschen und Bedürfnissen, die divergent zu ihren eigenen sein können. Fonagy und seine Mitarbeiter (Bateman & Fonagy, 2006) entwickelten das »Reflective Functioning«-Konzept, worunter sie die Fähigkeit verstehen, bei sich und anderen mentale Zustände wahrzunehmen. Indem sie über ihr eigenes und auch das Verhalten anderer reflektieren, entwickeln sie die Fähigkeit, sich selbst und andere zu verstehen, wobei davon ausgegangen wird, dass Menschen einander verstehen wollen und sich hinter dem Verhalten ein unbewusst absichtsvoller Sinn verbirgt, in dem sich innerpsychische Prozesse ausdrücken. Mentalisierung ist eine Form der imaginativen mentalen Aktivität, durch die menschliche Verhaltensweisen wahrgenommen und als intentionale mentale Zustände (Triebe, Motive, Gründe, Wünsche, Glauben, Ziele, Vorannahmen) interpretiert werden.

Haben Eltern die Fähigkeit zum Mentalisieren, so wirkt sich dies sehr förderlich auf die Eltern-Kind-Beziehung aus. Die Eltern können ihrem Kind helfen, seine Selbstregulationsfähigkeiten auszubauen. Durch die alltäglichen Pflegehandlungen vermitteln sie ihm, sensibel für seine Gefühle, Bedürfnisse, aber auch die der anderen zu werden, sie unterstützen somit auch seine sozialen Fähigkeiten. In vielen Studien wurde die Effektivität dieses Vorgehens belegt (z. B. Lieberman & van Horn, 2005; Slade et al., 2005).

Alicia Lieberman ist Professorin an der Universität San Francisco, Präsidentin von Zero to Three – National Center for Infants, Toddlers and Families, in dem viele Psychoanalytiker eingebunden sind, außerdem Direktorin des Early Trauma Network (ETTN), ein Zusammenschluss von Forschungen an vier Universitäten, die das UCSF/SFGH Child Trauma Research Program umfassen: das Boston Medical Center, Louisiana State University Medical Center und die Tulane University, New Orleans, sowie das Child Trauma Research Program am San Francisco General Hospital. Sie arbeitete viel mit Jeree Pawl (1930–2021) zusammen (Lieberman & Pawl, 1993), einer Professorin für Klinische Psychologie an der psychiatrischen Abteilung der Universität von San Francisco, die nach Selma Fraibergs Tod Direktorin des Parent-Infant-Program war. Einer der aktuellen Schwerpunkte in der Arbeit von Alicia Lieberman, die hier berücksichtigt wird, ist die therapeutische Arbeit mit dem Ungeborenen, die sich an Mütter/Eltern mit psychischen Problemen richtet, aber vor allem an schwangere Frauen mit Gewalterfahrungen durch ihre Partner (Intimate Partner Violence, IPV). In vielen Veröffentlichungen beforschen Lieberman und ihr Team (z. B. Cohodes et al., 2020; Narayan et al., 2019; 2021), wie eine intergenerationale Weitergabe traumatischer Erfahrungen durch Prävention unterbrochen werden kann. Sie konnten zudem nachweisen (Aschbacher et al., 2021), dass widrige Umstände im frühen Leben und in der Schwangerschaft sich immunologisch von Widrigkeiten im gesamten Leben unterscheiden: Frauen mit niedrigem Einkommen und zwischenmenschlicher Gewalterfahrung zeigten einen makrophagenassoziierten M1/M2-Genexpressionsphänotyp. In Anbetracht der Tatsache, dass ein M1/M2-Ungleichgewicht bei Sepsis, schwerer Covid-19-Erkrankung und zahlreichen chronischen Krankheiten auftritt, deuten diese Ergebnisse auf neuartige Immunmechanismen hin, die den Auswirkungen von Widrigkeiten auf die Gesundheit zugrunde liegen.

Daniel Schechter (*1962 in Miami, Florida), Psychiater und Psychoanalytiker, Associate Professor of Psychiatry, Lausanne University, und Associate Professor of Psychiatry (Adjunct), New York University, sowie Senior Lecturer in Psychiatrie, Medizinische Fakultät der Universität Genf, forschte zur intergenerationalen Übertragung von Gewalttraumata und damit verbundenen Psychopathologien bei Eltern und sehr jungen Kindern. Seine Forschungen zu den Auswirkungen der Terroranschläge auf das World Trade Center in New York vom 11. September 2001 (Coates et al., 2003) bestätigten seine früheren Arbeiten über die negativen Auswirkungen familiärer Gewalt auf die frühe Eltern-Kind-Beziehung, die prägende sozial-emotionale Entwicklung und die damit verbundenen Bindungsstörungen, die mit einer gegenseitigen Dysregulation von Emotionen und Erregung einhergehen. Mütterliche Gewalterfahrungen haben Auswirkungen auf die Mutter-Kind-Beziehung, sei es durch depressive Zustände der Mutter, ihre Ängste, ihre posttraumatischen Störungen, die die wechselseitige Beziehung zwischen Mutter und Kind im Sinne einer Passung oder Reziprozität unterbrechen. Schechter beforschte darüber hinaus die Auswirkungen von gewaltbedingtem traumatischem Stress der Eltern auf die Eltern-Kind-Beziehung und die kindlichen Entwicklungsergebnisse in den Bereichen Emotions- und Erregungsregulation sowie auf damit zusammenhängende Biomarker, die zu intergenerationalen Zyklen von Gewalt und Viktimisierung beitragen könnten (Schechter & Rusconi Serpa, 2011). Müttern mit Misshandlungserfahrungen fällt es sehr schwer, kindliche Signale richtig zu verstehen (Schechter & Rusconi Serpa, 2021; Schechter & Willheim, 2009). Die Fehlattribuierungen der kindlichen Absichten bewirken dann bei den Kindern, dass sie sich – um die Beziehung zu den Eltern nicht zu gefährden – häufig entsprechend der elterlichen Zuschreibung verhalten. So können verängstigte Kleinkinder durch ihr Verhalten, sei es durch eine emotionale Unerreichbarkeit oder offenes vermeidendes Verhalten, posttraumatischen Stress bei den Eltern auslösen und eigene traumatische Gewalterfahrungen der Eltern werden getriggert. Mit seinem Forschungsteam konnte Schechter (Moser et al., 2015) nachweisen, dass Mütter mit einer PTBS und dissoziativen Symptomen als Reaktion auf Trennungen von ihren Kindern und auf Video-Stimuli, die Gewalt beinhalten, physiologische und Verhaltensdysregulationen haben, die sich auf der Ebene der mütterlichen Gehirnaktivität in einer kortikolimbischen Dysregulation auf dem funktionellen Neuroimaging zeigen.

2.5 Videogestützte Eltern-Säugling-Kleinkind-Behandlung

Um die elterlichen Repräsentanzen zu verändern, entwickelte Schechter mit Rusconi Serpa videofeedbackgestützte therapeutische Verfahren, das Clinician-Assisted Videofeedback Exposure Sessions (CAVES) und Clinician-Assisted Videofeedback Exposure Approach Therapy (CAVEAT), bei denen die Therapeutin zusammen mit den Eltern Spielsituationen von ihnen mit ihrem Kind anschauen (Schechter & Rusconi Serpa, 2021). Der Schwerpunkt liegt auf der Analyse von Stresssituationen, wie sie bei Trennungen oder in Konflikten auftreten. In Stresssituationen besteht die Gefahr einer Wiederbelebung früherer traumatischer Erfahrungen, sodass die Therapeutin den Eltern hilft, zwischen ihrem früheren Erleben und der gegenwärtigen Interaktion mit ihrem Kind zu unterscheiden.

Sie fördert die Mentalisierungsfähigkeit der Eltern, indem die Eltern angeleitet werden zu erinnern, was sie in der Spielsituation gedacht und erlebt haben und was ihr Kind empfunden und mit seinem Handeln beabsichtigt haben mag. Schechter integriert in seine psychodynamische Eltern-Säugling-Kleinkind-Psychotherapie traumatherapeutische Techniken und Videoarbeit.

(Mikro-)Analysen gefilmter Prozessabläufe in der Interaktion von Säugling und Mutter/Vater ziehen sich wie ein roter Faden durch die Eltern-Säugling-Kleinkind-Psychotherapien. Zu den Begründern der Mikroanalyse zählen neben Daniel Stern auch T. Berry Brazelton und Colwyn Trevarthen. Durch die »Still Face«-Video-Untersuchungen von Edward Tronick et al. (1978) kann sehr fein beobachtet werden, wie früh Säuglinge Beziehung aufnehmen und Kommunikationsabläufe verinnerlichen. Die Mutter oder der Vater spielt mit dem Säugling und wird dann gebeten, kurz wegzuschauen, um sich dann dem Kind mit einem »stillen« (unbeweglichen) Gesicht wieder zuzuwenden. Anhand von Beatrice Beebes mikroanalytischen Video-Forschungen (Beebe et al., 2019) kann mithilfe der Beziehungsanalyse von vier Monate alten Säuglingen sogar deren Bindungsmuster prognostiziert werden. Mit der von ihr entwickelten Methode kann neben dem Einsatz im Forschungskontext auch eine Diagnose des Beziehungsablaufs erfolgen, zum Beispiel weshalb ein Säugling schreit oder Unruhezustände entstehen, und es können mittels dieses Filmmaterials auch konkrete psychoedukative und psychotherapeutische Hilfen gegeben werden. Es handelt sich somit um eine viel differenziertere Form des Verstehen-Könnens, als es übliche Videoaufnahmen von Mutter/Vater und Kind zum Beispiel in einer Spielsituation bieten können oder wie es durch ESKP-Therapeutinnen/Therapeuten lediglich aufgrund ihrer Wahrnehmung möglich ist.

3 Indikation und Settingwahl in der Eltern-Säugling-Kleinkind-Psychotherapie

Christiane Ludwig-Körner & Franziska Schlensog-Schuster

ESKP-f ist eine Methode zur Behandlung von psychischen Erkrankungen im Säuglings- und Kleinkindalter, elterlicher psychischer Erkrankungen in der Peripartalzeit und/oder früher Störungen der Eltern-Kind-Beziehung. Sie ist beziehungsfokussiert und die Interventionen haben primär das Ziel, interpersonelle und intrapsychische Konflikte, die auf Ebene der Eltern-Kind-Interaktion zur Entstehung und/oder zur Aufrechterhaltung von psychischen Symptomen beitragen, zu erkennen und zu lösen. Der Indikations- und Wirkungsbereich dieser Behandlungsmethode ist immer auf beide Interaktionspartner bzw. auf die Funktionalität ihrer Beziehung sowie Kommunikation ausgerichtet. Das wirft gegenüber den Kostenträgern formal und abrechnungstechnisch die Frage auf, wer der Indexpatient ist, dem die therapeutische Leistung zugeordnet wird. Auch gehen im Indikationsbereich der ESKP-f interdisziplinäre fachkundliche Aspekte ineinander über. Das dyadische Behandlungskonzept ist nicht eindeutig als Säuglings- und Kleinkinder-Psychotherapie oder Erwachsenenpsychotherapie zuschreibbar, sondern muss sich im jeweiligen institutionellen Kontext von Ambulanzen, Stationen und psychotherapeutischen Praxen entsprechend eingliedern. Idealerweise verbinden die institutionellen Behandlungskonzepte kinder- und erwachsenentherapeutische Expertise. Dieser berufsgruppenübergreifende Ansatz ist auch in diesem vorliegenden Behandlungsmanual konzipiert. Deshalb integriert es kinder- und erwachsenendiagnostische Aspekte bei den Fragen zur Behandlungsnotwendigkeit und zur Wahl des therapeutischen Settings.

Im ersten Schritt sollte bei jedem Eltern-Kind-Paar eingeschätzt werden:

1. Besteht Behandlungsbedarf auf Ebene der Eltern-Kind-Beziehung?
2. Ist die dyadisch ausgerichtete ESKP-f die geeignete Behandlungsmethode?

3. Sind die Behandlungsvoraussetzungen für eine fokusbasierte psychodynamische Kurzzeittherapie gegeben?
4. Ist der Behandlungsrahmen ambulant bzw. im Hausbesuch passend oder ist ein stationäres Setting erforderlich?

ESKP-f ist indiziert, sofern 1. eine diagnostizierte psychopathologische Störung einer Hauptbezugsperson des Kindes während der Peri- bzw. Postpartalphase und/oder 2. eine diagnostizierte frühkindliche Regulationsstörung oder affektive Störung eines Kindes im Alter von null bis 36 Monaten und/oder 3. eine Interaktionsproblematik zwischen den primären Bindungspersonen und dem Kind vorliegt. Aus Sicht des Kindes als Indexpatienten werden Regulationsstörungen, zum Beispiel Schlafstörungen, Ess-, Fütterstörungen mit/ohne Gedeihstörungen, chronische Unruhe, Hyperaktivität, frühkindliche Aggressivität, emotionale Störungen mit Beginn in der frühen Kindheit, Bindungsstörungen sowie psychische Symptome bei Früh-, Mangel- oder Risikogeburten behandelt. Aus Sicht der Eltern als Indexpatienten werden seelische Beeinträchtigungen behandelt, die den gesamten F-Bereich des ICD-11 betreffen können. ESKP-f ist indiziert, wenn diese Symptombilder sich entweder gegenseitig bedingen oder mit Beeinträchtigungen der Funktionalität der Eltern-Kind-Beziehung verbunden sind, unabhängig davon, ob sie Ursache oder Auswirkung der Problematik sind. Bei schweren organischen Erkrankungen des Kindes ist sicherzustellen, dass auch diesbezüglich ein ausreichender Behandlungsrahmen gegeben ist. Bei akutem Substanzmittelmissbrauch, Psychose oder akuter Suizidalität der Hauptbezugsperson des Kindes ist die psychotherapeutische ambulante Arbeit kontraindiziert.

Wenn Eltern mit Säuglingen und Kleinkindern psychotherapeutische Hilfe suchen, bringen sie meist sehr konkrete Fragen zu klar umgrenzten Themen mit: Warum schreit mein Kind so viel und wie kann ich es beruhigen? Warum schläft mein Kind nicht? Warum lehnt mein Kind die Nahrung ab? Ist mein Kind gesund und gut entwickelt? Was kann ich tun, damit mein Kind Grenzen akzeptiert? Ich habe mir so sehr ein Kind gewünscht und kann es jetzt nicht lieben! Meine Gedanken und Gefühle machen mir Angst! Schade ich meinem Kind? Ich bin überfordert und habe keine Unterstützung! Wie kann ich eine gute Mutter oder ein guter Vater sein?

Welche Behandlungsmethode und welches Setting geeignet ist, um konkrete Hilfe zur Entlastung anzubieten, Symptomreduktion zu erzielen sowie die Eltern-Kind-Beziehung zu fördern und die Elternfunktion zu stärken, wird im Rahmen der Eingangsdiagnostik abgeklärt. Dabei wird genau untersucht, welche Belastungen durch die neue, sich rasch verändernde Lebenssituation bestehen und ob sich diese schädlich auf die körperliche und seelische Entwicklung des Kindes oder Belastbarkeit sowie seelische Gesundheit der Eltern auswirken. Insbesondere wird dabei beleuchtet, wie sich die Bindungs-, Schutz- und Kommunikationsbedürfnisse des Kindes zeigen und wie feinfühlig diese durch die Eltern beantwortet werden. Zudem wird eruiert, wie sich Bindungsrepräsentationen und implizites Beziehungswissen der Eltern in der Interaktion, im Gespräch und in der Übertragung zeigen. Bei der beziehungsorientierten Diagnostik der Eltern-Kind-Beziehung ist es für Kinder- wie auch Erwachsenentherapeutinnen und -therapeuten wichtig, Perspektiven der jeweils anderen Disziplin einzubeziehen. Indikationsfragen werden natürlich aus der eigenen Fachkunde heraus, jedoch immer auch ergänzt durch eine Diagnostik des Beziehungspartners reflektiert. So braucht die Kindertherapeutin/der Kindertherapeut die erwachsenentherapeutische Expertise sowie umgekehrt die Erwachsenentherapeutin/der Erwachsenentherapeut die kindertherapeutische Expertise. Patient ist in der ESKP-f ja nicht *entweder* das Kind *oder* die Eltern, sondern ein Geflecht aus diesen drei Komponenten: Kind, Eltern, Beziehung zwischen Eltern und Kind.

In der spezifischen Fortbildung zur fokusbasierten Eltern-Säugling-Kleinkind-Psychotherapie (ESKP-f) nimmt daher die Reflexion der besonderen Übertragungskonstellation zwischen Eltern, Kind und Therapeutin/Therapeut viel Raum ein, damit die funktionalen und dysfunktionalen Aspekte im Zusammenspiel von Eltern und Kind verstanden werden können. Außerdem werden Kenntnisse von beziehungs- und bindungsorientierten Interviews und Testverfahren vermittelt, die punktuell oder unterstützend zum Verstehen des sich entfaltenden Übertragungsprozesses genutzt werden können. Umfangreichere Informationen zu den Elementen der Standarddiagnostik und zur Verbindung von beziehungsorientierter Diagnostik und Intervention finden sich in Kapitel 7.

Bei der Indikationsklärung, ob eine Psychotherapie mit Eltern und Kind (ESKP) und insbesondere ein fokussiertes Arbeiten im Kurzzeitsetting (ESKP-f) die geeignete Behandlungsmethode ist, muss neben der Schwere der Symptomatik auch beurteilt werden, inwieweit es Eltern möglich ist, sich auf ihr Kind, auf die Therapeutin/den Therapeuten und auf die spezifische Zeitstruktur einzulassen. Je nach aktueller familiärer Situation, der Symptombelastung von Kind und/oder Eltern sowie der individuellen Reife der psychischen Struktur der Eltern wird der Rahmen der Behandlung bestimmt. Vor Behandlungsbeginn muss überlegt werden, ob es den Müttern und Vätern möglich sein wird, verlässliche, regelmäßige Termine einzuhalten. Außerdem sollten sie die Fähigkeit besitzen, in wenigen Sitzungen ein therapeutisches Arbeitsbündnis zu entwickeln, mit dem Ziel, gemeinsam den inneren Raum zu nutzen, um über das Kind, die eigenen Gefühle und die neu entstehende Eltern-Kind-Beziehung zu sprechen. Unter diesen Voraussetzungen ist zu erwarten, dass ein positiver Übertragungsprozess zwischen Therapeutin/Therapeut, Kind und Eltern aufgebaut werden kann und dass im Rahmen einer sicheren therapeutischen Beziehung einerseits durch die Arbeit an den Repräsentationen und anderseits durch ganz konkrete Interaktionen zwischen Eltern und Kind auch in einem Kurzzeitsetting korrigierende affektive Erfahrungen bewirkt werden können.

Die ESKP-f soll Eltern dazu verhelfen, folgende Verknüpfungen herzustellen:

1. Wie wirken sich aktuelle und frühere Erfahrungen auf die Wahrnehmung, die Gefühle und das Verhalten dem Kind gegenüber aus?
2. Wie sind die Symptome des Kindes zu verstehen?
3. Wie sind die Beziehungssymptome eventuell mit der eigenen Vergangenheit zu verbinden?

Auch für Eltern, die sehr im aktuellen Erleben verhaftet sind, schwer auf Vergangenes zurückgreifen, sich Zukünftiges vorstellen können sowie Schwierigkeiten in der Selbst- und Beziehungsregulation haben, kann ESKP-f gewinnbringend sein. Denn die Behandlungsmethode integriert verschiedene Behandlungstechniken und ist für die Eltern-Kind-Behandlung auf unterschiedlichem psychischem elterlichen Strukturniveau geeignet. Die therapeutische Arbeit wird darauf abgestimmt, inwieweit die Eltern zum Nachdenken über sich selbst, zur Selbstreflexion, fähig sind und wie weit sie nachvollziehen können, dass sich ihr eigenes Erleben vom Erleben des anderen erheblich unterscheidet. Ist dies nicht oder kaum gegeben, beziehen die Eltern die kindliche Symptomatik eventuell zu sehr auf sich oder fehlinterpretieren, zum Beispiel einen negativen Affekt des Kindes als einen gegen sie gerichteten feindlichen Angriff, anstatt sich in den Säugling oder das Kleinkind einfühlen zu können.

Oder Eltern lassen sich vom kindlichen Affekt anstecken, ohne diesen zu »markieren«, und können dem Kind somit nicht helfen, einen affektiv weniger belasteten Zustand zu erreichen. Diese Schwierigkeiten beeinträchtigen die Elternfunktion und können zu einer kindlichen Entwicklungsstörung oder kindeswohlgefährdenden Situationen führen. In diesem Fall ist eine ESKP-f mit dem Ziel der Förderung der Mentalisierungsfähigkeit, wie Fonagy et al. (2011) bzw. Schulz-Venrath (2021) sie beschreiben, indiziert. Bei den oben genannten Schwierigkeiten wird es in den zwölf Sitzungen voraussichtlich »nur« gelingen, einen ersten Zugang zu den Eltern zu erlangen und über die Entlastung der Eltern-Kind-Dyade eine Vertrauensbasis aufzubauen. So kann eine ESKP-f bei strukturschwachen Eltern ein erster Schritt in Richtung hin zu einer stützenden Langzeitbehandlung für das Kind, ein oder beide Elternteile, die Paarbeziehung oder die Eltern-Kind-Dyade sein.

Darüber hinaus müssen die Fähigkeit und Bereitschaft der Eltern für ein psychotherapeutisches Arbeiten geprüft werden. In diesem Rahmen muss geklärt werden, ob die Eltern die Notwendigkeit der Therapie sehen können, ihr zustimmen und auch Veränderungen anstreben oder zulassen. Die Eltern sollten bereit sein, die in der ESKP-f zweimal pro Woche stattfindenden Psychotherapiesitzungen regelmäßig zu besuchen. Aus therapeutischer Sicht ist es notwendig, feste Termine zu wiederkehrenden Zeiten anzubieten, wobei zu berücksichtigen ist, dass aufgrund der Schlafgewohnheiten der Kinder die möglichen Zeitfenster der Familie sehr eng sind. Die Erfahrung hat gezeigt, dass Sitzungszeiten zwischen 9 und 11 Uhr sowie von 14 bis 16 Uhr gut nutzbar sind. Anzustreben ist immer eine Teilnahme der betroffenen Kinder, auch wenn diese während der Sitzung schlafen. Im Fall von elterlichen Streitigkeiten im Kontext von Sorge- und Umgangsrecht muss eine ganz vorsichtige Indikationsstellung vorgenommen werden, um eine Instrumentalisierung der ESKP-f und der Therapeutin/des Therapeuten im Rahmen des Rechtsstreites zu verhindern. In diesem Fall kann eine Therapie nur stattfinden, wenn beide Eltern in dieser Zeit familiengerichtliche Schritte ruhen lassen. Außerdem muss die Vertraulichkeit des Therapieprozesses sichergestellt werden, das heißt, dass keine Informationen, Dokumentation oder Zuarbeit aus der ESKP-f an die Gerichtsbarkeiten gehen. Außerdem ist eine wichtige zusätzliche Behandlungsvoraussetzung, dass Eltern die körperliche und emotionale Unversehrtheit des Kindes sicherstellen und zum Zeitpunkt der Therapie keine Kindeswohlgefährdung vorliegt.

3.1 Diagnostische Leitlinien zur Erfassung von Symptomatik, Entwicklungsniveau, psychischem Strukturniveau, Elternfunktion und Funktionalität der Beziehung

Die Entscheidung, ob und in welcher Weise eine psychotherapeutische Behandlung von Säuglingen/Kleinkindern und ihren Eltern erfolgen kann, wird auf Grundlage des Gesamtbildes der äußeren, wie auch intrapsychischen und interpersonellen Situation des Eltern-Kind-Paares getroffen. Dazu gehört die Beurteilung der Art und Schwere der (Beziehungs-)Symptomatik, der Krisenhaftigkeit, der Elternfunktionalität, der Behandlungsmotivation und der Behandlungsbereitschaft der Eltern sowie die Kenntnis des kindlichen Entwicklungsniveaus, des psychischen Strukturniveaus der Eltern und des elterlichen Funktionsniveaus. In der Eingangsdiagnostik erfolgt deshalb eine komplexe Abklärung des Bedingungsgefüges, in dem die jeweilige elterliche bzw. kindliche Symptomatik wie auch die Beziehungssymptomatik zu verstehen ist. Dabei unterscheidet sich die Herangehensweise an eine initiale Grunddiagnostik je nachdem, ob die Indikationsstellung im Rahmen der ambulanten oder stationären Versorgung stattfindet, ob eine pädiatrische Untersuchung und Entwicklungsdiagnostik Bestandteil ist bzw. einbezogen werden muss oder ob sie sogar in ein interdisziplinäres Netzwerk eingebunden ist. In jedem Fall ist es hilfreich, sich an den bestehenden Leitlinien zu orientieren, um herauszufinden, welche Problematik vorliegt, und um den Rahmen der Behandlung zu bestimmen. Wie unsere Fallbeispiele in Kapitel 6 aufzeigen, liegt in der psychodynamisch orientierten Diagnostik der Schwerpunkt auf dem Erfassen des Übertragungs- und Gegenübertragungsgeschehens und dessen sofortiger Auswertung und Nutzung in der therapeutischen Beziehung. In den Untersuchungsroutinen der verschiedenen Settings ist daher besonders darauf zu achten, dass das Sammeln von szenischem Material, Bildern, die sich aufdrängen, Assoziationen, die bei der Therapeutin/dem Therapeuten aufkommen, mit anders strukturierten Untersuchungsmethoden (somatische Abklärung, Entwicklungsdiagnostik, klinische Interviews, Verhaltensbeobachtung) in Einklang steht. Sowohl im Klinikalltag als auch in psychotherapeutischen Praxen bedeutet dies eine Veränderung der gewohnten Routinen. Im Klinikalltag muss der Raum für die Entfaltung und das Verstehen der Übertragungen und deren Reflexion sichergestellt sein, in der therapeutischen Praxis beispielsweise die Hinzuziehung der ärztlichen Expertise, zum Beispiel durch Kontakt mit dem Kinderarzt auf Grundlage einer Schweigepflichtsentbindung durch die Eltern.

Für eine genaue Beschreibung der frühkindlichen Symptomatik ist zu berücksichtigen, dass sich die traditionellen Klassifikationen nach ICD und DSM bei Kindern ab einem Alter von zwei Jahren bewähren, aber bei jüngeren Kindern alternative und spezifischere Klassifikationen erforderlich sind. Diese können bis zum Alter von fünf Jahren genutzt werden. Für die Indikationsstellung ist also eine (Verdachts-)Diagnose nach ICD-10/11 (Dilling & Freyberger, 2019), DSM-V (American Psychiatric Association, 2013) und der Achse I des DC:0–5 (Zero to Three, 2016) sowie eine Einschätzung von Qualität und Funktionalität des Beziehungsumfeldes des Kindes unter Bezugnahme auf die Achse II des DC:0–5 (Gontard & Zero to Three, 2019) maßgeblich. Außerdem können die Leitlinien der Analytischen Kinder- und Jugendpsychotherapie (Berger et al., 2006) und die sich aktuell noch in Überarbeitung befindende S2k-Leitlinie der Arbeitsgemeinschaft der Wissenschaftlichen Medizinischen Fachgesellschaften (AWMF; Gontard et al., 2015) genutzt werden. Besonders die AWMF-Leitlinie beschreibt die notwendige körperliche Diagnostik im Säuglings- und Kleinkindalter ausführlich. Es ist zu empfehlen, dass niedergelassene Psychotherapeutinnen/-therapeuten Kontakt mit den betreuenden Kinderärztinnen/Kinderärzten und/oder Neuropädiaterinnen/Neuropädiatern aufnehmen. In einigen Fällen kann es sinnvoll und notwendig sein, die Kinder und Familien innerhalb eines multi- und interdisziplinären Netzwerks zu betreuen. Zu diesem Netzwerk können Mitarbeiterinnen/Mitarbeiter der Jugendhilfe, Hebammen, Familienhebammen, Kotherapeutinnen/Kotherapeuten (z. B. Logopädinnen/Logopäden), Kindertagesstätten oder Erwachsenenpsychiaterinnen/-psychiater gehören. Am Beginn der Arbeit in einem solchen Netzwerk muss die fallführende Person bestimmt werden, die die gesamte Information im Netzwerk erhalten muss und auch für die Umsetzung gemeinsamer Absprachen zuständig ist – im Sinne einer Wächterfunktion. Dadurch werden die Kompetenzen verschiedener Berufsgruppen je nach störungsspezifischer, differenzieller Indikationsstellung sinnvoll kombiniert und ergänzt.

Da es sich in der frühen Kindheit häufig um akute Situationen handelt und eine rasche Entlastung des Kindes wie auch der Eltern notwendig ist, muss die Indikationsklärung zügig erfolgen und es empfiehlt sich gemäß AWMF-Leitlinien (Gontard et al., 2015) ein schrittweiser Indikationsprozess. Für die fokusbasierte Kurzzeittherapie bedeutet dies eine übertragungsbasierte Grunddiagnostik im Erstkontakt und eine umfassendere Basisdiagnostik inklusive Beziehungsdiagnostik innerhalb der ersten drei

Behandlungsstunden als Grundlage für die Fokusbildung und die Wahl der Behandlungstechnik. Für den Erstkontakt sollte ein zeitlicher Rahmen zur Verfügung stehen, der über den klassischen Rahmen von 50 Minuten hinausgeht. Je nach Belastbarkeit der Eltern und Situation des Kindes kann dies ein Erstgespräch mit einer Dauer von bis zu 90 Minuten sein oder auch auf zwei Termine aufgeteilt werden. Schwerpunkt des Erstgespräches sollte sein, die aktuelle Symptomatik, erste anamnestische Informationen unter Einbeziehung von Kinderwunsch-, Schwangerschafts- und Geburtsthemen und eine nicht strukturierte klinische Interaktionsdiagnostik zu erheben. Erst in den weiteren Sitzungen wird dies vertieft und um weitere Aspekte der klinischen Anamnese ergänzt, wenn möglich durch körperliche Diagnostik oder Bezugnahme auf kinderärztliche Befunde, psychopathologischen Befund oder vertiefende standardisierte Interaktions- und Beziehungsdiagnostik. Nach den ersten drei Sitzungen sollte eine Beziehungsdiagnose nach Achse II des DC:0–5 (Gontard & Zero to Three, 2019) möglich sein.

Bei jedem Kind unter drei Jahren gehört zum Standard, elterliche psychische Störungen und das Strukturniveau zu erfassen, um zu klären, ob Eltern eine eigene Psychopathologie mitbringen, die den Verlauf der kindlichen Störung verfestigen kann. Dazu gehören elterliche Depression, Zwänge, Ängste, Essstörungen, posttraumatische Belastungs- und Persönlichkeitsstörungen, die zu besonderen Risikofaktoren für die kindliche Entwicklung zählen. Bei Kindern im Alter von null bis drei Jahren wird die Diagnose einer psychischen Störung unter Berücksichtigung der Interaktion mit den Hauptbezugspersonen gestellt. Als Diagnosekriterien eignen sich die Symptombeschreibungen des ICD-10/11, die sich in der ersten Achse des multiaxialen Klassifikationsschemas des Kinder- und Jugendalters (MAS; Remschmidt et al., 2011) wiederfinden, und der dritte Bereich der mehrdimensionalen Bereichsdiagnostik und Behandlung in der Sozialpädiatrie zum psychischen Befund und Verhalten (Mehrdimensionale Bereichsdiagnostik und Behandlung in der Sozialpädiatrie; MBS; Hollmann & Mendes, 2020). Oft ist eine scharfe Abgrenzung zwischen Normalverhalten und Störung in manchen Problembereichen nicht möglich, denn Verhaltenssymptome in der frühen Kindheit sind häufig dimensional verteilt und fließend. Dennoch plädieren die verfügbaren Leitlinien für eine kategoriale Einteilung psychischer Störungen auch in der frühen Kindheit. Dazu gehört auch, dass subklinische Symptome eines Kindes eine klinische Relevanz haben können und deshalb miterfasst werden sollen. In diesen subklinischen Fällen können eine Beratung oder Psychoedukation besonders zu Themen der altersentsprechenden kindlichen Entwicklung als hilfreich empfunden werden, sodass eine psychotherapeutische Intervention nicht notwendig erscheint. Gleichzeitig verweisen die Autorinnen darauf, dass bei auffälligen Fütter- oder Esssymptomatiken den Familien regelhaft Beratung zu basalen Essregeln, Tischritualen und dem Nahrungsmittelangebot sowie zur Reduktion von Ablenkung zur Verfügung gestellt werden sollte. Bei Kindern mit manifesten Fütter- oder Essstörungen hingegen reicht eine Beratung nicht aus. Hier bedarf es meist einer multimodalen Therapie unter Einbeziehung der Kolleginnen und Kollegen aus Pädiatrie, Kindergastroenterologie, Logopädie, Ergotherapie, Physiotherapie und Kinderpsychiatrie. Insgesamt kann die Behandlung kompliziert, aufwendig sowie langwierig sein und setzt spezifische klinische Expertise voraus. In Einzelfällen ist primär eine stationäre Behandlung zu empfehlen, zum Beispiel bei Zeichen einer Gedeihstörung, ausgeprägter Nahrungsverweigerung, dem Alter des Kindes unter zwölf Lebensmonaten und hoher psychosozialer Belastung der Familie. Danach kann auch in teilstationäre und ambulante Therapiesettings übergegangen werden. Bei multimodalen Therapieansätzen bewähren sich Kombinationen mit tiefenpsychologischen, systemischen und verhaltenstherapeutischen Interventionen sowie Therapiebausteine aus der Ernährungsberatung, logopädische Behandlung mit Training der oral-pharyngealen Sensibilität und Mundmotorik, Ergotherapie, Physiotherapie, Sozialpädagogik und Maßnahmen der Jugendhilfe. Abschließend möchten die Autorinnen darauf hinweisen, dass es bei Vorschulkindern keine Indikation für eine primäre oder ausschließliche Pharmakotherapie gibt.

Im nächsten Abschnitt wird die klinische Evaluation der elterlichen Aspekte beschrieben. Aufseiten der Eltern muss untersucht werden, wie ihre aktuellen und früheren Erfahrungen ihre Wahrnehmung, ihre Gefühle und ihr Verhalten dem Kind gegenüber formen und welche affektiven Sensationen in der therapeutischen Beziehung hergestellt werden (Lieberman et al., 2000). Letztendlich ist diese Übertragungsbeziehung das Vehikel, durch das auch rigide und desorganisierte innerpsychische Repräsentationen verändert werden können. Zur Erfassung des Strukturniveaus der Eltern wird die unter der Leitung von Gerd Rudolf entwickelte Operationalisierte Psychodynamische Diagnostik (OPD; Arbeitskreis OPD, 1996) auch zur Behandlung mit ESKP-f genutzt. Wenn auch bei einer »orthodoxen« psychoanalytischen Arbeitsweise vor allem die klassischen neurotischen

Patienten behandelt werden, ist die analytische Eltern-Säugling-Kleinkind-Psychotherapie im Sinne der kindlichen Entwicklung bewusst darauf ausgerichtet, dass Patientinnen und Patienten jeglicher psychischen Struktur behandelt werden können. Das gilt sowohl für die klassische ESKP (Ludwig-Körner, 2016) als auch für die hier beschriebene fokussierte Kurzzeitvariante (ESKP-f). Patientinnen und Patienten mit mangelnder Einsicht in ihre psychischen Konflikte, schweren Persönlichkeitsstörungen und Psychosen werden nicht aus dem Indikationsbereich ausgeschlossen, sondern es werden für sie individuell passgenaue Hilfen mit dem Ziel der Entlastung, des Schutzes des Kindes, positiver Verstärkung angewandt, so zum Beispiel unterstützende pädagogische sowie psychoedukative Maßnahmen, die in den psychoanalytischen Prozess eingebettet sind. Gerade beim fokussierten Arbeiten im Kurzzeitsetting der ESKP-f ist die Orientierung an der individuellen Reife der elterlichen psychischen Struktur für die Wahl der Behandlungstechnik und des Fokus entscheidend. Deshalb ist es essenziell, das elterliche Strukturniveau nach den Kriterien der Operationalisierten Psychodynamischen Diagnostik (OPD) zu Beginn des Therapieprozesses einzuschätzen. Wichtig ist die Unterscheidung in hoch bzw. reif und gut integriert, mittel bzw. mäßig integriert oder niedrig bzw. gering integriert sowie desintegriertes Strukturniveau. Entsprechend dieser Einschätzung wird die Wahl des Settings, der Behandlungstechnik und der konkreten Interventionen im Behandlungsprozess ausgestaltet sein.

Bei Müttern bzw. Vätern mit hohem bis mittlerem Strukturniveau liegt eine hohe bzw. eine relative Reife der Ich-Entwicklung vor mit einer stabilen Funktionsfähigkeit und gut integrierten Selbst-Objekt-Repräsentanzen, sodass in der Regel nur leichtere »Konflikt-Pathologien« im Sinne von reiferen, »klassischen« Neurosen festzustellen sind. Mit diesen Eltern ist es in der Regel gut möglich, verlässliche, regelmäßige Termine zu vereinbaren. Bereits in wenigen Stunden entwickelt sich ein therapeutisches Arbeitsbündnis, um gemeinsam den inneren Raum zu nutzen, über das Kind, die eigenen Gefühle und die neu entstehende Beziehung zu sprechen. Deshalb können diese Eltern-Kind-Paare im ambulanten Setting einer Praxisniederlassung, Institutsambulanz oder Säuglingsberatungsstelle behandelt werden. Auf Basis des oben beschriebenen Strukturniveaus ist ein Konfliktfokus anzustreben.

Bei Eltern mit einem geringen bzw. desintegrierten Strukturniveau sollten Therapeutinnen/Therapeuten zu Behandlungsbeginn den Fokus zuerst vor allem auf die Entwicklung einer guten therapeutischen Allianz richten:

> »The quality of the relationship between therapist and parent is perhaps more crucial in infant-parent psychotherapy than in any other form of treatment, because it is intended to be a mutative factor in the parent's relationship with his or her child. The parameters of respect, concern, accommodation and steady, basic positive regard become crucial as the containers of the entire process of treatment« (Lieberman & Pawl, 1993, S. 430).

Denn Menschen mit einem geringen Strukturniveau und einer Mentalisierungsschwäche haben nicht nur große Schwierigkeiten, sich verlässlich auf ihre Kinder und Mitmenschen einzulassen, sondern natürlich auch, sich an vorgegebene Zeitstrukturen zu halten. Somit können sie sich auch schwer in die Rahmenbedingungen einer Psychotherapie einfügen. Dies gilt sowohl für das fokusbasierte Kurzzeitsetting der ESKP-f als auch für eine zeitlich längere ESKP-Behandlung sowie andere Therapie- und Unterstützungsangebote. Obgleich diese Eltern-Kind-Dyaden in großer Not sind, gelingt es ihnen nur schwer, ein verlässliches Arbeitsbündnis einzugehen. Termine und Absprachen werden nicht eingehalten, eigene Unzulänglichkeiten auf die Therapeutin/den Therapeuten projiziert und deren Arbeit wird möglicherweise entwertet, sodass eine hohe Gefahr des Beziehungs- und Therapieabbruchs besteht. Therapeutinnen und Therapeuten werden auf unterschiedlichen Ebenen herausgefordert, da sie die Not der Kinder und der Eltern sehen wie auch das Gefährdungspotenzial für die Säuglinge/Kleinkinder, aber ruhig und besonnen abwägen müssen, welche Schritte zu gehen sind. Bei diesen Familien ist es hilfreich und erforderlich, eine Vielzahl von Methoden in der therapeutischen Herangehensweise und variable Settingbedingungen zu nutzen, zum Beispiel Hausbesuche, Beratung, flexible Termin- und Settinggestaltung, konkrete Hilfen und Unterstützungsangebote anzubieten. Trotzdem sollten die Aspekte des Kindeswohls nicht aus dem Auge verloren werden.

3.2 Eltern-Säugling-Kleinkind-Psychotherapie im ambulanten, aufsuchenden und stationären Behandlungssetting

ESKP wie auch ESKP-f kann sowohl im ambulanten als auch im stationären Behandlungssetting durchgeführt werden. Die Standards der Deutschen Gesellschaft für seelische Gesundheit in der frühen Kindheit

(GAIMH e. V., https://www.gaimh.org/reader-veroeffentlichungen/posi tionspapier.html) geben Anhaltspunkte für die Settingwahl nach einem gestuften Versorgungskonzept.

Demnach ist ambulante Behandlung bei mittlerer Symptombelastung und Einbindung in ein funktionales Familien- und Hilfesystem indiziert, wenn die elterlichen Problemlösefähigkeiten zwar überfordert sind, aber ein Durcharbeiten der eigenen Beteiligung an den Beziehungskonflikten dennoch möglich ist. Besonders profitieren Eltern von ESKP, wenn ihnen bewusst ist, dass die Schwierigkeiten des Kindes mit möglichen eigenen inneren Konflikten zu tun haben könnten. Dazu erscheint es notwendig, dass Mütter und/oder Väter eine Idee haben bzw. bekommen, dass die eigene Geschichte und das eigene Handeln eine Rolle spielen und als Ursachen für die Symptomatik des Kindes betrachtet werden dürfen. Zusätzlich sollte der Wunsch bestehen, diese Verstrickung zu erkennen und sich daraus zu lösen.

Eine stationäre Behandlungsbedürftigkeit ist hingegen gegeben, wenn die oben genannten Punkte nicht erfüllt sind bzw. eine ambulante Behandlung nicht oder nicht ausreichend durchführbar ist. Diese Konstellation ist denkbar, wenn 1. die körperliche Bedrohung zu hoch ist (z. B. durch die Schwere der Nahrungsverweigerung bei einer Fütterstörung), 2. die elterliche Psychopathologie ein stationäres Setting benötigt (z. B. depressive Symptomatik mit deutlich reduzierter adäquater physischer und psychischer Betreuung des Kindes), 3. die Heftigkeit der kindlichen Symptomatik zu krisenhafter Betreuung durch die Eltern führt (z. B. prolongierter fehlender Nachtschlaf und Übermüdung der Eltern), 4. die Herausnahme des Eltern-Kind-Paares aus dem bestehenden Milieu erforderlich ist (pathogene Familiendynamik bzw. psychosoziale Konfliktsituationen) oder 5. kindeswohlgefährdende Aspekte der Eltern-Kind-Dyade erkennbar sind, die im Auftrag des Jugendamtes evaluiert werden sollten mit dem Ziel einer kindertherapeutischen/kinderpsychiatrischen Empfehlung. In diesen Fällen ist eine stationäre Behandlung mit einer engmaschigen Betreuung und hohen Therapieintensität erforderlich.

Fernanda Pedrina (Pedrina, 1992; Pedrina & Hauser, 2015; Pedrina, 2020), Fachärztin für Kinder- und Jugendpsychiatrie und -psychotherapie und Psychoanalytikerin aus Zürich, therapiert seit über 30 Jahren Mutter-Kleinkind-Dyaden ambulant in ihrer Praxis. Je nach der konkreten Situation lässt sie sich auf eine Behandlung mit der Mutter, den Eltern, dem Kind oder allen zusammen ein:

> »Ich versuche jeweils zu verstehen, ob die Eltern schon auf eine psychotherapeutische Arbeit vorbereitet sind oder sie aus der Bedrängnis heraus nur eine Krisenintervention erwarten. Ich versuche heraus zu spüren, ob sie gegenüber einer fremden Einmischung zu ambivalent sind und was sie in diesem Fall zulassen würden. Ich wäge ab, ob ihre Verfassung so brüchig ist, dass große Vorsicht bei der Intervention geboten wäre« (Pedrina, 1991, S. 33f.).

Entsprechend der vorgefundenen Situation können Setting und Behandlungsmethode flexibel ausgestaltet werden, beispielsweise könnte anfangs eine Krisenintervention notwendig sein, bei der zum Beispiel aufgrund eines langen mütterlichen Schlafdefizits die akute Entlastung der Mutter im Vordergrund steht und die Therapeutin/der Therapeut durchaus auch mit konkreten Vorschlägen hilft, die mütterliche »Selbstregulationsfähigkeit« (wieder-)herzustellen und damit die Voraussetzungen schafft, den Fokus dann auf die Eltern-Kind-Beziehung zu richten. Ziel der Behandlungsentscheidungen ist immer, dass es für das Kind zu einer raschen Verbesserung der psychoemotional-sozialen Situation kommt und daran gearbeitet werden kann, dass die kindliche Entwicklung spezifischer Ich-Funktionen, zum Beispiel der Fähigkeit, sich zu beruhigen, unterstützt wird (Ludwig-Körner, 2003). Den Schwerpunkt der Arbeit auf den Säugling, das Kleinkind zu zentrieren, kann – so Pedrina – auch hilfreich sein, wenn Mütter unter schweren Depressionen leiden. In diesem Fall können bei den Müttern, die keine eigene Therapiemotivation haben, Entlastung und eigene Entwicklungsprozesse eingeleitet werden, indem die Therapeutin/der Therapeut mit dem Kind spielt, sich in es einfühlt, es versteht und entsprechend seinem Entwicklungsstand mit ihm handelt und spricht. Sie schreibt dazu:

> »Ich selber habe akzeptieren müssen, dass schwer deprimierte Mütter ihre Therapien zu Gunsten derjenigen des Kindes aufgaben, da ihre Sorge um das Kind einen so wichtigen Platz in der Ökonomie dieser Depression eingenommen hatte, für die Mütter so vorrangig war, dass nichts Anderes für sie in Frage kam. Ich habe damit einige gute Erfahrungen gemacht und wehre mich nunmehr weniger dagegen« (Pedrina, 1991, S. 35).

Sie betont für ihre Arbeit einen »Doppelblick«, der das intrapsychische Erleben und die äußere Realität erfasst. Auch die ehemaligen Mitarbeiterinnen des Anna Freud National Centre for Children and Families

(AFNCCF) wie Tessa Baradon et al. (2005) unterscheiden sich in ihrer therapeutischen Herangehensweise nicht von dieser Art des Arbeitens. Sicherlich ist es kein Zufall, dass in dem Moment, in dem von Eltern-Kind-Behandlungen gesprochen wird, das Wort »Analyse«, zum Beispiel »Mutter-Säugling-Analyse« seltener auftaucht. Die Gründe sind vielfältig; sie liegen auch in dem ganz eigenen Setting. In der Regel finden Eltern-Säugling-Kleinkind-Psychotherapien ein- bis zweimal die Woche statt; es werden zum Teil Videos eingesetzt; der Behandlungsort ist nicht immer die Praxis oder Klinik, sondern zum Beispiel die elterliche Wohnung, es ist also auch eine aufsuchende Psychotherapie.

Die Indikation für eine stationäre Behandlung der Eltern-Kind-Dyade kann analog zum ambulanten Bereich nach elterlichen und kindlichen Aspekten aufgeteilt werden.

Zu den elterlichen Indikationen für eine stationäre Aufnahme zählen:

1. schwere psychiatrische Erkrankung der primär betreuenden Bindungsperson, die die emotionale, psychische und physische Versorgung des Kindes nicht sicher und durchgängig gewährleisten kann
2. hohe subjektive elterliche Belastung, die zu reduzierter Versorgung des Kindes führt, zum Beispiel Schlafentzug der Eltern, fehlende elterliche Beruhigung bei prolongierten Schreiphasen
3. Risiko der Gefährdung des Kindeswohls durch die elterliche Überlastung
4. Indikation der diagnostischen und therapeutischen Intervention auf Anraten oder als Intervention des Jugendamtes
5. Wunsch oder Hilferuf der Eltern nach Unterstützung

Besonders der erste Punkt birgt die Schwierigkeit zu entscheiden, wo die Behandlung der Eltern-Kind-Dyade/Triade stattfinden soll. In Fällen mit vorhandener Suizidalität oder akutem psychotischen Erleben der primären Bindungsperson (PBP) oder Substanzmittelmissbrauch empfiehlt sich die Behandlung in der Erwachsenenpsychiatrie. Die Mitaufnahme des betroffenen Säuglings oder Kleinkindes muss dabei unter verschiedenen Aspekten diskutiert werden, wobei die Expertise der Kindertherapeutinnen/-therapeuten einbezogen werden sollte. Voraussetzung für die Mitaufnahme des Kindes ist die Gewährleistung einer ESKP in der Klinik. In den Fällen, in denen die psychiatrische Erkrankung die Mentalisierung der PBP stark einschränkt oder ängstigende Aspekte für das Kind beinhaltet, empfiehlt sich eine Aufnahme der PBP ohne das Kind. Gleichzeitig wird die zweite Bindungsperson dabei unterstützt, die Versorgung des Kindes zu gewährleisten. Dazu kann die Vater-/Mutter-Kind-Dyade auch auf einer Eltern-Kind-Einheit aufgenommen werden. In enger Kooperation mit der Erwachsenenpsychiatrie sollte die Behandlungsdauer so kurz wie möglich gehalten werden, um die Abwesenheit der PBP und die prolongierte Aktivierung des kindlichen Bindungssystems zu reduzieren. Außerdem kann über Besuche der Betroffenen/des Betroffenen und des Kindes nachgedacht werden. Mütter, die noch stillen, aber auch pharmakologisch behandelt werden müssen, sollten umfangreich über die Auswirkungen der Medikation aufgeklärt werden.

Außerhalb der oben genannten Psychopathologie empfiehlt sich immer eine stationäre Aufnahme der psychiatrisch erkrankten PBP in Eltern-Kind-Einheiten. Mittlerweile haben verschiedene Kooperationen zwischen den Kinder- und Jugendpsychiatrien und der Erwachsenenpsychiatrie/-psychosomatik gezeigt, dass die gleichzeitige Behandlung der psychischen Störung des Kindes und der PBP erfolgreich verlaufen kann. Dafür existieren verschiedene Settings: 1. stationäre Behandlung der psychiatrisch erkrankten PBP auf der gleichen Station in Anwesenheit des psychisch erkrankten Kindes, 2. stationäre Behandlung der psychiatrisch erkrankten PBP auf der gleichen Station in Anwesenheit des psychisch erkrankten Kindes mit gesunder Begleitperson, 3. Behandlung der psychiatrisch erkrankten PBP tagsüber im tagesklinischen Setting in der Erwachsenenpsychiatrie oder -psychosomatik mit intensiver Therapie des Kindes ohne Begleitperson und 4. bei jüngeren Kindern Behandlung der psychiatrisch erkrankten PBP tagsüber im tagesklinischen Setting in der Erwachsenenpsychiatrie oder -psychosomatik mit gesunder Begleitperson. Für die stationäre Behandlung beider psychisch erkrankten Betroffenen wird die Expertise aus beiden Fachbereichen benötigt. Die Medizinischen Dienste der Krankenkassen (MDK) sind leider weiterhin der Meinung, dass Säuglinge und Kleinkinder unter drei Jahren noch nicht psychisch erkrankt sein können, sondern »lediglich« aufgrund der psychiatrischen Erkrankung der PBP Symptome zeigen, die noch nicht behandelt werden müssten. Deshalb sei eine Behandlung der Mutter/des Vaters ausreichend. Dies würde bedeuten, dass Säuglinge erst eine auffallende Symptomatik entwickeln müssen, um mit ihren Eltern eine ESKP in einer Klinik (und dann meist kinderpsychiatrischen Klinik) erhalten zu können. Leider ist diese Betrachtung nicht mehr State of the Art, sondern beide Patienten haben das Recht auf eine leitliniengerechte Diagnostik und Therapie. Aus der klinischen Erfahrung zeigt sich, dass eine differenzierte Basisdiagnostik, solide Dokumentation und eine nach Fachdisziplinen getrennte Fallführung dieses Abrechnungsdilemma überwinden kann.

Zu den kindlichen Indikationen zur stationären Aufnahme zählen:

1. schwere kindliche Symptomatik (z. B. Nahrungsverweigerung, prolongierte Schreistörung: über fünf Stunden pro Tag)
2. Fütterstörung mit Kreuzen von mehr als zwei Perzentilen der Gewichts- und Längenentwicklung
3. somatische Komorbiditäten, die zur Verschlechterung der psychischen Symptome führen (z. B. Kuhmilchunverträglichkeit des Kindes bei ausgeprägten Stillproblemen)
4. komplexe Entwicklungsstörungen
5. Wunsch der Eltern nach stationärer Diagnostik und Therapie
6. Diagnostik und Indikationen als Maßnahme des Jugendamtes mit Fragen zu Empfehlungen zur Verbesserung der Entwicklung des Kindes
7. Kindeswohlgefährdung

Mittlerweile existieren auch teilstationäre Therapieangebote, die sich nicht nur nach der stationären Behandlung als überleitende Intervention in das ambulante Setting als hilfreich erweisen, sondern auch als niederschwellige stationäre Angebote. Limitierend an dieser Intervention ist, dass besonders im ersten Lebensjahr das tägliche morgendliche pünktliche Eintreffen der Familie stressinduzierend sein kann und eine Reduktion der Wirksamkeit nach sich ziehen kann. Trotzdem nutzen besonders Familien mit weiteren Kindern diese Option gerne. Sie hilft jedoch weniger, wenn die »Gespenster im Kinderzimmer« besonders nachts auftauchen und Mütter/Väter um ihren Nachtschlaf bringen. In den letzten fünf Jahren haben sich die Hometreatment-Angebote für Säuglinge und Kleinkinder deutlich verbessert. Sie bieten die Möglichkeit, in einer stressreduzierten Gesamtkonstellation sehr alltagsnah zu arbeiten, ohne das Bindungssystem der Kinder zu stark zu beanspruchen. Dadurch kann erreicht werden, dass die Interventionen schneller beginnen können, da die Kinder sich nicht langwierig an die neue Umgebung gewöhnen müssen. Aus Sicht der Autorinnen ist es perspektivisch denkbar, dass die stationären Angebote hauptsächlich für Familien mit höherer Symptomschwere und größerer Entfernung zu den Eltern-Kind-Zentren zu präferieren sind. Mit dem weiteren Ausbau der Hometreatment-Angebote könnte eine größere Anzahl an Familien in der

Nähe der Zentren behandelt werden, um die stationären Plätze zu schonen. Stationäre Einheiten, die den Abrechnungsmodus der Kinder- und Jugendpsychiatrie nutzen, haben den Vorteil, dass sie mit dem Pauschalierten Entgeltsystem der Psychiatrie und Psychosomatik (PEPP) eine höhere Flexibilität in der Settingwahl und Behandlungsdauer haben. Zentren, die nach DRG-System abrechnen, sind häufig an eine kürzere Behandlungsdauer gebunden, die teilweise nicht mit der Schwere der Erkrankung vereinbar scheint.

4 Theoretische Grundlagen der fokusbasierten psychodynamischen Kurzzeittherapie für Eltern mit Säuglingen und Kleinkindern (ESKP-f)

Franziska Schlensog-Schuster

Primär entwickelte sich die Fokaltherapie aus der Psychoanalyse und profitiert damit von ihrer beeindruckenden Vielfalt an klinischen Erfahrungen und Tradition. Dieses psychodynamische Verfahren hat das Ziel, mit der Patientin/dem Patienten gemeinsam einen Kernkonflikt herauszuarbeiten, anschließend das Fokalziel zu bestimmen sowie dessen Bearbeitung zu strukturieren. Deshalb können auch andere beziehungsorientierte Methoden, zum Beispiel Elternberatungen, oder diverse psychodynamische Therapieverfahren, zum Beispiel tiefenpsychologisch orientierte Kurz- oder Langzeittherapien, die Fokussierung als Orientierung nutzen und davon profitieren. Zum besseren Verständnis der ESKP-f wollen wir uns im folgenden Kapitel mit den historischen Aspekten sowie den Grundlagen der Kurzzeit- und Fokaltherapie beschäftigen und auf ihre spezifischen Implikationen eingehen. Kurze Fokus-Fallvignetten dienen als Beispiele für die Fokusformulierung und unterstützen die Kristallisation des Materials auf einen Fokus und die Entwicklung des Fokalsatzes. Besonders am Anfang der therapeutischen Arbeit soll dies der Leserin, dem Leser, helfen, die spezifische klinische Expertise auf dem Feld der fokusbasierten psychodynamischen Eltern-Säugling-Kleinkind-Kurzzeittherapie zu entwickeln.

4.1 Historischer und theoretischer Hintergrund zur Fokal- und Kurzzeittherapie

Schon Sigmund Freud beschäftigte sich 1893 mit Josef Breuer mit verschiedenen Formen der Kurzzeittherapie und beschrieb symptomatische Verbesserungen bereits nach einzelnen Sitzungen. Interessant sind seine Arbeiten zur Behandlung von Bruno Walter, der als Dirigent über eine Lähmung des rechten Armes klagte und schon nach sechs Sitzungen geheilt wurde

(Walter, 1971). Auch die sehr berühmte Behandlung des »Kleinen Hans«, eines fünfjährigen Jungen, der an Pferdephobie litt, kann herangezogen werden. Per Briefwechsel vermittelte Freud die Interventionen an den Vater des Jungen, der diese dann umsetzte. Nach nur zweieinhalb Monaten beschrieb der Vater einen Erfolg der Behandlung (Freud, 1909b). Leider verließ Freud später seine Ideen zur Kurzzeittherapie und konzentrierte sich hauptsächlich auf die Entwicklung der analytischen Langzeitbehandlung. Die Arbeiten von Sandor Ferenczi und Otto Rank mit dem Titel *Entwicklungsziele der Psychoanalyse. Zur Wechselbeziehung von Theorie und Praxis* (1924) gaben wichtige Impulse zur Entwicklung der psychoanalytischen Kurzzeittherapie. Ferenczi hypothetisierte, dass besonders der aktive Therapeut zu einer Verkürzung bzw. zur Veränderung der Therapielänge führen würde (Malan, 2013). Er beschrieb erstmalig entscheidende Gesichtspunkte der Kurzzeit- und Fokaltherapie, zum Beispiel den Umgang mit der Zeitbegrenzung, die Nutzung einer aktiveren therapeutischen Technik als in der bisherigen klassischen Psychoanalyse und die Fokuszentrierung. Rank wiederum beschäftigte sich als erster Therapeut systematisch mit der Problematik des Zeitfaktors und der Zeitlimitation in psychotherapeutischen Behandlungen. Er fokussierte besonders auf die Bearbeitung von Trennungserlebnissen und den Umgang damit durch zeitbegrenzte Psychotherapien. In diesem Zusammenhang kann auch seine Theorie des Geburtstraumas als erste menschliche Trennungserfahrung besser verstanden werden. Auch sein Konzept zur Willenstherapie fand Eingang in das moderne Konzept der Kurzzeittherapie. Franz Alexander und Thomas Morton French haben mit ihrem Buch zur Kurzzeittherapie maßgeblich an der Fokaltherapie gearbeitet und beschreiben die Notwendigkeit der Formulierung therapeutischer Ziele sowie die Ermunterung der Therapeutin/des Therapeuten, die Erfahrung aus der Therapie aktiv im Leben umzusetzen (Alexander & French, 1946). Sie betonten die emotionale Lernerfahrung durch die reale Beziehungserfahrung mit der Therapeutin/dem Therapeuten. Zusammenfassend kann gesagt werden, dass zur Weiterentwicklung der Kurzzeittherapie vier theoretische Richtungen der Psychoanalyse beigetragen haben: die Ich-Psychologie, die Selbstpsychologie, die Objektbeziehungstheorie und natürlich die Triebpsychologie. Später hat Michael Balint mit seiner Behandlung von neurotischen Patienten mit der Technik der Fokaltherapie in der Tavistock-Klinik in London zur Weiterentwicklung der Kurzzeittherapie beigetragen (Balint et al., 1972; 1976). Dabei definierte er die begrenzte Zielsetzung, das begrenzte Arbeitsfeld und die begrenzte Anzahl an therapeutischen Sitzungen als die wichtigsten Merkmale seiner Kurzzeittherapie. Sein Therapiefokus stellte ein psychodynamisches Ziel dar, das auch im Sinne einer Deutung formuliert werden konnte und auf das sich die Behandlung konzentrierte. Er nutzte das interessante Bild eines Stromes mit Holzstämmen, in dem ein querliegender Holzstamm den Fluss der anderen Holzstämme blockiert. Durch die Behandlung dieses querliegenden Holzstamms kommt der Fluss wieder in sein eigentliches Strombett und die Entwicklung und die Eigenkräfte des Menschen können dadurch wieder mobilisiert werden. Balint nahm an, dass die Veränderung eines Fokus im menschlichen Dasein zur Weiterentwicklung auch der anderen Bereiche des Patienten führen würde. 1956 entwickelte Peter E. Sifneos die angstprovozierende Psychotherapie als eine psychodynamische Kurzzeittherapieform (Sifneos, 1987) und 1979 Habib Davanloo die intensive psychodynamische Kurzzeittherapie (Gottwik, 2009), deren Elemente in gemeinsamer Arbeit mit David H. Malan an der Tavistock-Klinik in London hohen Bekanntheitsgrad erlangten (Malan, 2013).

Die moderner werdende Zeitbegrenzung, die Möglichkeit des Kurzzeitformates und die höhere Anzahl an Patienten machten es notwendig, tiefergehend an einem artikulierten Fokus zu arbeiten (Baée & Jeyasingam, 2019). Paul H. Ornstein beschreibt den Fokus als Flash, der sich als plötzliches blitzartiges gemeinsames Verstehen der Problematik zeigt (Klüwer, 1995, S. 50). Er kann nicht als Therapieziel formuliert werden, sondern ist eigentlich eine Kristallisation des psychodynamischen Zusammenhangs. Balint et al. (1976) charakterisieren den Fokus als direkten intrapsychischen Konflikt, der im aktuellen Leben des Patienten auftritt und in der Sitzung an die Oberfläche kommt. Fokaltherapie sei darauf limitiert, nur an einem aktuellen Fokus zu arbeiten und diesem Beachtung zu schenken. Der am ehesten erreichbare psychische Konflikt stellt den Fokus dar und dieser soll der affektiv bedeutsamste und aktuell wirksamste Brennpunkt der Therapie sein (Küchenhoff, 2018).

Prinzipien und Ebenen des Fokussierens

Der Fokus dient der Orientierung, Reduktion und Koordination im therapeutischen Prozess sowie als Leitfaden – und diese Funktionen lassen sich anhand von vier Prinzipien formulieren bzw. auf drei Ebenen verorten (Küchenhoff, 2018):

1. Der Fokus dient als willkürliche Strukturierung des Materials. Er umschreibt einen therapeutischen Relevanzbereich, an dem sich die Therapeutin/der Therapeut im Verlauf der Therapie orientieren kann, sodass der Prozess bewusstgemacht und planbar gestaltet wird (Organisationsprinzip).
2. Der Fokus bündelt den Konflikt, die aktuellen Symptome und das Beziehungserleben. Er erlaubt hiermit auch eine selektive Nichtbeachtung von zusätzlichen sekundären Konflikten und Übertragungskonstellationen, um die wichtigste Übertragungslinie herauszuarbeiten (Reduktionsprinzip).
3. Im Rahmen eines im therapeutischen Team gebildeten Fokus dient er als Aktion, um das Team zu koordinieren und zur Teamkohärenz beizutragen, sodass das gesamte Team sich daran orientieren kann. Damit ist die therapeutische Arbeit nicht mehr frei, sondern richtet sich insgesamt als dynamisches Therapieziel an diesem Fokus aus (Koordinationsprinzip).
4. Der Fokus dient als Leitfaden der Therapie und kann, muss aber nicht, dem Patienten mitgeteilt werden (Leitprinzip).

Die Schwierigkeit in der Fokaltherapie stellt die Frage dar, wie tiefgehend dieser Fokus sein soll. Insgesamt werden drei verschiedene Ebenen der Fokusbildung beschrieben:

a) Auf der oberflächlichsten Ebene wird ein relevantes Problem aus der aktuellen Realität und/oder der Arbeitswelt genutzt, was praktisch und beruhigend sein kann.
b) Auf der mittleren Ebene wird ein wichtiges dynamisches Problem, das sich in der aktuellen Realität manifestiert, als Fokus genutzt.
c) Auf tiefster Ebene wird durch den Fokuskonflikt eine Verbindung zwischen dem aktuellen Kernkonflikt und der Kindheit geknüpft. Dieser konzentriert sich nicht nur auf die primäre Mutter-Kind-Beziehung, sondern kann auch ödipale Themen beinhalten.

Im Kurzzeittherapie-Setting mit weniger Informationen ist es notwendig, erste Hypothesen zu bilden, wobei diese auch durch spezifisches Nachfragen und durch eine Selektivität der Aufmerksamkeit erarbeitet werden, sodass eine hohe Konzentration und Informationsverarbeitungskapazität in den ersten drei bis fünf Therapiesitzungen notwendig sind. Dabei haben sich regelmäßige Fokalkonferenzen mit anderen Therapeutinnen und Therapeuten als hilfreich erwiesen.

Limitiertes Beibehalten der psychodynamischen Grundregeln

Durch die Fokusbildung wird das Gebiet des psychoanalytischen Vorgehens verkleinert. Dennoch bleiben die grundlegenden psychodynamischen Regeln weitgehend bestehen. Sie können aber nur in gewissem Maße adäquat umgesetzt werden und müssen daher an das fokusbasierte Kurzzeitsetting und die Technik der Fokaltherapie angepasst werden. Dies stellt Therapeutinnen und Therapeuten vor neue Herausforderungen, die in diesem Abschnitt beleuchtet werden.

Gleichschwebende versus selektive Aufmerksamkeit

Die Patientinnen und Patienten sollten einerseits ermuntert werden, das unbewusste Material auftauchen zu lassen, das ihnen wichtig ist. Andererseits durchsucht die Therapeutin/der Therapeut implizit das Material und bearbeitet es im Sinne des notwendigen Fokus. Zur Lösung dieses Dilemmas zwischen freier Assoziation und Fokussierung muss die gleichschwebende Aufmerksamkeit erhalten bleiben, aber dennoch eine Selektion zwischen Aufmerksamkeit und gewählter Intervention durchgeführt werden. Rolf Klüwer beschreibt diesen Konflikt eindrücklich:

> »Die Aufrechterhaltung der analytischen Haltung, d. h. der gleichschwebenden Aufmerksamkeit, verbunden mit gleichzeitiger Selektion unter einem gewissen Zeitdruck in der Fokaltherapie, lässt leicht eine Angstspannung aus der Befürchtung entstehen, es könnte etwas ›verpasst‹ werden. Bei der befristeten Therapie erscheint solches ›Verpassen‹ folgenschwerer als bei der langen Analyse« (Klüwer, 1995, S. 37).

Gerhard Schneider hat eine passende Formulierung dafür gefunden und dies die »afokal-fokale Binokularität« des Therapeuten genannt (Schneider, 2003).

Rasche Entwicklung eines stabilen Arbeitsbündnisses

Aufgrund der Kurzfristigkeit der Intervention ist die Entwicklung eines schnell belastbaren Arbeitsbündnisses sehr wichtig. Mit den Prinzipien der Freiwilligkeit in Bezug auf die Mitarbeit des Patienten und der Zuversicht aller Beteiligten auf Erfolg der Behandlung kann dieses Bündnis schneller stabil werden. Deshalb muss die Indikationsstellung zur Kurzzeittherapie streng gestellt werden. In Fällen, in denen die Indikation der Kurzzeittherapie aus wirtschaftlichen oder forschungstechnischen Gründen stattfindet, sollte auch die Problematik der Reduktion des Prinzips der Zuversicht, dass die Behandlung wirksam ist, evaluiert werden. Durch eine umfangreiche Aufklärung der Patientinnen und Patienten über das Verfahren, die therapeutischen Möglichkeiten und Zielsetzungen, ihrer Limitationen und den Umgang mit dem schnell kommenden zeitigen Abschied können sich die Entwicklungschancen der Fokaltherapie besser entfalten.

Übertragung und Gegenübertragung

Inszenierungen von typischen Beziehungskonstellationen müssen aufgrund der Kürze der Zeit rasch verstanden werden.

> Im Fall einer fokusbasierten Behandlung eines achtjährigen Mädchens mit Suizidgedanken und tiefer Traurigkeit schildert der Therapeut in der Fokalkonferenz eindrücklich, wie er sich nach der fünften probatorischen Sitzung ausgeschlossen fühlte, als er die Patientin zur Mutter in den Wartebereich zurückbegleitete. Während das Mädchen minutenlang ein in der Therapiesitzung gemeinsam mit dem Therapeuten gemaltes Bild der Kindsmutter erklärte, wartete der Therapeut als ausgeschlossener »Dritter« darauf, mit der Mutter einen neuen Termin für ein Elterngespräch vereinbaren zu können. Erst in der Fokalkonferenz und mit den elterlichen Anamnesen konnte verstanden werden, dass die Kindheit beider Eltern gezeichnet war von Gefühlen der Vernachlässigung, Einsamkeit, Ausschluss und Hilflosigkeit. Damit war es möglich, einen Konfliktfokus zu bilden, der einen Bezug auf die Hilflosigkeit des Kindes und die elterliche Vergangenheit knüpfen konnte, ohne diese Eltern trotz heftiger negativer Gegenübertragungsphänomene auszuschließen.

Positiv hervorzuheben ist, dass sich durch diesen vermeintlich vorhandenen Druck die Übertragungsbereitschaft sowie die Gegenübertragungseinstellung wahrscheinlich auch schneller einstellen. Dieses Phänomen führt dazu, dass die Therapeutin/der Therapeut aktiver sein muss, schneller reagieren und die abwartende Haltung schneller verlassen muss. Bis heute wird das Konzept der Interpretation der Übertragungsphänomene im Bereich der Kurzzeittherapie kontrovers diskutiert. Malan (2013) entschied sich für die Interpretation von positiven und negativen Übertragungsphänomenen, die ihm bezüglich des Fokus angemessen erschienen. Er wies darauf hin, dass die Interpretationen der Übertragungsprozesse unter Nutzung der positiven Übertragung so tief wie möglich sein sollten. Dies impliziert, dass Therapeutinnen und Therapeuten deutlich aktiver an der Erarbeitung einer positiven Übertragungsfunktion arbeiten als in Langzeittherapien. O'Keeffe et al. (2020) konnten zeigen, dass besonders im Frühstadium der Therapie Reparaturen von Brüchen notwendig sind, um einen Abbruch der Psychotherapie zu verhindern. Besonders das Setzen von Grenzen oder das Verbalisieren von notwendigen Unterstützungszwängen (z. B. notwendige pädagogische Unterstützung durch die zuständigen Jugendämter), vor allem im Frühprozess der Kurzzeittherapie, beinhalten Schwierigkeiten. Die positive Übertragungskonstellation ist noch nicht ausreichend stabil und somit können Therapieabbrüche ohne Chance auf Reparatur induziert werden. Gleichzeitig sollen negative Übertragungen angesprochen und interpretiert werden, besonders wenn sie den Therapieprozess stören (Malan, 2013).

Deutungstechniken

Es ist davon auszugehen, dass im Kurzzeitsetting aktivere Deutungstechniken verwendet werden sollten. Diese Deutungstechniken müssen das unbewusste Material schneller aktivieren, den Patienten affektiv berühren und Elemente der Konfrontation beinhalten, die für die Patientinnen und Patienten aber auch verdaubar sind, sodass die Abschnitte – klare Fokussicrung, Konfrontation oder Deutung in der Fokaltherapie – zeitlich schneller ihre Abfolge finden. Manchmal ist das Durcharbeiten limitiert oder auch nicht möglich, sodass es vielleicht durch das gemeinsame Durchsprechen ersetzt wird. Joachim Küchenhoff beschreibt dieses Durchsprechen als limitiertes Durcharbeiten auf dem dann als »Therapiefokus charakterisierten Arbeitsfeld« (Küchenhoff, 2018, S. 41).

Außerhalb der analytischen Therapierichtung weist David N. Elkins in seiner sehr interessanten Arbeit darauf hin, dass für die Ergebnisse des Therapieprozesses nicht die Techniken und Modalitäten unterschiedlicher Psychotherapien wichtig sind. Vielmehr scheinen der Humanismus im Rahmen der Psychotherapie, das Kultivieren von personalen und interpersonellen Verbindungen und Kapazitäten, die eigentlichen Erfolgsgaranten darzustellen (Elkins, 2012). Die Fähigkeit der Psychotherapeutin/des Psychotherapeuten, sich mit dem Patienten/der Patientin zu verbinden und eine tiefergehende Ebene von Empfindungen mit ihr/ihm zu erreichen – Gefühle, die verstanden, gehalten, aber auch akzeptiert werden –, sei ein Grundpfeiler für den Erfolg von Psychotherapie. Dies gilt natürlich auch für die fokale Kurzzeittherapie. Auch Housby et al. (2021) verweisen auf die Bedeutung der therapeutischen Beziehung in dem Erfahren von psychoanalytischer Kurzzeittherapie, die zu einer besseren Selbstwahrnehmung besonders bei depressiven Adoleszenten führte (Castonguay et al., 2010). Besonders die Akzeptanz, die Neugierde, das aufmerksame Zuhören und das Einfühlungsvermögen wurden von den Jugendlichen als positiv geschildert, sodass eine sichere Basis für Exploration und Veränderung geschaffen werden konnte (Housby et al., 2021). Deshalb ist der Aufbau einer guten wertschätzenden und sicheren Elternpsychotherapie oder psychotherapeutischen Beziehung die Basis auch der Kurzzeit- oder Fokaltherapie (Binder et al., 2010). Das gemeinsame neugierige Nachdenken sollte auch unter Zeitdruck nicht vergessen werden und immer wieder Raum in der Therapie finden – und zwar mit der neugierigen Grundhaltung und dem Anspruch, dass die Patientin/der Patient und die Therapeutin/der Therapeut und in unserem Fall die Eltern und das Kind zu Experten der aktuellen Symptomatik und der Behandlung werden. Diese Haltung kann prinzipiell eine zu starke Abhängigkeit der Patientin/des Patienten von der Therapeutin/dem Therapeuten verhindern, die besonders im Kurzzeittherapie-Setting schwierig wieder aufzulösen wäre. Die Phänomene der partiellen Abhängigkeit der Patientin/des Patienten sind uns natürlich psychotherapeutisch in der Langzeittherapie vertraut, denn in diesem Setting verbleibt genügend Raum, die Ablösung im therapeutischen Prozess zu bearbeiten. Diesen Raum gibt es leider in der Kurzzeittherapie nicht ausreichend.

4.2 Fokusbasierte Interventionen in der Forschung

Der Psychoanalytiker Aaron Beck entwickelte als Erster die kognitiv-behaviorale Psychotherapie (CBT), die 1978 manualisiert wurde (Beck et al., 1979). Lester Luborsky beschrieb 1984 die ersten Techniken für eine supportiv-expressive dynamische Psychotherapie und stellte damit den Klinikern das erste psychodynamische Manual zur Verfügung (Sahin et al., 2017). Dieser Übergang zu einer Manualisierung von psychodynamischen Kurzzeittherapien eröffnete neue Möglichkeiten für die notwendige Forschung im Bereich der psychodynamischen Verfahren, sodass diese standardisierten Therapien in klinischen Forschungssträngen direkt miteinander verglichen werden konnten. Dennoch stellt die Umwandlung der psychodynamischen Theorien in eine Manualisierung weiterhin eine große Herausforderung dar und verschiedene psychodynamische Therapieschulen wehren sich auch weiterhin gegen eine Standardisierung (Fonagy et al., 2015).

Die Arbeitsgruppe um Goodyer et al. (2017) verglich an einer Gruppe von jugendlichen Patienten mit schwerer Depression drei verschiedene Therapieverfahren: 1. die kognitiv-behaviorale Therapie (CBT) mit 18 Sitzungen; 2. die psychoanalytische Kurzzeittherapie mit 18 Sitzungen und fünf Elterngesprächen und 3. eine manualisierte problemfokussierte Psychoedukation mit zwölf Sitzungen. In einem Kontrollzeitraum von bis zu zwölf Monaten nach Abschluss der Interventionen konnten in allen drei Therapiearmen eine Verringerung der depressiven Symptomatik und eine Verbesserung der Lebensqualität der Jugendlichen gezeigt werden. Deshalb wurde als Konsequenz dieser großen Studie in Großbritannien die psychoanalytische Kurzzeitpsychotherapie als eine evidenzbasierte Behandlungsmethode für Kinder und Adoleszente zur Behandlung von Depressionen in die Leitlinien integriert (Housby et al., 2021).

Leichsenring et al. (2004) verglichen die Effektivität von psychodynamischer Kurzzeitpsychotherapie im Vergleich zu anderen Therapieformen für die Behandlung psychiatrischer Erkrankungen. Sie wiesen stabile und signifikante Effektgrößen in den Bereichen der psychiatrischen Symptome und des sozialen Funktionsniveaus nach, die auch in den Nachuntersuchungen stabil waren. Diese Effekte lagen deutlich über den Wartelistenkontrollen. Dennoch wurden keine Unterschiede zwischen psychodynamischer Kurzzeittherapie und anderen Formen von Psychotherapie festgestellt.

Für die Behandlung internalisierender Störungen im Kleinkind- und Grundschulalter wurde das Manual für Psychoanalytische Kurzzeittherapie (PaKT; Göttken & von Klitzing, 2015) entwickelt. Dieses dient hauptsächlich der Behandlung DSM-IV-gesicherter Angststörung bei Kindern im Alter von vier bis zehn Jahren. In den ersten fünf Sitzungen der PaKT sollen das Beziehungssymptom, die Therapeuten-Kind-Eltern-Beziehung und die Übertragungs- und Gegenübertragungsphänomene wahrgenommen werden, um ein zentrales Konfliktthema zu erarbeiten. Das zentrale

Konfliktthema wird entlang der Ebene der interpersonellen Beziehung und der internalen Repräsentanzen beschrieben und sollte die kindlichen Symptome sowie die familiäre Dysfunktion abbilden. Im ersten Schritt muss dieser Konfliktfokus identifiziert werden, um ihn im nächsten Schritt kindgerecht zu modifizieren (Klein et al., 2015). Dieses Konfliktthema fokussiert hauptsächlich auf die rigiden maladaptiven Abwehrmechanismen mit dem Ziel, diese zu reduzieren und Entwicklungsstillstände zu beheben; es dient als Leitschnur in der gesamten Therapie (Klüwer, 2005). In den darauffolgenden 20 bis 25 wöchentlichen Sitzungen in alternativen Konstellationen (Therapeut/in-Kind, Eltern-Kind-Therapeut/in) sollte versucht werden, das zentrale Konfliktthema im Spiel, in Gesprächen sowie in Einzel- und Elternsitzungen durchzuarbeiten. Gleichzeitig sollen die supportiven Funktionen der Eltern-Kind-Beziehung verbessert werden, indem die elterliche Reflexivität und Sensitivität mithilfe von mentalisierungsbasierten Methoden erhöht werden. Dabei muss das strukturelle Niveau der Eltern und des Kindes Beachtung finden. Müller-Göttken et al. (2014) wiesen eine signifikante Reduktion der Symptome auch im Vergleich zur Warteliste nach.

Klein et al. (2021) untersuchten Kinder mit Angststörung im Rahmen eines Prä-post-Designs, die zusätzlich noch eine depressive Komorbidität aufwiesen und mit PaKT behandelt wurden. Sie konnten zeigen, dass 78 Prozent der Patienten eine Remission der depressiven Symptomatik aufwiesen und 88 Prozent im Sechs-Monats-Follow-up frei von einer depressiven Erkrankung waren.

4.3 Fokusbasierte Interventionen im Säuglings- und Kleinkindalter

Zwar gibt es weiterhin einen Mangel an Forschung zu den vermittelnden Faktoren für die Wirkung von Parent-Infant Psychotherapy (PIP; Barlow et al., 2015), ihrer Dauer und Frequenz, doch zeigt die klinische Erfahrung, dass fokussierte Kurzzeitinterventionen bei hoher Intensität der kindlichen Symptomatik in dieser Lebensphase und dem hohen Belastungserleben der betroffenen Familie eine schnelle Entlastung darstellen können. Bei den psychodynamischen Ansätzen wird die therapeutische Beziehung als Fenster zur Vergangenheit des Kleinkindes und der Eltern gesehen, die sich besonders in der Übertragungskonstellation zeigt.

In der ersten Phase der Fokaltherapie ist es zentral, einen sicheren Kontext herzustellen, um Übertragungsphänomene explorieren, prozessieren und verbalisieren zu können. Es ist notwendig, verhältnismäßig schnell eine stabile Übertragungskonstellation aufzubauen, um eine therapeutische Allianz und entsprechende Rahmenbedingungen der Therapie zu etablieren. Grundlage dafür ist, eine ausführliche Anamnese zu erheben, die reflexiven Kapazitäten der Eltern zu erkennen und aus der Fülle des Materials der Eltern-Kind-Dyade einen klar definierten Fokus zu benennen und mit der Familie zu besprechen. An diesem Fokus richtet sich die Kurzzeitintervention aus – unter partieller Nichtberücksichtigung des restlichen Materials. Die schon im Frühstadium der Therapie den Eltern und Kindern zur Verfügung gestellten spezifischen Themen und Konflikte werden im nächsten Teil der Therapie fokussiert, das heißt, es wird innerhalb dieses gemeinsam formulierten Fokus Material gesucht, im therapeutischen Raum platziert und in der aktualen Situation bearbeitet. Die Interventionen der folgenden Stunden sind der tiefergehenden Exploration und Suche nach Bedeutung der Symptome gewidmet, um Verbindungen zwischen den Aktualsituationen und den vergangenen Erfahrungen der Eltern und des Babys zu knüpfen. Das letzte Stadium der Fokustherapie dient dazu, den Progress wahrzunehmen, die Separation von der Therapeutin/dem Therapeuten verdaulich zu machen, alte Trennungs- und Bindungserfahrungen zu verbalisieren und einen Ausblick auf das Leben in der Zeit nach der psychotherapeutischen Intervention zu geben.

Manfred Cierpka und sein Team entwickelten ihre psychoanalytische Säuglings-Kleinkind-Eltern-Psychotherapie (SKEPT) mit Behandlungsfokus auf den dysfunktionalen Beziehungen der Eltern zu ihrem Kind, einen ebenfalls manualisierten Ansatz psychoanalytischer Intervention über vier Sitzungen, der im Rahmen einer RCT-Studie kontrolliert wurde (Cierpka et al., 2017). SKEPT betrachtet die elterlichen Möglichkeiten, das Kind zu mentalisieren, als Schlüssel der Veränderung (Georg et al., 2019). In zwei Doppel- oder durchschnittlich vier Einzelsitzungen innerhalb von zwölf Wochen werden insbesondere Kinder mit frühen Regulationsstörungen behandelt. Im Rahmen der SKEPT wird die frühkindliche Regulationsstörung als Ausdruck unbewusster Konflikte innerhalb des Eltern-Kind-Beziehungssystems verstanden, aber auch als Ausdruck einer eingeschränkten psychischen Verfügbarkeit der primären Bezugspersonen. Ziel der Fokalintervention soll es sein, die elterlichen

Kompetenzen zu stärken, die kindlichen Affekte besser auszuhalten, zu verstehen und darauf adäquat reagieren zu können. Außerdem sollen die Eltern unterstützt werden, die Perspektive des Kindes partiell einzunehmen und sich so in der äußeren Welt angemessen zu verhalten. Davor gilt es im ersten Schritt, ein Problemverständnis der Beziehungsstörung zu entwickeln und es mit der Vergangenheit und den Repräsentanzen der Eltern zu verknüpfen. Bei der Suche nach dem dominanten Thema, das sich schon in der ersten Untersuchungssituation zeigen kann, wird beachtet, was sich 1. im Beziehungssystem zwischen den Eltern zeigt, 2. welche transgenerationalen Beziehungsmuster in den Anamnesen der Eltern beschrieben werden und 3. wie die Beziehungsmuster, die sich zwischen der Therapeutin/dem Therapeuten und dem Familiensystem abbilden, verstanden werden können. In Orientierung am Fokuskonzept von Malan und Klüwer werden drei Ebenen integriert, auf denen versucht wird, die Beziehung zu verstehen und zu beschreiben: 1. die Ebene der Abwehr; 2. die Ebene der Beziehung und 3. die Ebene des Enactments (Klüwer, 2005; Malan, 2013). Bei Hypothesenbildung und Fokusformulierung werden unter Berücksichtigung der Übertragungsbeziehung und biografischer Elemente abgewehrte zentrale Ängste erkannt, dysfunktionale Beziehungsmuster benannt sowie der unmittelbare Handlungsdialog zwischen der Untersucherin/dem Untersucher und dem Kind und seinen Eltern gedeutet und bewertet. In diesem Prozess wird auch die Qualität der Triangulierung eingeschätzt, also inwiefern sich die Dyade öffnen und die Therapeutin/der Therapeut Zugang zu ihrer Welt erlangen kann.

Die fokussierte SKEPT-Intervention zeigte eine Reduktion der kindlichen Symptome, des nächtlichen Aufwachens, des mütterlichen Belastungserlebens sowie der mütterlichen Depression und kann dazu dienen, Mütter aus der krisenhaften Situation zu befreien, damit diese wieder ihre Stärken im täglichen Leben entwickeln und die Mentalisierung der kindlichen und eigenen Bedürfnisse verbessern können (Georg et al., 2021b). Über den Weg des geringfügigen Anstiegs der mütterlichen reflexiven Funktion und der Auflösung der dysfunktionalen Interaktionsweisen wurden Verbesserungen der kindlichen Symptomatik induziert (Georg et al., 2019). Dysfunktionale Beziehungen werden vor dem Hintergrund unbewusster innerer Konflikte oder struktureller Defizite der Eltern, aber auch schwieriger Temperamentsmerkmale des Kindes oder äußerer Belastungsfaktoren wie vorangegangene Fehlgeburten oder Paarkonflikte verstanden, was den Prozess des Mentalisierens bei hohem Erregungsniveau einschränken und ihn auf prämentale Wahrnehmungs- und Denkmuster regredieren lassen kann. Auch Cierpka et al. wiesen darauf hin, dass die empirische Frage nach der Wirksamkeit von Eltern-Säuglings-Kleinkind-Therapie noch weitgehend unbearbeitet ist (Cierpka et al., 2017).

Majlis Winberg Salomonsson und Mia Barimani (2017) beschreiben in ihrer Eltern-Säugling-Kleinkind-Psychotherapie ähnliche theoretische Grundprinzipien und berichten, dass Mütter postinterventionell drei Jahre nach der Therapie weniger depressiv waren, sich psychisch wohler fühlten und die Kinder bessere Funktionszustände aufwiesen. Eine wichtige Problematik der Eltern-Säugling-Kleinkind-Psychotherapie sehen die Autorinnen darin, dass die Therapeutin/der Therapeut schon im Frühstadium der Therapie eine recht aktive Rolle einnimmt, wobei in diesem Therapieabschnitt meistens noch keine sichere Therapeutenbeziehung besteht, sodass überdirektive Elemente die Autonomiebestrebungen der Eltern unterlaufen (ebd.). Auch weisen sie darauf hin, dass es besonders herausfordernd für die Therapeutinnen und Therapeuten ist, eine Balance zwischen den mütterlichen und den kindlichen Themen zu finden – besonders bei Müttern, die Schwierigkeiten haben, in ihre elterliche Rolle zu wachsen. Daher sollte das Ziel sein, ausgewogene Erwartungen an die elterliche Rolle zu entwickeln und gleichzeitig die Erziehungsfähigkeiten zu stärken. Dies kann auch durch Beratung zum Erziehungsverhalten mittels psychoedukativer Elemente von Eltern erfolgen, was als hilfreich beschrieben wird und kurz- und langfristige Veränderungen zeigt. Deshalb werden diese Interventionen auch im Rahmen fokussierter Kurzzeitinterventionen empfohlen.

Langfristige und dauerhafte Änderung schwerwiegender Beeinträchtigungen des elterlichen Funktionsniveaus und zentraler Beziehungsthemen sei nicht das primäre Ziel einer fokussierten Kurzzeitbehandlung (Georg et al., 2019), aber fPIP könne eine signifikante Reduktion der kindlichen Symptome und der psychischen Belastung der Mütter bewirken, jedoch ohne positive Behandlungseffekte bezüglich der elterlichen Mentalisierung (Georg et al., 2021a). Dennoch zeichne sich ein diskreter Trend ab, dass fPIP zu einer reflektierteren elterlichen Funktionsweise und einer erhöhten mütterlichen Selbstwirksamkeit führt. Deshalb sollte in solchen Konstellationen primäres Ziel der Kurzzeitinterventionen sein, vorbereitend für eine Langzeit-Eltern-Kind-Psychotherapie, für eine Psychotherapie der Eltern oder eine Paartherapie zu arbeiten (Georg et al., 2019).

4.4 Besonderheiten der ESKP-f: 12 Sitzungen, 6 Wochen, 3 Behandlungsphasen

Die fokusbasierte psychodynamische Kurzzeittherapie ESKP-f hat ähnliche theoretische und behandlungsmethodische Grundlagen wie die oben beschriebenen Ansätze, umfasst jedoch einen klar definierten zeitlichen Rahmen von zwölf Sitzungen innerhalb von sechs Wochen. Diese Settingbedingungen sind sowohl im kindlichen wie auch im elterlichen Indikationsbereich, bei unterschiedlichen Symptombildern und mit Eltern unterschiedlichen psychischen Strukturniveaus, im stationären Kontext, im ambulanten Setting sowie auch im Hausbesuchssetting gleichermaßen umsetzbar. Ohne das Vorgehen allzu sehr zu standardisieren und unter Berücksichtigung der Individualität jedes einzelnen Eltern-Kind-Paares gibt das fokusbasierte Manual einen klaren Behandlungspfad vor, der in drei Behandlungsphasen untergliedert ist. Obwohl die Zeit begrenzt ist, unterstützt die Struktur der Sitzungen den Prozess der Fokaltherapie. Die Therapeutin/der Therapeut ist angehalten, innerhalb der ersten Sitzungen in der diagnostischen Phase den Fokus zu erarbeiten, einen geeigneten Zeitpunkt zu wählen, um diesen mit der Familie zu besprechen, diesen an die Familie heranzutragen und gemeinsam zu überprüfen und gegebenenfalls anzupassen, diesen dann in der Interventionsphase über mehrere Stunden hinweg zu bearbeiten und abschließend in der Abschlussphase den Transfer in den Familienalltag anzubahnen und einen guten Abschied und eine Beendigung der Kurzzeittherapie mit ermutigendem Ausblick zu bewerkstelligen. Die Zeitstruktur geht natürlich nicht immer mit Tempo, Bereitschaft und

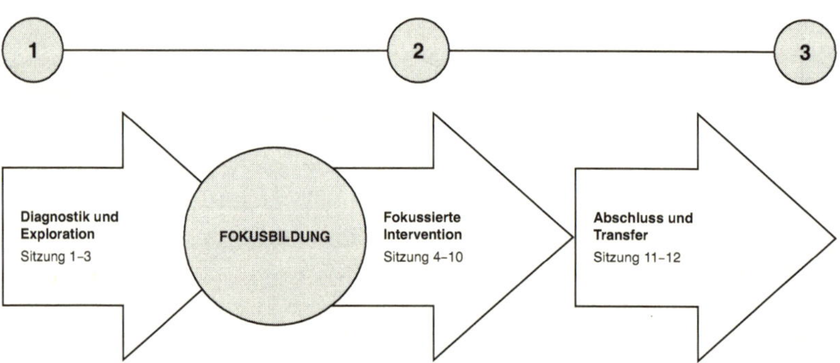

Abbildung 1: Behandlungsphasen der ESKP-f

Belastbarkeit der Familien einher, sodass insbesondere bei sehr kleinen Kindern und besonderen alltäglichen und psychischen Belastungen oder Anforderungen der Eltern eine Flexibilität im Setting erlaubt sein muss, ohne das Haltgebende der Struktur aufzugeben. Zugleich dient die Struktur der im Manual definierten Settingbedingungen angesichts der Fülle an Therapeutischem als Kompass, damit der Behandlungspfad nicht verloren geht. So kann es erfahrungsgemäß gelingen, der Heterogenität der Behandlungsbedingungen entgegenzutreten und das primäre Ziel zu verfolgen, eine Verbindung zwischen der kindlichen Symptomatik und der persönlichen elterlichen Geschichte zu knüpfen, um gemeinsam eine Verbesserung der projektionsfreieren Wahrnehmung des Kindes zu entwickeln.

4.5 Struktur- oder Konfliktfokus unter Berücksichtigung des Triangle of Psychodynamic constellation (ToP), der besonderen klinischen Situation und Elternschaftskonstellation

Im Rahmen der ESKP-f soll der Fokus nach der dritten Therapiestunde der Familie zur Verfügung gestellt werden. Mit der Entscheidung für einen Fokus wird konkret auch die Entscheidung getroffen, andere Themenstränge nicht zu verfolgen. Das Formulieren des Fokus benötigt Übung, Fertigkeiten im Herauskristallisieren und meistens zwei bis drei probatorische Sitzungen. Die Therapeutin/der Therapeut sowie Patientinnen und Patienten sollten in den Fokus einstimmen. Malan (2013) berichtet darüber, dass manchmal zweiteilige Foci notwendig sind, die auch von Patientinnen/Patienten oder Therapeutinnen/Therapeuten im Rahmen der Therapie revidiert werden können (Brodaty, 1983). Die Fokusformulierung sollte entlang der Erlebnisse der konkreten Familie gestaltet werden. Dabei können eigentliche Wortsprachen oder Bilder der Patienten, der Kinder oder Familie genutzt werden. Es ist zu beachten, dass keine Fachsprache verwendet wird, sondern Formulierungen, die ich-konform sind und aus der Perspektive des Patienten. Zusätzlich wird der Fokus schriftlich fixiert und dem erweiterten Behandlungsteam zur Verfügung gestellt.

Die Erstellung des Fokus in der ESKP-f ist immer direkt vom Strukturniveau der Eltern abhängig. Für die Entscheidung zwischen einem konflikt- oder strukturbasierten Fokus ist es wichtig, die Operationalisierte Psychodynamische Diagnostik (OPD) als Referenzsystem heranzuziehen, wobei die spezifischen Fähigkeiten der Eltern in Hinblick auf deren Selbstwahrnehmung, Selbststärkung, Abwehrfunktion, Objektwahrnehmung, Kommunikation und Bindung betrachtet werden (Cierpka, 2006). Im Fokus sollen das Krankheitserleben der Patientinnen/Patienten (Achse I), aktuelle und vergangene Interaktionsmuster (Achse II), Konflikte (Achse III) und Struktur (Achse IV) berücksichtigt sein. Die Einschätzung des Strukturniveaus im diagnostischen Prozess von Stunde 1 bis 3 ist immens wichtig.

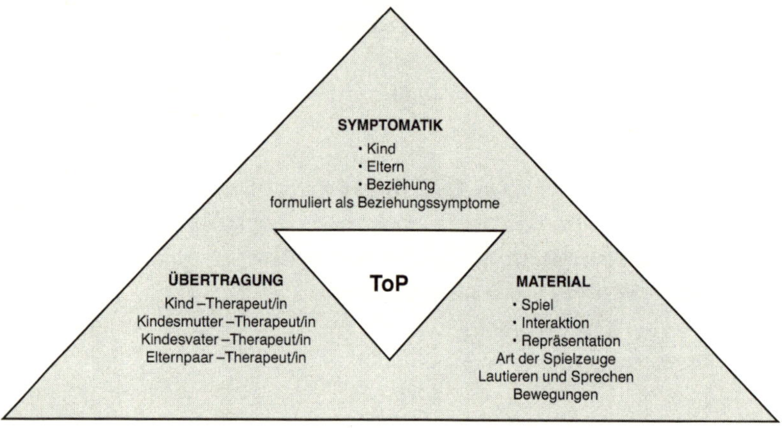

Abbildung 2: ESKP-f – Fokus, angepasst an das *Triangle of Psychodynamic constellation* (ToP; Göttken & von Klitzing, 2015)

Bei einem *niedrigen Strukturniveau* der Eltern ist ein Konfliktfokus nicht anwendbar, sodass eher im Bereich eines Strukturfokus gearbeitet werden muss. In diesem Fall ist es nicht möglich, einen klar umschriebenen intrapsychischen Konflikt sauber herauszuarbeiten und diesen den Eltern zu präsentieren. Deshalb kann mithilfe des Strukturfokus an den verzerrten elterlichen Wahrnehmungen über ihr Kind, den Zuschreibungen über die Funktion der kindlichen Symptomatik und den dysfunktionalen Mustern gearbeitet werden, um die Belastung besonders für das Kind schnell zu reduzieren. Im ersten Schritt sollten die dysfunktionalen projektiven Verzerrungen herausgearbeitet werden, um eine Kontaktaufnahme mit dem Kind zu erarbeiten. Besonders bei Eltern mit projektiven Zuschreibungen, die nicht affektiv angemessen auf die kindlichen Gefühle und Wünsche eingehen können, zeigte sich ein desintegriertes Strukturniveau. Fehlende Affektmarkierung tritt hauptsächlich in diesem Strukturbereich auf. In diesem Fall wird auch das Containment der primären Bezugsperson negativ beeinflusst und unmarkierte, nicht reflektierte und nicht adäquat verdaute Affekte des Kindes werden diesem wieder zurückgegeben. Ein grundsätzliches Ziel der strukturbezogenen Fokusbehandlung sollte sein, diesen fehlmarkierten Prozess des Containments besonders in den ersten Therapiestunden zu verbessern und eine Differenzierung zwischen der Innenwelt der Eltern und des Kindes zu erarbeiten, um die negativen Affekte der Eltern, aber besonders des Säuglings abzumildern. Eine deutende, aufdeckende Technik kann in diesem Bereich nicht adäquat stattfinden, sondern die Therapeutin/der Therapeut dient besonders als Vorbild und Modell eines Containments mit ausgeprägten mentalisierungsbasierten Fähigkeiten im Sinne einer Hilfs-Ich-Funktion.

> *Strukturfokus:* »Es gibt Mama und Papa. Ich brauche beide Eltern. Ich bin abhängig davon, dass meine Eltern meine Bedürfnisse erkennen und dafür Worte finden.«

Bei *mittlerem bis höherem Strukturniveau* der Eltern kann selbstverständlich ein Konfliktfokus gewählt werden, der eher deutend und aufdeckend sein sollte. Schwierige Paardynamiken oder transgenerationale Konflikte mit Delegationscharakter können hinter der Symptomatik des Kindes stehen und die eigentliche Erklärung der klinischen Symptomatik sein. Somit könnte der Konfliktfokus auch das Ziel haben, die biografischen Eigenheiten beider Eltern erklärbar zu machen. Der Weg wäre dann, sich darüber die Beziehungsstörung langsam zu erschließen und gemeinsam zu erarbeiten, wie die abgewehrten Motive zu verstehen sind. Damit wäre eine Möglichkeit geboten, besonders bei Konflikten und Symptomen des Kindes eine andere Haltung gegenüber dem Kind zu entwickeln. Ein Konfliktfokus kreist wichtige Motivationssysteme des menschlichen Daseins ein – Versorgung vs. Autarkie, Unterwerfung vs. Kontrolle, ödipale Themen – und kann sich entlang der Konfliktachsen der OPD bewegen (Cierpka, 2006).

> *Konfliktfokus:* »Es ist schwierig, Nahrung aufzunehmen, in mir zu halten und langfristig gut zu nutzen. Das steht für die Schwierigkeit, das gute Bild der Eltern für mich aufzunehmen und zu nutzen.«
>
> »Ich fühle mich überfordert damit, immer für meine Mama da sein zu müssen. Ich brauche meine Mama, aber manchmal habe ich das

> Gefühl, dass sie mich mehr braucht als ich sie. Da weiß ich nicht, ob ich schon groß werden darf.«

Natürlich gibt es zwischen dem Struktur- und dem Konfliktfokus auch Mischformen oder es kann im Einzelfall sogar bei kürzeren Therapieformen von nur zwölf Stunden vorkommen, dass im ersten Teil der Therapie ein strukturbezogener Ansatz eine Verbesserung des Strukturniveaus der Eltern nach sich zieht, sodass im späteren Verlauf noch ein konfliktbezogener gewählt werden kann. Wahrscheinlicher ist dies allerdings im Rahmen von Kurzzeittherapien mit einem grundlegenden Setting von bis zu 25 Stunden. Hier kann in der zweiten Hälfte der Therapie eine Änderung des Fokus durchaus in Erwägung gezogen werden, da noch ausreichend Therapiestunden für den Abschiedsbereich zur Verfügung stehen. Grundsätzlich sollte beachtet werden, dass spätestens nach der Halbzeit der Therapie das Ende der Intervention benannt wird, um noch ausreichend Zeit zu haben, mit dem Widerstand und den auftretenden Themen umzugehen. Besonders in der Abschlussphase sollten keine neuen Themen oder kein neuer Fokus gesucht werden. Insgesamt kann das Hereinbringen dessen als Widerstand gegen das Ende der Therapie betrachtet werden. Außerdem wird in dieser Phase häufig eine negative Übertragung allein durch das Beenden der Therapie aktiviert, da natürlich alte Trennungsthemen reaktualisiert werden. Eine Verlängerung von Fokaltherapien oder Kurzzeittherapien sollte immer gemeinsam in den Interventions- und Fokalkonferenzen diskutiert werden.

4.6 Umgang mit dem Fokus

Ist ein Fokus gefunden, wird er im ersten Schritt Eltern und Kind mitgeteilt, er dient als Strukturierungshilfe für den weiteren Therapieverlauf und muss von allen Seiten gemeinsam »abgesegnet« und anerkannt sein. Das Arbeiten in den darauffolgenden Sitzungen wird möglichst ausschließlich innerhalb dieses Fokus gestaltet. Im späteren Verlauf kann der Fokus flexibel angepasst oder neu ausgerichtet werden. Dies empfiehlt sich aber nur, wenn es in gemeinsamen interdisziplinären Fallkonferenzen besprochen wurde. Regelmäßig durchgeführte Fokalkonferenzen dienen dazu, die ESKP-f-Fälle zu supervidieren sowie die Kolleginnen und Kollegen in der Fokusbildung zu unterstützen. Malan (2013) wies darauf hin, dass eine Fokaltherapie nur durchführbar ist, wenn eine begleitende Mitarbeit und Arbeitsgruppe (Werkstatt) von Analytikern oder Kandidaten existiert (Balint et al., 1972). Deshalb haben sich die Fokalkonferenzen nach Klüwer zumindest im stationären Kontext auch in der ESKP-f etabliert. Idealerweise treffen sich wöchentlich für 90 bis 120 Minuten Psychotherapeutinnen und -therapeuten, die selbst Fokaltherapien durchführen und diese in diesem Rahmen vorstellen. Das klinische Material wird schriftlich verfasst und kann jedem zur Verfügung gestellt werden. Für jede Sitzung wird ein Protokoll abgefasst, das Mitteilung und Inhalte der Konferenz beinhaltet. Die Fokalkonferenzen sollten im geschützten Rahmen stattfinden, sodass konzentriert und störungsfrei gearbeitet werden kann. Im ersten Teil der Vorstellung wird der Fall dargestellt. Es findet eine freie Assoziation der Gruppe statt, dann die gemeinsame Erarbeitung des Hauptproblems, wie die Symptomatik mit der neurotischen Dynamik zu verstehen ist. Danach werden die Anamnese und die psychodynamischen unbewussten Hintergründe zusammengefügt, sodass zum Abschluss der Sitzung ein gemeinsamer Fokalansatz erarbeitet wird. Dieser muss die Gründe und Ziele für die gewählten Verhaltensweisen und Symptome beinhalten. Der Fokus kann besonders im kindlichen Spiel gefunden werden, aber auch in Übertragungs-/Gegenübertragungsphänomenen seinen Platz finden. Manchmal wird anstelle der Deutung das Prinzip der Benennung genutzt. Der Fokus sollte intrapsychisch in der Therapeutin/im Therapeuten immer präsent sein, aber gleichzeitig die freischwebende Aufmerksamkeit des Therapeuten nicht zu sehr beeinflussen. Die Wahrnehmung des fokusrelevanten psychodynamischen Materials, die Deutungstätigkeit und das Aussprechen können im Rahmen der Therapie variabel gestaltet werden. Das Stundenmaterial sollte jedoch durchgehend auf das Fokusthema hin befragt werden, sodass eine besondere Konzentration auf dem fokalbezogenen Material liegt. Diese hohe Konzentrationsleistung kann die analytische Haltung einschränken und auch die freischwebende Aufmerksamkeit verringern. Mit größerer Versiertheit der Fokalarbeit löst sich diese Problematik. Auch durch regelmäßige Teilnahme an Interventions- und Fokalkonferenzen kann das hohe Anspannungsniveau reduziert werden. Bei der Wahl eines elternspezifischen Fokus muss dieser natürlich mit dem Thema des Kindes verknüpft sein. In diesem Rahmen wird gemeinsam darüber nachgedacht, einen Fokus für das gesamte Familiensystem zu entwickeln, der dem Kind in altersentsprechender Sprache und den Eltern in der Erwachsenensprache zur Verfügung gestellt wird. Manchmal ist es auch notwendig, eine Ausdifferenzierung in einen kindspezifischen und elternspezifischen Fokus durchzuführen.

So klagte beispielsweise eine Mutter über die ausgeprägte Schlafstörung ihrer einjährigen Tochter. Aufgrund der mütterlichen Anamnese von Misshandlung, Hunger und Verlusten entschied sich die Fokalkonferenz für einen geteilten Fokus. Der kindliche Fokus hatte die fehlenden Autonomiebestrebungen des Kindes zum Schwerpunkt mit dem Ziel, eine Motivation zur besseren Autoregulation nachts anzustreben.

> *Kindzentrierter Fokus:* »Ich fordere ganz viel Nähe und Aufmerksamkeit von Mama ein, damit sie merkt, dass ich sie brauche. Dabei vergesse ich, dass ich es manchmal schon allein kann.«

Der elternzentrierte Fokus versucht sanft, eine Verknüpfung mit den frühen Ängsten der Mutter besonders nachts herzustellen und ihren Autonomie-Abhängigkeitskonflikt besser herauszuarbeiten.

> *Elternzentrierter Fokus:* »Manchmal fordert E. ganz viel Aufmerksamkeit und da wird es mir zu viel und ich brauche Abstand. Und dann gibt es Momente, in denen ich Angst habe, dass sie verhungert und mich nicht mehr braucht, und dann möchte ich ihr ganz nah sein, besonders nachts.«

Gegebenenfalls kann auch zwischen einem mütterlichen und einem väterlichen Fokus unterschieden werden, denn die Rolle des Vaters ist im Bereich der Eltern-Säugling-Kleinkind-Psychotherapie zwar wenig beleuchtet, doch sehr wesentlich. Giannotti et al. (2022) weisen darauf hin, dass eine aktive Beteiligung der Väter am Familienleben eine positive Auswirkung auf das allgemeine Wohlergehen der Kinder, aber auch der gesamten Familie zu haben scheint. Die Bereitschaft des Säuglings, mit dem Vater zu interagieren, hing mit dem Umfang der väterlichen Kinderbetreuungsaufgaben, der väterlichen Kinderbetreuungsaktivitäten und der ehelichen Konvergenz zusammen (Feldman, 2000). Auch in der Therapie ist eine intensive duale Coparenting-Perspektive notwendig, die besonders im supervisorischen Prozess angeregt und gefördert werden muss. Das Interesse der Väter, an den therapeutischen Sitzungen teilzunehmen, steigt stetig an, und die in diesem Feld hauptsächlich tätigen Therapeutinnen und Therapeuten müssen sich für dieses Mehrpersonensetting oft erst die interpersonelle Flexibilität und gleichzeitige Zugewandtheit zum Kind, zur Mutter und zum Vater erarbeiten, um nicht immer wieder Brüchen und Reparaturen ausgeliefert zu sein. In den Selbsterfahrungsprozessen der Therapeutinnen und Therapeuten ist es deshalb essenziell, sich der eigenen triadischen Früherfahrung zuzuwenden und mit den eigenen möglicherweise auftretenden Inflexibilitäten in der interpersonellen Nähe- und Distanzregulation vertraut zu sein.

Welche Erfahrungen Therapeutinnen/Therapeuten im Prozess der Hypothesenbildung, Fokusformulierung und manualgestützten Intervention machen, wird in den folgenden Kapiteln anhand von Erfahrungsberichten und konkreten Beispielen veranschaulicht.

5 Prozess der Fokusbildung in der Praxis

Gabriele Koch

In der fokusbasierten Eltern-Säugling-Kleinkind-Psychotherapie im Kurzzeitsetting empfiehlt es sich, nach der dritten Sitzung einen psychodynamischen Fokus zu formulieren, entlang dessen die weitere Behandlung ausgestaltet wird. Die lateinische Bedeutung des Wortes Fokus – Feuer, Glut, Herd – liefert die Idee, ihn als Brennpunkt der Therapie zu betrachten (Küchenhoff, 2018). Angesichts der Fülle des klinischen Materials liefert er einen Behandlungsschwerpunkt, der die Wirksamkeit der gemeinsamen Arbeit entfachen und ein erhellender oder wärmender Bezugspunkt im Behandlungsprozess sein kann. Im zeitbegrenzten Setting ist der Fokus als erkenntnisleitendes Instrument überaus wertvoll und sollte, so Schnoor (2012), sowohl Beschränkung als auch Konzentration und Orientierung bedeuten, denn das knapp bemessene Zeitfenster erfordere eine strikte Prioritätensetzung. Man kann ihn sich als bewusstseinsnäheren aktuellen Konflikt vorstellen, der eng mit dem szenischen Verstehen verwoben ist. Beutel und Kollegen (2010) sehen im Fokus eine stark verdichtete Deutung. Die Praxiserfahrungen zeigen, dass die Fokusformulierung eine besondere Herausforderung der ESKP-f darstellt. Daher erläutern wir in diesem Kapitel den Prozess der Fokusbildung anhand eines klaren Konzepts, das die vielen unterschiedlichen Aspekte, die im Mehrpersonensetting miteinander verflochten sind, modellhaft aufgliedert. An Behandlungsbeispielen wird anschließend aufgezeigt, wie man über Situationen zwischen Eltern, Kindern und Therapeutinnen und Therapeuten nachdenken kann und wie Wahrnehmungen, Gedanken und Gegenübertragungsgefühle zu einem Fokus integriert werden können.

5.1 Zielsetzung

Welche Aspekte also umfasst ein Fokus und wie weit kann er jeweils in Abhängigkeit vom Schweregrad der Störung ausformuliert und mitgeteilt werden? Ein Fokus beschreibt die gegenwärtigen Beschwerden und Symptome, verknüpft mit den aktuellen Beziehungskonflikten und zugleich mit den lebensgeschichtlich bedeutsamen Beziehungserfahrungen. Er bildet den vordringlichsten, affektiv bedeutsamsten, gegenwärtig wirksamsten und therapeutisch am besten erreichbaren psychischen Konflikt ab (Küchenhoff, 2018). Das Ziel sollte sein, dieses komplexe Bedingungsgefüge zu erfassen, zu versprachlichen und klar sowie behutsam anzusprechen, sodass ein emotionales Evidenzerleben bei den behandelten Personen entsteht (Göttken & von Klitzing, 2015). Die Formulierung des Fokalsatzes enthält ein aus dem gesamten Symptomfeld ausgewähltes aktuelles Hauptproblem, den unbewussten Hintergrund sowie eine in die Zukunft weisende innere Lösungsfantasie (Lachauer, 2012). Die Operationalisierte Psychodynamische Diagnostik (OPD; Cierpka, 2006) kann als Referenzsystem für die Fokusformulierung fungieren (Küchenhoff, 2018).

5.2 Hypothesenbildung

In der ESKP-f orientiert sich die Formulierung des Behandlungsfokus am Modell »Triangle of Psychodynamic constellation« (ToP; vgl. Göttken & von Klitzing, 2015), welches das Material des Kindes als eigenständigen Themenkomplex betrachtet. Die Autoren, die das ToP-Modell im Kontext der psychoanalytischen Kurzzeittherapie bei Kindern mit emotionalen Störungen im Vorschulalter (PaKT) entwickelt haben, weisen darauf hin, dass der zentrale Konflikt in der sehr frühen Phase der Übertragung zum Ausdruck kommt. Somit werden auch in der ESKP-f, ausgehend vom Material der ersten drei Stunden, psychodynamische Hypothesen formuliert, die Beziehungssymptome, Material des Kindes und Aspekte der Therapeutin/Therapeut-Kind-Eltern-Beziehung integrieren. Besonders in den ersten Sitzungen stellen die Eltern oft die Symptome des Kindes in den Vordergrund. Seltener sprechen sie von ihren eigenen Problemen und den Ängsten, zum Beispiel für ihr Kind nicht genügend zur Verfügung stehen zu können. In diesem Zusammenhang sollte darauf geachtet werden, in welchem situativen Kontext diese Symptome auftreten, inwiefern sie als problematisch erlebt werden oder bedeutend sind. Zusätzlich sollte die Bedeutung dieser Symptome für die Eltern-Kind-Beziehung erfasst werden. Anders als in den bisherigen Eltern-Säuglings-Kleinkind-Psychotherapien wird nicht nur das Material aus der Interaktion betrachtet, sondern das

Material des Babys oder Kleinkindes als eigenständiger Themenbereich. In der Therapiestunde sollte wahrgenommen werden, womit sich das Kind beschäftigt, zu welchen Themen es lautiert oder spricht, welches Spielzeug es nutzt, welche Spiel- oder Kontaktangebote an wen gegeben werden und warum. Der ToP-Fokus soll eine Schnittmenge zwischen den interpersonellen Konflikten der Eltern mit dem Kind, den interpersonellen Konflikten der Eltern untereinander, den intrapsychischen Konflikten jedes Elternteils einzeln und den aktuellen Symptomen des Kindes darstellen. Schon in den ersten Sitzungen kann intensiv wahrgenommen werden, wie das Kind und die Eltern zur Therapeutin/zum Therapeuten in Kontakt treten. Die Gefühle, die in diesem Kontakt in der Innenwelt der Therapeutin/des Therapeuten ausgelöst werden, werden als bedeutsam verstanden. Die Fokusformulierung soll das innere Konzept der Eltern aktivieren, den Fokus daran binden und in der Sprache des Kindes sowie der Eltern zum Ausdruck kommen. Durch mehrmaliges Reflektieren im Anschluss an die Sitzungen wird das Material erfasst. So berichtet eine Therapeutin aus ihren Erfahrungen:

> »Ich habe mir angewöhnt, mir auf dem Rückweg vom Hausbesuch noch mal alles durch den Kopf gehen zu lassen. Welche Gefühle haben die Eltern und das Kind bei mir genau ausgelöst? Wie ist das Kind mit mir in Kontakt getreten und wie die Eltern? War ich eher mit den Gefühlen des Kindes oder mit denen der Eltern identifiziert? Wo genau sehen die Eltern das Problem? Wann kommt es vor? Worüber haben die Eltern nicht gesprochen? Welche Bedeutung haben die Symptome für die Eltern-Kind-Beziehung? Welche Affekte oder Reaktionen erzeugen die Symptome des Kindes bei den Eltern? Und ganz wichtig finde ich: Wie sprechen die Eltern über ihr Kind? Sind sie anteilnehmend oder anklagend, verzweifelt oder sogar beschämt, sind sie einfühlsam …? Oder auch: Nehmen sie sich selbst als vom Kind getrennt wahr?«

Unter Berücksichtigung der Besonderheiten der frühen dyadischen oder triadischen Beziehungskonstellation sowie der spezifischen Mutterschafts- bzw. Elternschaftskonstellation (King, 2010; Stern, 1995) werden, ähnlich wie bei PaKT, auch in der ESKP-f Hypothesen herausgearbeitet. Dabei sollen der Konflikt, die Abwehr, die elterliche Mentalisierungsfähigkeit und das Strukturniveau der Eltern beachtet werden. Die reflektierenden Fragen zum Material des Säuglings oder Kleinkindes beziehen sich auf das

Kontakt-, Explorations- und Spielverhalten und die affektive Abstimmung mit der Bezugsperson, aber auch auf die kindlichen Regulationskompetenzen, kindliches Abwehrverhalten und dominierende Ängste aller Beteiligten.

5.3 Fokusformulierung

Um die ersten psychodynamischen Hypothesen zu einem therapeutischen Fokus zu integrieren, empfiehlt es sich, in der ESKP-f nach Sitzung 3 eine kollegiale Reflexion im Gruppenkontext in Form von Fokalkonferenzen oder Supervision zu nutzen. In der Praxis stellen sich die Fragen (Drude, 2021), ob die Fokusformulierung überhaupt allein geleistet werden kann oder eher ein Gemeinschaftsprodukt ist. Zusätzlich ist weiterhin fraglich, ob der Fokus mit den Patientinnen und Patienten geteilt werden oder ausschließlich als Verstehens- und Handlungsrichtung für die Behandelnden fungieren soll. Klüwer (2000) hält die Weitergabe an die Patientinnen/Patienten für schädlich. Er betrachtet den Fokus eher als etwas im Hintergrund Wirkendes, dessen konkrete Formulierung nach Möglichkeit vergessen werden soll. Für ihn spielt der Handlungsdialog eine große Rolle für die Erkenntnisgewinnung und wöchentlich stattfindende Fokalkonferenzen mit mehreren Fokaltherapeuten sind für ihn ein zentrales Element. Göttken und von Klitzing (2015) raten hingegen zu einer alltagsnahen und entwicklungsgerechten Formulierung des Fokus, damit er den Patientinnen/Patienten mitgeteilt werden könne. Küchenhoff (2018) erachtet beide Varianten für möglich und sinnvoll. Dennoch ist darauf zu achten, dass der Fokus nicht in Fachsprache verfasst, sondern erlebnisnah formuliert wird. Küchenhoff empfiehlt eine Formulierung in Ich-Form, um die Perspektive der Patientinnen/Patienten einzunehmen – im Fall der ESKP-f wird die Perspektive des Kindes und/oder der Familie integriert. Der Fokalsatz umfasst Haupt- und Nebensatz, die im Sinne einer Kausalkonjunktion mit »weil« oder im Sinne einer Finalkonjunktion mit »um … zu« bzw. »um nicht … zu« miteinander verbunden werden sollten. Die Fokusformulierung auf Konfliktebene verbindet auf diese Weise Symptomatik oder Beschwerden mit Objektbeziehungserlebnissen in Gegenwart und Vergangenheit unter Berücksichtigung der speziellen Entstehungsbedingungen der Krankheitssymptome (Küchenhoff, 2018, S. 63). In der vierten ESKP-f-Sitzung wird der Fokus der Familie im Beisein des Kindes mitgeteilt. In den nachfolgenden Therapiesitzungen wird weiter versucht ihn zu platzieren oder wenigstens das Material entsprechend dem Fokus zu untersuchen, zu sortieren oder zu interpretieren.

Die Suche nach dem roten Faden in der ESKP-f ist nicht als rezeptartige Vereinfachung misszuverstehen, sondern als On-top-Variante, die auf der Grundlage profunder entwicklungspsychologischer und interaktionsdiagnostischer Kenntnisse erfolgt. Nur durch das tiefe Verständnis der nonverbalen affektiven Prozesse zwischen Eltern und Baby sind ein rasches Auffinden der Kernthemen und somit die Fokussierung umsetzbar. Aus Sicht einer Therapeutin:

> »Wegen der Zeitbegrenzung ist es gleichzeitig eine Herausforderung und eine Notwendigkeit, rasch zu fokussieren. Aber insgesamt kann es schwierig sein, den Fokus beizubehalten, weil in den Familien so viele drängende Alltagsprobleme auftauchen. Dann ist es schwer sich zu konzentrieren, man fragt sich, was gehen hier noch für Töpfe auf, was ist jetzt das Wichtigste, was kann ich in diesen zwölf Stunden auch wirklich bearbeiten? Das Beschränken braucht manchmal Mut!«

Die Herausforderung der ESKP-f besteht darin, afokales psychoanalytisches Arbeiten, durch das ein Raum zum Verstehen unbewusster Konflikte eröffnet wird, mit einer fokalen Technik, mit der das Material fokussiert wird, zu vereinbaren (Göttken & von Klitzing, 2015). Gelegentlich steht der Fokus nach der dritten Sitzung noch nicht eindeutig fest oder muss im Verlauf der Therapie noch angepasst und verändert werden.

5.4 Ein »Filtermodell«

Zur Bestimmung eines Behandlungsfokus auf Struktur- oder Konfliktebene greifen wir Bilder aus Fallbesprechungen auf: Welche Themen »tauchen auf«? Was »schwimmt« an der Oberfläche? Durch welche »Filter« lassen wir das Material laufen? Diese Metaphern zeigen das Bemühen, jenen Bereich des Materials zu erfassen, der therapeutisch relevant sein kann. »Was sind komplizierte Themen?«

Modellhaft möchten wir anhand eines Filtermodells (Abbildung 3) illustrieren, wie Therapeutinnen und Therapeuten das umfangreiche Fallmaterial wie durch ein System verschiedener Filter laufen lassen und aus dem klinischen Material sozusagen herausfiltern, an welcher Stelle Entlastung und Wachstum für die aktuell belastete oder gestörte Eltern-Kind-Beziehung angeregt werden können.

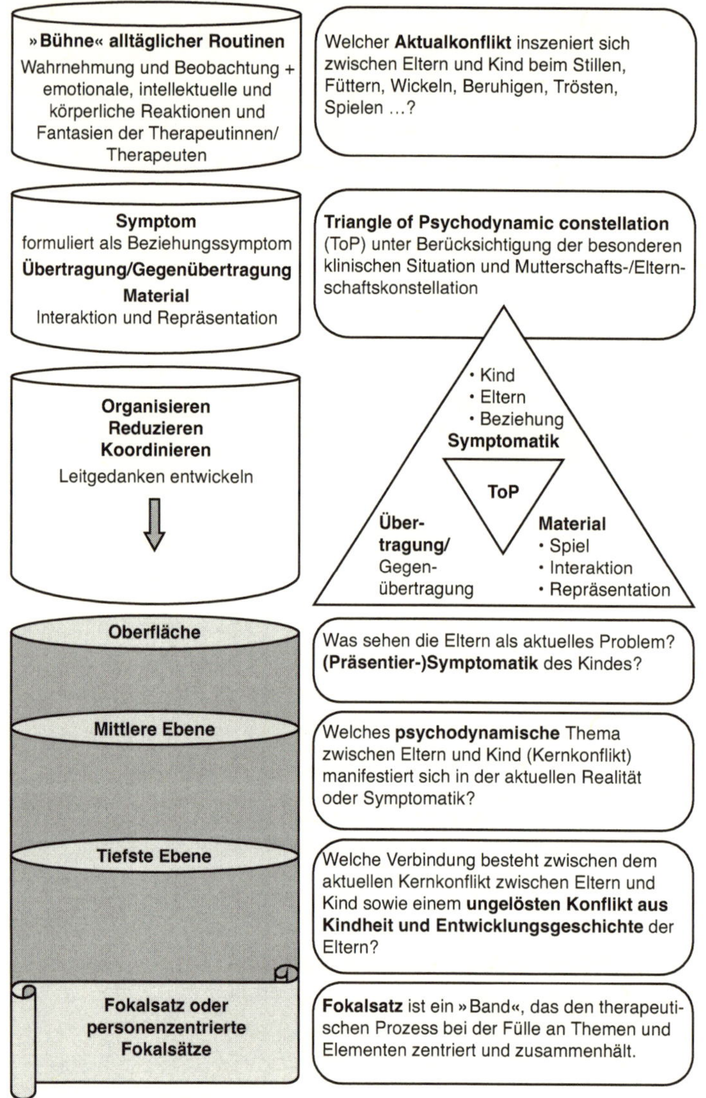

Abbildung 3: Prozess der Fokusbildung

Für die Fallreflexion wird das klinische Material systematisiert und reduziert. Therapeutinnen und Therapeuten können die Dokumentations- und Arbeitsblätter im Anhang nutzen, um zu konkretisieren: Was habe ich an Material gesehen? Was habe ich dabei erlebt? Was hat in den Begegnungen vielleicht gefehlt? Was haben diese Eindrücke mit mir zu tun oder mit mir gemacht?

Die Materialfülle der ersten drei Sitzungen wird durch szenisches Verstehen und die Bearbeitung von Übertragung/Gegenübertragung sowie möglicher Affekte und Handlungsimpulse der Therapeutin oder des Therapeuten reflektiert. Schon in der ersten Begegnung mit Kind und Eltern zeigen sich Beziehungsmomente, die für die psychodynamische Hypothesenbildung und Formulierung eines Behandlungsfokus bedeutsam sind. Hilfreich ist, wenn die ersten Minuten der ersten Begegnung nach der Sitzung ganz genau dokumentiert werden. Dabei soll möglichst Wort für Wort festgehalten werden, wer was gesagt und getan hat. Gleichzeitig sollen Gefühle, Gedanken und Impulse der Therapeutin oder des Therapeuten wahrgenommen werden. Fokus in diesem Wahrnehmungsprozess ist zu beobachten, welche Affekte das Kind, die Eltern und die Interaktion bei ihr oder ihm induziert haben und welche Fantasien und Handlungsimpulse aufgekommen sind. Darüber hinaus sind szenische Informationen relevant: Wie positionieren sich die Personen im Raum? Wie reagiert das Kind auf die neue Situation und die fremde Person? Wie reagiert es auf das Verhalten der Eltern? Was fällt besonders auf? Zu wem macht das Kind die Eltern und umgekehrt?

Die objektiven, subjektiven und szenisch wahrgenommenen Informationen der ersten drei Sitzungen werden um eine biografische Anamnese der Eltern und eine Beschreibung der Ressourcen und Belastungen der aktuellen Lebenssituation ergänzt. Dabei gehen Therapeutinnen und Therapeuten insbesondere darauf ein, was sie in dieser kurzen Zeit bereits über Kinderwunsch und Empfängnis, über Schwangerschaft und (eventuell traumatische) Geburtserfahrungen, über die erste Zeit mit dem Baby, die Möglichkeiten des Stillens oder Abstillens etc. erfahren haben. Wichtig ist auch ein Einblick in die allgemeinen Lebensumstände des Wohnens, der materiellen Versorgungssicherheit und gegebenenfalls der partnerschaftlichen Arbeitsteilung und Paarbeziehung sowie in die psychosozialen Ressourcen und Stressoren, wie sie beispielsweise in der Achse IV des DC:0–5 beschrieben werden. Bedeutsam ist, welche selbstregulativen Kräfte im familiären und sozialen Netz vorhanden sind und wie Lebensereignisse wie frühe Verluste oder Traumata, Migration oder Krankheiten bewältigt wurden. Auch wenn diese Informationen zu dem Zeitpunkt noch unvollständig sind, lassen sich für die fokusbasierte Kurzzeittherapie daraus Aktualkonflikte herausarbeiten, die beeinträchtigend auf die Funktionalität der Eltern-Kind-Beziehung einwirken können.

Für die psychodynamische Hypothesenbildung ist die Beobachtung von objektiven Interaktionsmerkmalen auf der Verhaltensebene ebenso wichtig wie die Art und Weise, wie die Interaktion aus Perspektive der Beteiligten wahrgenommen und interpretiert wird. Zentral ist dabei, dass die Therapeutinnen und Therapeuten ihre Wahrnehmung einerseits gezielt auf die Interaktion zwischen Eltern und Kind richten, andererseits aber auch die Ebene der Repräsentationen der Interaktion beachten. Die Eltern sollen motiviert werden, erinnerte Geschichten, persönliche Erfahrungen, individuelle Ängste, Zwänge, Traditionen und Mythen, die für das Kind beim Aufbau der eigenen repräsentationalen Welt Bedeutung haben, mit den Behandelnden zu teilen. Durch die Beachtung der eigenen emotionalen, intellektuellen und körperlichen Reaktionen wie auch der aufkommenden Fantasien sind die Therapeutinnen und Therapeuten wichtiger Bestandteil der Interpretation.

Innere und äußere Szenen vermitteln den Therapeutinnen und Therapeuten, welche spezifischen Sensibilitäten, Fantasien, Ängste und Wünsche der Eltern zum individuellen Prozess des Elternwerdens gehören. Psychische Zustände der Eltern können in der Zeit des Übergangs zur Elternschaft als normative Krise verstanden werden (Frevert et al., 2008) und sind sorgfältig von psychischen Störungen abzugrenzen. Beginnend mit der Schwangerschaft, so Stern (1995), bilden sich eine neue psychische Organisation sowie eine mentale Fokussierung auf das Baby, das Beziehungsgeschehen und die Partnerschaft heraus. In diesem Sinne sollten Therapeutinnen und Therapeuten hellhörig für den inneren Diskurs der Mutter sein, den sie sowohl mit ihrem Baby als auch mit sich selbst in der neuen Rolle als Mutter sowie auch mit der Mutter ihrer eigenen Kindheit führt. In dieser sogenannten Mutterschaftstrilogie (ebd.) können therapeutische Hauptanliegen bestehen. Stern beschreibt, dass Ängste, das Baby eventuell nicht am Leben erhalten, nicht lieben oder nicht verstehen zu können, in dieser Phase nicht unnatürlich sind. Auch sei es nicht ungewöhnlich, dass Mütter sehr leicht zu kränken sind, sich unzulänglich fühlen, ihr eigenes Handeln als destruktiv erleben oder ihrem Kind gegenüber Schuldgefühle entwickeln. Es ist daher wichtig, diagnostisch abzuklären, ob diese Selbstzweifel klinisch als elterliche Depression zu werten sind, da dies nachhaltig auf die Entwicklung der kindlichen Repräsentanzen einwirkt. Sich chronisch wiederholende Erfahrungen von mikrodepressivem Erleben, wenn die psychische Intimität mit der Mutter nicht aufrechterhalten werden kann, die Mutter sich schleichend innerlich distanziert, bedeuten für das Kind die Erfahrung von emotionaler Flachheit und psychomotorischem Abfall; jeder Versuch, die Mutter lebendig zu erhalten, ist mühevoll oder erfolglos, sodass das Baby nach anderer Stimulation sucht oder in einem Zustand der Verlassenheit zurückbleibt.

Für die ESKP-f sind die Gedanken von Daniel Stern wegweisend, denn er beschreibt beispielhaft, wie in (serieller) Kurzzeittherapie durch Beobachtung und Reflexion interpersonaler Interaktionen zwischen Säugling oder Kleinkind, den Eltern und Therapeutin oder Therapeut das therapeutische Handeln auf die Selbstentwicklung des Kindes und die besondere innerpsychische elterliche Konstellation ausgerichtet werden kann, die er als Mutterschaftskonstellation (Stern, 1995) bezeichnet.

Im Zusammenspiel kindlicher, elterlicher und dyadischer bzw. triadischer Kompetenzen zeigen sich auf Ebene der Interaktionen und Repräsentationen interpersonelle oder intrapsychische Konflikte. Auf dieser Grundlage entwickeln Therapeutinnen und Therapeuten psychodynamische Hypothesen, die zum Ansatzpunkt ihrer Behandlung werden. Entwicklungskompetenzen des Kindes werden auf emotionaler, beziehungsbezogener, sprachlicher bzw. sozial-kommunikativer, kognitiver, motorischer und körperlicher Ebene beleuchtet, die körperliche Gesundheit bzw. Erkrankungen des Kindes erfasst und es wird die aktuelle Beziehungsqualität zwischen Eltern und Kind in der Interaktion bewertet. Hilfreich dabei ist es, die Kriterien des DC:0–5 auf den Achsen V, III und II heranzuziehen (Gontard, 2018). Zudem wird herausgefiltert, welche elterliche Angst dominiert, was davon abgewehrt wird und welches Abwehrverhalten die Eltern und das Baby zeigen. Die Hauptkonflikte, hauptsächlich Versorgungskonflikte und/oder Schuldkonflikte, werden als psychodynamische Arbeitshypothese gefasst.

Die Wahl eines Struktur- bzw. Konfliktfokus ist – wie bereits in Kapitel 4 beschrieben – vom psychischen Strukturniveau der Eltern abhängig. In der ESKP-f geht es nicht vordergründig um eine Behandlung einer elterlichen psychischen Symptomatik oder um die elterliche Persönlichkeitsentwicklung, sondern darum, negative Auswirkungen von elterlichen Symptomen bzw. Persönlichkeits- oder Strukturmerkmalen auf die Beziehung zum Kind und auf dessen Entwicklungsbedingungen zu reduzieren. In diesem Sinne ist es wichtig zu erfassen, welche psychischen Symptome die Eltern aktuell zeigen und wie ausgeprägt diese sind bzw. welche Merkmale der elterlichen Persönlichkeit (depressiv, zwanghaft, hysterisch, narzisstisch) erkennbar sind. Therapeutinnen und Therapeuten sollen innerhalb der ersten drei Sitzungen der ESKP-f einschätzen, wie gut, mäßig oder gering integriert das elterliche Strukturniveau ist oder ob es sogar als desintegriert zu bewerten ist. Ebenso ist eine Einschätzung der elterlichen Fähigkeiten zum Mentalisieren, Reflektieren und zum Perspektivwechsel (allen Beteiligten gegenüber) wichtig, denn diese wirken auf die Elternfunktionalität ein, die wir als zentralen Bezugspunkt der Hypothesenbildung ansehen. Wie verstehen Mütter und Väter ihre Elternfunktion, welche inneren Bilder haben sie von sich als Mutter oder Vater? Wie weit ist die Anpassung an die neue Rolle vorangeschritten, wie weit haben die Eltern bereits in ihre neue Identität hineingefunden? Welche spezifischen Ängste, Sensibilitäten, Fantasien und Wünsche sind mit der Verantwortung für das Kind verbunden? Und welche Rolle weisen die Eltern den Personen ihrer sozialen Umwelt dabei zu?

Bei der Fokusbildung ist zu berücksichtigen, wie das psychische Strukturniveau mit der Elternfunktionalität verknüpft ist. Daher sollten die Therapeutinnen und Therapeuten die Eltern möglichst in unterschiedlich entspannten oder angespannten Situationen erleben, also auch in Alltagssituationen, in denen Versorgung, Beruhigung, Anregung oder Pflegeroutinen des Kindes stressinduzierend sind. Alltägliche Abläufe beim Stillen, Füttern, Wickeln, Trösten, Spielen etc. in möglichst natürlichem Setting werden sozusagen zur »Bühne«, auf der die Merkmale und Besonderheiten der ganz frühen Beziehung zwischen Eltern und Kind aufzuspüren sind. Insbesondere wird aus den Beobachtungen herausgefiltert, wie gut die Eltern emotional steuerungsfähig sind, das heißt, wie genau Mütter oder Väter in der Lage sind, die eigene emotionale Reaktion auf das Kind, den Partner oder die Partnerin bzw. die Therapeutin oder den Therapeuten wahrzunehmen und auch darüber zu sprechen. Sind sie in der Lage, ihre emotionalen Regulationskompetenzen auch in Stresssituationen mit dem Baby, in der Partnerschaft oder in der therapeutischen Beziehung aufrechtzuerhalten? Ein hohes psychovegetatives Erregungsniveau vermindert die Fähigkeit der (Selbst-)Reflexion und Emotionsregulation, daher wird in diesem Fall ein Strukturfokus darauf abzielen, das Erregungsniveau zu reduzieren, damit überhaupt neue Beziehungserfahrungen integriert werden können. Ein mittleres Erregungsniveau ist günstig, um neue Perspektiven auf das Kind, seine Bedürfnisse und die Rolle als Eltern zu entwickeln und zu durchdenken, was eine therapeutische Arbeit innerhalb eines Konfliktfokus ermöglicht. Besonders wichtig ist auch die Einschätzung, wie weit die Eltern Bedürfnislagen anderer, insbesondere des Kindes, erkennen und berücksichtigen, wenn diese von den eigenen deutlich abweichen. Welche Möglichkeiten haben die Eltern zudem vorherzusehen, wie andere auf das eigene Kommunikationsverhalten reagieren, wie gut können sie anderen zuhören, wie leicht fällt es ihnen, die Interessenlagen anderer zu erkennen? All diese Fähigkeiten sind gegenüber dem Kind wie auch gegenüber anderen Erwachsenen zu beobachten. Ein *gutes elterliches Funktionsniveau* liegt vor, wenn die Eltern in angespannten, konflikthaften wie auch in ruhigen, sicheren Situationen durchgängig die oben genannten Qualitäten aufrechterhalten. Ein *mäßiges elterliches Funktionsniveau* bedeutet, dass in angespannten Situationen die reflexive Distanz zum eigenen Wahrnehmen und Erleben sowie die Möglichkeit zur Versprachlichung verloren gehen. Das *elterliche Funktionsniveau ist als gering* zu bewerten, wenn eigene Anteile am Zustandekommen von Konflikten oder Schwierigkeiten nicht gesehen werden können, Reaktionen in angespannten Situationen unmittelbar und ohne reflexive Distanz ausfallen oder nicht versprachlicht werden können, wobei in ruhigen Momenten oder unter Anleitung eine reflexive Suchhaltung kurzzeitig erreichbar ist. Wenn die reflexive Distanzierung zum eigenen Erleben und Tun sowie eine entsprechende Verhaltenssteuerung weitgehend fehlen und eine Einfühlung in die Bedürfnisse des Gegenübers, insbesondere des Kindes, nicht mehr erkennbar ist, spricht man von einem *desorganisierten elterlichen Funktionsniveau* (vgl. Weber & Ritzenhoff, 2018).

Am Ende der diagnostisch-explorativen Phase wird für jede an der ESKP-f beteiligte Person sorgfältig abgewogen, welche Themen und Konflikte therapeutisch zugänglich sind oder welche Gefühle und Inhalte abgewehrt werden und daher im Kurzzeitsetting nicht ausreichend bearbeitet werden können. Die Hypothesenbildung erfolgt auf mehreren Ebenen, der Prozess der Fokusbildung vollzieht sich entlang des am wenigsten abgewehrten Themas und mündet in die Formulierung eines Struktur- oder Konfliktfokus (siehe Abbildung 3). Der Fokus soll einen primären Relevanzbereich umschreiben, sodass die Therapeutin oder der Therapeut sich daran orientieren, den Behandlungsprozess bewusst daran planen und gestalten kann. In der Supervision ermutigen wir die Therapeutinnen und

Therapeuten anzuerkennen, dass dieser Schritt letztlich eine willkürliche, aber notwendige Strukturierung des Materials darstellt (vgl. *Organisationsprinzip*). Das fokusbasierte therapeutische Arbeiten fordert von ihnen auch, sekundäre Konflikte und Übertragungskonstellationen selektiv *nicht* zu beachten, was zu Beginn Verunsicherung und Anspannung verursachen kann. »Welche Themen schicken wir weg? Wo müssen wir aufpassen, dass wir nicht der Verführung erliegen?« Es ist erforderlich, unter mehreren Möglichkeiten die wichtigste bzw. am ehesten therapeutisch zugängliche Übertragungslinie herauszuarbeiten (vgl. *Reduktionsprinzip*). Insbesondere im stationären Behandlungssetting oder an den Schnittstellen zu Kinderschutz und Hilfenetzwerken verhilft der Fokus zu Teamkohärenz, indem er ein dynamisches Therapieziel vorgibt (vgl. *Koordinationsprinzip*). Zur Unterstützung einer systematischen Reflexion der aktuellen Symptomatik, des Übertragungsgeschehens und des Materials der Eltern-Kind-Interaktion, einer Bündelung und Formulierung als Fokalsatz, der dann ausgesprochen oder unausgesprochen zum Leitfaden der Kurzzeittherapie wird (vgl. *Leitprinzip*), ist das beschriebene Filtermodell hilfreich.

Doch wie werden diese Prinzipien ganz konkret in der klinischen Situation der ESKP-f umgesetzt? Verbleibt unser Fokus »an der Oberfläche«, wenn vordergründig ein aktuelles Problem der Eltern oder eine aktuelle Symptomatik des Kindes präsentiert wird und natürlich diese aktuelle Realität »oben auf« ist und nach Beruhigung verlangt? Wie tief darf oder soll der Fokus reichen? Geht unser Fokus eine Ebene tiefer und spricht ein wichtiges psychodynamisches Thema an, das sich in der aktuellen Realität oder Symptomatik manifestiert? Oder stellt der Fokus eine Verbindung zwischen dem aktuellen Kernkonflikt zwischen Eltern und Kind sowie einem ungelösten Konflikt aus Kindheit und Entwicklungsgeschichte der Eltern her?

Im folgenden Kapitel reflektieren die Autorinnen anhand von drei Behandlungsbeispielen aus ihrer jeweiligen Perspektive heraus den Prozess der Fokusbildung. Dabei wird illustriert, wie das Filtermodell mitgedacht wird und die beigefügten Arbeitsblätter zur Arbeitshilfe im Prozess der Fokusbildung werden.

6 Kommentierte Behandlungsbeispiele aus der ambulanten, aufsuchenden und stationären ESKP-f

Die folgenden Behandlungsbeispiele zeigen, wie das Behandlungsmanual in der klinischen Situation verschiedener Behandlungssettings genutzt werden kann. Das Fallmaterial wird entweder aus der Perspektive der Supervisorin geschildert, die den Behandlungsverlauf begleitet hat, oder seitens der behandelnden Therapeutin dargestellt. Die Beispiele veranschaulichen den diagnostischen Prozess der Indikationsstellung mit Überlegungen zu Behandlungsbedarf, Fähigkeit und Motivation und Fragen der Differenzialindikation. Es werden zudem die Behandlungsschwerpunkte, der Prozess der Fokusbildung, die Ausgestaltung der Interventionen, eventuell erforderliche Anpassungen an die individuelle Situation des Eltern-Kind-Paares veranschaulicht sowie möglicherweise Empfehlungen zur Weiterbehandlung diskutiert, falls über die therapeutische Arbeit im Rahmen der Kurzzeittherapie hinaus weitere Entlastung und Entwicklungsförderung indiziert gewesen sein sollte. Konkrete Beziehungserfahrungen und theoretische sowie methodische Überlegungen, die in den Supervisionen bearbeitet wurden, werden reflektiert. Die Reflexion konkreter Beziehungserfahrungen und theoretische sowie methodische Überlegungen sind im Text kursiviert, um den Stellenwert der inneren Dialoge der Therapeutinnen und Therapeuten, die auch in den Supervisionen und Fokuskonferenzen bearbeitet werden, aufzuzeigen. Die kommentierten Behandlungsbeispiele stellen eine Verbindung zu den Ausführungen des Manuals dar. Aus Gründen des Datenschutzes sind die Fallbeispiele anonymisiert und in Einzelheiten, die ein Wiedererkennen der Patientinnen/Patienten oder Therapeutinnen/Therapeuten ermöglichen könnten, leicht verändert dargestellt.

6.1 Das Kuckuckskind

Christiane Ludwig-Körner

Zum Zeitpunkt dieser Behandlung war ich als kommissarische Leiterin einer psychotherapeutischen Ambulanz mit spezieller Sprechstunde für Eltern mit Säuglingen und Kleinkindern tätig. Im Ambulanzteam arbeiteten mehrere speziell qualifizierte ESKP-Therapeutinnen und wir hatten eine gute Vernetzung zu kinder- sowie erwachsenenpsychiatrischen stationären und tagesklinischen Behandlungsangeboten. Daher hatten wir verhältnismäßig gute Möglichkeiten, psychisch belastete Eltern und Kinder im Alter von null bis drei Jahren bedarfs- und indikationsspezifisch ambulant psychotherapeutisch zu behandeln oder entsprechend zu vermitteln. Durch ein Forschungsprojekt bestand darüber hinaus die damals noch einzigartige Gelegenheit, psychodynamische Eltern-Säugling-Kleinkind-Psychotherapie auch im Hausbesuchssetting durchzuführen, also die Familien im häuslichen Umfeld aufzusuchen und die therapeutische Arbeit in das direkte Lebensumfeld des Kindes einzubetten. Die Nachfrage war groß, denn für viele Eltern ist es angesichts ihrer psychischen und alltagspraktischen Belastungen oft eine unüberwindliche Hürde, weite Wege zu bewältigen und regelmäßig und pünktlich ein therapeutisches Angebot in einer Ambulanz oder Praxis wahrzunehmen. Zu meinen Aufgaben gehörte zwar nicht die Hausbesuchstherapie an sich, jedoch die Abklärung, ob diese für das Eltern-Kind-Paar eine adäquate Behandlungsform sein könnte oder aus welchen Gründen eventuell nicht. Zudem begleitete ich die ESKP-Therapeutinnen als Supervisorin und reflektierte mit ihnen in einer Gruppensupervision die Behandlungsverläufe, die sich in diesem speziellen und für alle noch ungewohnten Rahmen der Hausbesuche entfalteten und auf zwölf Sitzungen innerhalb von sechs Wochen begrenzt waren. Aus diesem Kontext heraus berichte ich nun über ein Mutter-Kind-Paar, das ich nach zwei abklärenden Anmeldegesprächen zur aufsuchenden ESKP-f empfahl, und skizziere den Fortgang der manualgestützten Behandlung, die eine unserer Studientherapeutinnen im Hausbesuchssetting durchführte.

Als Erwachsenentherapeutin mit Erfahrung aus unzähligen analytischen Behandlungen im Rahmen von Langzeittherapie beschäftigt mich natürlich zweierlei: 1. Wie arbeiten wir in begrenztem Zeitrahmen mit dem sich normalerweise langsam entfaltenden Übertragungs- und Gegenübertragungsgeschehen und dem Aufbau der therapeutischen Beziehung und 2. wie zentrieren wir die Interventionen auf die Stärkung der durch die elterliche psychische Störung bedrohten Entwicklung der Eltern-Kind-Beziehung und des Kindes. An meinen Ausführungen und Kommentierungen wird zu merken sein, dass ich nach jahrelanger Erfahrung in Therapie, Beratung und Kriseninterventionen nicht zuallererst daran denke, einer Behandlung einen von vorneherein begrenzten Rahmen zu geben; und dass ich nicht grundsätzlich der Idee folge, man könne seelische Entwicklung beschleunigen oder in kurzer Zeit ausreichend festigen. Doch ich sehe bei vielen Müttern, Vätern und Kindern die großen seelischen Nöte und die diesbezüglich immer noch nicht ausreichend vorhandenen Hilfen in unserem Versorgungssystem. Häufig sind psychotherapeutische Angebote mit langen Wartezeiten auf einen Therapieplatz verbunden und die äußeren Hürden sind für Familien, die mit sehr kleinen Kindern dringend rasche psychotherapeutische Hilfe benötigen, oft kaum zu überwinden. Daher sehe ich im fokussierten Kurzzeitansatz der ESKP eine aussichtsreiche Variante, um auf frühe Entwicklungsrisiken im Sinne der Frühbehandlung und Frühprävention einzugehen. Unter entwicklungspsychoanalytischer Perspektive bietet die Behandlung im Kurzzeitsetting ein therapeutisches Beziehungsangebot, das auf sensiblem Erkennen, Benennen und Bearbeiten von aktuellen interpersonellen Konflikten zwischen Eltern und Kind basiert. Wir sprechen hier also über ein neues Behandlungsangebot für Eltern und sehr junge Kinder, das vorbereitend oder ergänzend *neben* Langzeittherapiemöglichkeiten steht. In welchen Eltern-Kind-Beziehungen die ESKP-f eine vielleicht erste oder erweiternde psychotherapeutische Hilfe in der persönlichen Entwicklung sein kann, möchte ich mit diesem Fallbeispiel ausloten. Dabei zeige ich auf, welche Perspektiven und Prinzipien meine Wahrnehmung und mein Denken fokussieren.

Zuweisungskontext und Vorstellungsgrund

Frau T. wurde von ihrer Familienhebamme auf die Möglichkeit einer Eltern-Säugling-Kleinkind-Psychotherapie aufmerksam gemacht und hat sich an die Eltern-Säugling-Kleinkind-Sprechstunde unserer Ambulanz gewandt, da sie sich überfordert fühlt, für ihren Sohn Tayo, sechs Monate, zu sorgen. Sie lebe mit dem Kind allein im vierten Stock eines Wohnblocks, ohne Aufzug, und es sei ihr körperlich unmöglich, das Kind hoch- und hinunterzutragen, wodurch sie die Wohnung kaum verlassen könne. Das Jugendamt unterstütze sie zwar, jedoch laufe die Betreuung durch ihre Familienhebamme bald aus und werde nicht verlängert. *Als ich das Anmeldegespräch übernahm, fragte ich mich sofort, ob das nicht ein »Fall für die Jugendhilfe« wäre, wie Burkhard Müller (1997) ihn klassifizierte, und eher ein Mutter-Kind-Wohnen in Betracht käme. Doch ich schob den Gedanken vorerst zur Seite, um für die Klärung frei zu sein, ob und in welcher Form dieses Mutter-Kind-Paar psychotherapeutische Hilfe braucht.*

Erstbegegnung mit Mutter und Kind in Begleitung der Familienhebamme – Initialszene im Anmeldegespräch

Die 26-jährige Mutter, Frau T., wurde von ihrer Familienhebamme zur Erstbegegnung begleitet. Diese war es auch, die den sechs Monate alten kräftigen Jungen im »Maxi-Cosi« hereinbrachte und mich als Erste begrüßte. Neben der etwa 50-jährigen großen, kräftigen Frau wirkte Frau T. mit ihrer sehr zierlichen Figur eher wie ein früh gealterter Teenager. Aus dem »Maxi-Cosi« strahlte mich ein »properes« Baby an, mit einer dunklen Hautfarbe, gekräuseltem Haar und einem »wohligen Ausdruck«. Spontan schoss mir »Kuckuckskind« durch den Kopf, wohl auch, weil die fast abgemagert wirkende Mutter selbst wie ein »aus dem Nest gefallenes Vögelchen« auf mich wirkte. *Ich nehme diesen ersten Eindruck und die sich daran anschließende Assoziation in mir auf, denn es könnte sein, dass sich in dem inneren Bild, das bei mir entsteht, eine bedeutsame Szene aus der Vergangenheit reaktiviert hat und dieser frühe Moment im Übertragungs- und Gegenübertragungsprozess schon ein verinnerlichtes, unbewusstes Beziehungsmuster zeigt, das für die Beziehung zwischen Mutter und Kind einen wichtigen Stellenwert haben könnte.* Ich hielt das »Kuckucksbild« in mir als bedeutsam fest.

Frau T. wünschte, dass ihre Familienhebamme Z. beim Erstgespräch dabeiblieb. Diese eröffnete das Gespräch mit ihrer eigenen Sorge, sie könne doch unmöglich Frau T. und das Baby »im Stich lassen«, denn Frau T. habe noch nie allein mit dem Kind das Haus verlassen. *Ich sehe das Problem, doch widerstehe ich dem Impuls, mich der Thematik konkret handlungs- und ressourcenaktivierend zuzuwenden. Mir geht es in erster Linie darum, die Problematik der aktuellen Beziehungssituation zwischen Mutter und Kind zu erfassen und diese mit lebensgeschichtlichen Hintergründen und den Beziehungserfahrungen der Mutter in Verbindung zu bringen. Zudem ist mir wichtig, das psychische Befinden von Mutter und Kind einzuschätzen. Ich achte insbesondere darauf, ob das bevorstehende Ende des Betreuungsver-*

hältnisses und das Gefühl des Überfordertseins eine Krisensituation bedeuten und wie bedrohlich diese für die psychische Stabilität und die Elternfunktion der Mutter ist.

So griff ich den Hinweis der beschwerlichen Wohnsituation sogleich auf: »Und das müssen Sie alles allein bewältigen, hilft Ihnen im Alltag niemand oder gibt es eine Unterstützung seitens des Kindsvaters oder anderer Personen?« So erfuhr ich, dass Frau T. seit dem Auszug ihrer Freundin, mit der sie nach dem Abitur zum Studium »aus dem stillen Norden in das wilde Berlin« gezogen war, die Zweizimmerwohnung allein bewohnte. Die Freundin sei »wegen eines Kerls« in eine entfernte Stadt gezogen. Die Wohnung sei sehr preiswert und sie könne sich überhaupt nicht vorstellen, sie »mit einer wildfremden Person zu teilen«. Angesprochen auf den Kindsvater machte sie eine abwehrende Bewegung. Er stamme aus Nigeria und habe sie auf der Straße, wo er Schmuck verkaufte, sehr freundlich in ein Gespräch verwickelt, aus dem mehr als diese Verwicklung entstand. Sie sei schnell schwanger geworden und er habe es, was sie überraschte, nicht auf eine »Scheinehe« abgesehen. Frau T. glaubte, dass er längst verheiratet sei und »halt alles mitnimmt, was er bekommen kann«. Sie wisse nicht, wo er jetzt lebt; er sei »untergetaucht«, kümmere sich auch nicht um Tayo, kenne ihn gar nicht. Ihr Satz »Da habe ich nun eine lebenslange Erinnerung« klang glücklicherweise nicht bitter, zumal er von einem warmen, wenn auch eher flüchtigen Blick auf ihr Söhnchen begleitet war. Trotzdem fragte ich mich, wo Frau T. mit all ihren Spannungen bleibt, dem Ärger, und was für eine (Plomben-)Funktion das Kind für sie hat. *Mir schien zudem, als fehlte mit den stützenden sozialen Beziehungen eine der wichtigen »Säulen der Identität«, wie Petzold (1992) schreibt.* Ich erfuhr, dass die alleinlebende Frau T. mehr oder weniger »Dauerstudentin« ist und bisher fast keine Prüfungen in ihrem Bachelor-BWL-Studium an einer Fachhochschule erbracht habe. Anfänglich habe sie BAföG erhalten und dann in einem Büro »gejobbt«. Frau T. lebe derzeit von einer Grundsicherung und werde zusätzlich von ihrer Mutter und Großmutter finanziell unterstützt. »Die wollen, dass ich wieder zurückkomme, aber das will ich auf keinen Fall. Das ist nicht gut für mich, das sagt jeder.« Sie wirkte matt auf mich, eine Schwere ging von ihr aus, gepaart mit einer Unruhe, fast Getriebenheit.

Während des gesamten Gesprächs, in dem sich wie beiläufig nachfolgend beschriebene anamnestische Informationen zu Lebensgeschichte, Schwangerschaft und Geburt erschlossen, hielt die Familienhebamme den

Säugling auf ihrem Schoß und beschäftigte sich mit ihm, während ich mit der Mutter sprach. *Mir schoss durch den Kopf: Was ist die wirkliche Motivation? Sollen wir eine Bescheinigung ausstellen, damit die Familienhebamme länger in der Familie bleiben kann? Mit Erleichterung stellte ich jedoch auch fest, dass sich jemand um das Baby und die Mutter kümmert und das Jugendamt involviert ist.*

Erste (schwangerschafts- und geburts-)anamnestische Daten

Frau T. wuchs als Einzelkind vorrangig bei ihrer Großmutter mütterlicherseits auf. An ihren Vater habe sie keine Erinnerungen; er sei nach der Geburt »abgehauen«, habe ihre Mutter, eine Krankenschwester, »sitzenlassen«. Diese sei wieder bei ihrer Mutter eingezogen, zumal ihr Vater schwer krank war und bald starb. Somit wuchs Frau T. in ihrer frühen Kindheit in einer Atmosphäre von Verlusten und Besorgnis auf. Ihre Großmutter habe, als Frau T. sich mit drei Jahren weigerte, in einen Kindergarten zu gehen, ihren Beruf für sie aufgegeben. »Ich war ihr Ein und Alles«, meinte sie schmunzelnd. »Sie hat mich wohl auch verwöhnt, meinte meine Therapeutin.«

Als Frau T. sich wieder einmal einer Prüfung nicht stellte und sie einen »verpflichtenden Gesprächstermin« seitens ihrer Hochschule erhielt, habe sie erstmals heftige Panikattacken erlebt. »Ich konnte mich nur noch in eine Klinik retten.« Danach habe sie auf Anraten einer Psychotherapeutin, die sie in der Klinik betreut hatte, eine tiefenpsychologisch fundierte Psychotherapie gemacht, die vor knapp zwei Jahren endete. Sie habe sich danach »schrecklich verloren gefühlt«. Sie sei kaum noch aus dem Haus gegangen. »Es war die düsterste Zeit meines Lebens.« *Es ist denkbar, dass Frau T. sich aus diesem Gefühl der Verlorenheit unbewusst in die Schwangerschaft geflüchtet hatte.*

Die Schwangerschaft erlebte die Patientin, die sich immer schon ein Kind gewünscht hatte, als »ihr Eigenstes«, wofür sie sich schnell und eindeutig entscheiden konnte. Das Geschlecht des Kindes sei ihr »egal« gewesen. Die Schwangerschaft sei unkompliziert verlaufen, dafür habe die Geburt »ewig« gedauert, sei »tierisch« gewesen. »Er wollte einfach nicht raus!« *Mir schoss durch den Kopf, wie »ausgefüllt« sie sich durch die Schwangerschaft vermutlich gefühlt haben muss, so wie es Hans Molinski (1972) bereits beschrieben hatte, und dass das »In-die-Welt-treten« und Trennungen wichtige Themen der Mutter sein könnten.* Es sei dann ein Kaiserschnitt nötig gewesen. Ihre Hebamme, die sie acht Wochen betreute, habe ihr dann die Familienhebamme »besorgt«. Anfangs seien beide Hebammen ein paarmal gemeinsam gekommen.

Psychodynamik der Eltern-Kind-Beziehung im zweiten Anmelde- und Abklärungsgespräch

Als Frau T. zur Tür hereinkommt, in schräger Haltung nach links gebeugt den »Maxi-Cosi« schleppend, der fast den Boden berührte, so, als müsse sie ihn hinter sich her schleifen, ertappe ich mich, wie ich ihr anbiete, ihn zu tragen. Sie gibt ihn mir sehr gerne, und ich bin überrascht, wie schwer Tayo ist, welche »Bürde« er mit seinem halben Jahr tatsächlich darstellt. *Auch für mich erscheint es nun unvorstellbar, dass sie ihn vier Stockwerke hochträgt. Die Falle klappt zu (Gegenübertragungsagieren).* Als ich sie frage, wie sie es hierher geschafft habe, erfahre ich, dass Frau Z. sie in ihrem Auto gebracht hat und die Stunde über im Auto auf sie warten wird.

Frau T. wickelt den eingemummelten Jungen etwas ungeschickt, aber liebevoll aus. Sie schaut mich dann fragend an, nicht wissend, wohin mit ihm, entscheidet sich dann, ihn auf die Decke auf dem Boden zu legen, und zwar so, dass er mit seinem Gesicht mir zugewandt ist. Würde er seine Mutter anschauen wollen, müsste er den Kopf zu ihr drehen. Sie drückt ihm ein Plüschtierchen in die Hand und setzt sich auf einen Sessel mir gegenüber. Während unseres Gesprächs bleibt er erstaunlich lange ruhig liegen, mich ununterbrochen anschauend. Wie von einem Sog angezogen merke ich, dass ich ihn anlächele, ihm zunicke und seiner Aufforderung »Bleib mit mir in Kontakt« nachkomme. Auf meine Frage, wie Frau T. es erlebt, wenn Tayo in eine so schnelle Zwiesprache mit mir komme, sagt sie: »Das bin ich gewohnt, er mag Menschen.« *Mir schoss durch den Kopf: »Im Gegensatz zur Kindsmutter.«* Als er, gelangweilt wirkend, etwas unruhig wird und zu »nölen« beginnt, kramt sie einen Keks hervor, den sie ihm in sein Händchen drückt. Zufrieden lutscht er daran herum, und ich weiß nun, weshalb er so »pummelig« und schwer ist. Ja, er sei ein guter Esser – im Gegensatz zu ihr selbst. Sie esse schon lange nur vegetarisch und habe sich auch in der Schwangerschaft davon nicht abbringen lassen. Sie habe ihn nicht stillen können, aber die Hebamme habe ihr alle Kenntnisse vermittelt, »wie ich ihn aufziehen muss«. Sie sei froh, Frau Z. zu »haben«. Sie wisse nun gar nicht weiter, bekomme Angst vor der Zukunft und sei froh, wenn jetzt wenigsten zweimal die Woche über sechs Wochen jemand zu ihr nach Hause komme. Aber was dann? *Mir wird klar, dass sich Frau T. von der durch die Familienhebamme vorgeschlagenen ESKP-Hausbesuchstherapie in erster Linie eine Fortführung der ihr bekannten Begleitung und für sie so wichtigen instrumentellen Unterstützung verspricht. Dies allein ist jedoch nicht das Ziel der ESKP-f. Soweit ich aus dem ersten Kontakt Einblick in die Kindheitsgeschichte von Frau T. habe, nehme ich an, dass Frau T. Schwierigkeiten damit hat, Versagungen hinreichend gut zu ertragen, und überlege, wie ich ihr vorsichtig, aber klar vermittle, welche Möglichkeiten die ESKP für sie bereithält. Dabei ist mir wichtig, auf ihre sozialphobischen Anteile einzugehen, wissend, dass die Wahrscheinlichkeit groß ist, dass sie das Angebot überhaupt ablehnen werde, wenn es nicht nur oder nicht ausreichend auf ihre vordergründigen realen Belastungen abzielt. Ich möchte erkunden, wie weit sich Frau T. darauf einlassen kann, den Blick nach innen und auf ihre persönliche Entwicklung als Mutter zu wenden. Zugleich habe ich schon im Hinterkopf, welche unserer Therapeutinnen gut zu ihr passen könnte, und vermute, dass die Supervision dieser Behandlung auch darauf ausgerichtet sein wird, sich nicht von den Alltagssorgen, dem Wohnungsproblem und den alten Problemen der Mutter einnehmen zu lassen, sich vom Sog nach »Versorge-mich« gut abzugrenzen und auf die Entwicklung der Eltern-Kind-Beziehung und Elternfunktion zu fokussieren.*

Frau T. meint spontan: »Na, ich brauche vor allem Hilfe, mehr rauszukommen.« Ich: »Sie suchen eine Begleitung fürs Draußensein! Gibt es auch etwas, worin wir Sie in der Beziehung zu ihrem Kind unterstützen können?« Abwehrend meint Frau T.: »Nee, mit Tayo läuft alles gut.« *Ich spüre, dass ich nicht zu sehr an ihrer Abwehr »kratzen« darf. Ich bin fast erleichtert, dieses sensible Gefüge gegebenenfalls in die Hände der Hausbesuchstherapeutin legen und mit dieser dann reflektieren zu können, welches Arbeitsbündnis und welchen Behandlungsfokus sie mit der Mutter in den ersten Therapiestunden entwickeln wird.* Ich sage zur Mutter: »Wenn ich richtig verstehe, ist es gar nicht so einfach, Ihnen aber wichtig, sich nach draußen zu wenden.« Frau T.: »Ja.« Ich: »Die Hausbesuchstherapie könnte Sie dabei unterstützten, mehr Sicherheit zu entwickeln, wenn Sie mit Tayo hinausgehen.« Frau T.: »Hm …« *Meine weiteren Annahmen behalte ich für mich, denn es wird dann Aufgabe der Hausbesuchstherapeutin sein, mit der Mutter gemeinsam Ziel und Schwerpunkt der Behandlung herauszuarbeiten und entsprechend verständlich auszuformulieren. Bei der Frage, ob psychotherapeutischer Behandlungsbedarf im Sinne einer Eltern-Kind-Therapie besteht, beziehe ich mich innerlich jedoch auf meine erste Hypothese, dass Frau T. in ihrer Kindheit voraussichtlich in ihren Autonomiewünschen nicht unterstützt, sondern vielleicht sogar gebremst wurde. Ihr ist vieles abgenommen worden und sie hat eventuell die damit einhergehenden normalen kindlichen Enttäuschungen nicht ertragen müssen. Auf der einen Seite erlebte sie so eine falsch verstandene »Überhöhung« ihrer Person, auf der anderen Seite wurde ihr damit aber auch die lustvolle Erfahrung »Ich pack das schon« verwehrt. Unbewusst vermittelte ihre Großmutter ihr vielleicht: »Ich allein weiß, was gut für dich ist. Ich beschütze dich vor den Gefahren der Welt, du bist zu klein dafür und bleibe das bitte auch, damit ich eine Aufgabe habe.« So musste Frau T. vermutlich die Lücke schließen, die durch den Tod ihres Großvaters entstanden war. Und sie verharrte in einem »kindlichen Zustand«, stellte sich nicht altersadäquaten Herausforderungen, wie der Bewältigung von kurzfristigen Trennungen oder anstehenden Anstrengungen.* Diesen Grundkonflikt mit der affektiven Grundsituation der Mutter und der aktuellen Beziehungssituation zum Kind in Verbindung zu bringen und mit wenigen Worten eine zutreffende, berührende und emotional zu bewältigende Formulierung dafür zu finden, die man der Mutter anbieten kann, ist – so will uns das Behandlungsmanual anleiten – Aufgabe der Fokusbildung in der ersten Behandlungsphase der ESKP-f.

In meiner Funktion als aufnehmende Therapeutin »durfte« ich in den beiden Aufnahmegesprächen in der Übertragung sozusagen »verkosten« – wie Körner (2017) es beschreibt – auf welche Weise Frau T. Beziehungssituationen herstellt. Meiner Einschätzung nach war es sinnvoll, im Rahmen eines psychotherapeutischen Beziehungsangebots aufzugreifen, was zwischen Mutter, Kind und helfenden Personen entsteht, und dies im Rahmen einer fokusbasierten Eltern-Säugling-Kleinkind-Psychotherapie im Hausbesuchssetting therapeutisch zu bearbeiten. Auf der einen Seite wird durch eine aufsuchende ESKP-f zwar die sozialphobische Seite der alleinlebenden Mutter unterstützt, auf der anderen Seite würde sie eine ESKP in einer ambulanten Praxis nicht wahrnehmen. Abzuwägen wäre ein stationäres klinisches Setting, wozu jedoch hinsichtlich der kindlichen Entwicklung bisher keine »genügend schwergewichtigen« Gründe vorliegen. Hinzu kommt, dass die Mutter sich – aufgrund ihrer Sozialphobie – keiner stationären Behandlung unterziehen würde. Die Therapeutin steht vor einem großen Dilemma: in sehr kurzer Zeit fast Unmögliches zu bewirken. Es muss ihr gelingen, dass Frau T. schnell Vertrauen zu ihr gewinnt, und den Blick der Mutter auf Tayo zu lenken, ohne dass diese auf ihn eifersüchtig wird.

Reflexion der aufsuchenden Behandlung in zwölf Sitzungen

Für die Hausbesuchsbehandlung vereinbarte die ESKP-Therapeutin mit der Mutter vorab telefonisch feste Zeiten zweimal in der Woche (montags um 11 Uhr und donnerstags um 18 Uhr). Die Sitzungszeiten konnten von dieser Mutter – im Gegensatz zu vielen anderen – leicht eingehalten werden, denn die junge Frau lebte ja mit ihrem Baby sozial isoliert – wie in einer Rückzugsburg. *Die Zeiten wurden sinnvollerweise so gewählt, dass die ESKP-Therapeutin zu unterschiedlichen Tageszeiten zum Hausbesuch kam und somit in verschiedenen Alltagssituationen, wenn möglich auch bei der Nahrungsaufnahme, beim Spielen, Wickeln oder Baden und Schlafenlegen dabei sein konnte, um zu beobachten und mitzuerleben, wie sich der interaktive Dialog und die im Aufbau befindliche Bindungsbeziehung zwischen Mutter und Kind darstellen. Insbesondere sind dabei die Prozesse von Affektabstimmung und Regulation, aber auch die Fähigkeit zur Triangulierung – hier in der Triade Mutter-Therapeutin-Kind – von Interesse und gegebenenfalls Grundlage therapeutischer Intervention.*

Überlegungen zur diagnostisch-explorativen Phase nach der dritten Sitzung

Beim ersten Hausbesuch öffnete Frau T. ihrer Therapeutin die Tür und hielt Tayo, der etwas »dösig« wirkte, auf dem Arm – er sei gerade aus dem längeren Mittagsschlaf erwacht. Die Wohnung war aufgeräumt. Tayos Bettchen stand direkt neben dem Bett der Mutter. Im Wohnzimmer lag eine Decke auf der Couch, daneben viele Spielsachen. *Als erster Gedanke schoss der Therapeutin durch den Kopf, ob Tayo sich wohl drehen und von der Couch herunterfallen könnte. Ohne das direkt anzusprechen, gestaltete die Therapeutin die erste Stunde als »Kennenlern-Spiel-Stunde« auf dem Boden, indem sie Frau T. fragte, ob es für sie in Ordnung sei, wenn sie sich alle auf den Boden setzen würden und einfach schauen, woran Tayo gerade Interesse hätte.*

Obwohl Babys sich üblicherweise mit fünf Monaten auf die Unterarme und zunehmend auf die Hände stützen können, zeigte Tayo noch nichts davon. Als er sich bemühte, sich umzudrehen, weil ihn etwas Neues auf der Decke interessierte, gab Frau T. es ihm sofort. *Die Therapeutin fragte sich, ob Frau T. ihrem Sohn die »Anstrengung« ersparen wollte, sich einen interessanten Gegenstand selbst zu »ergattern«.* Für Mutter und Baby kommentierte sie: »Ah, deine Mama hilft dir, damit du dich nicht so anstrengen musst!« *In dieser kleinen ersten Interaktionssequenz erkennen wir die Autonomie-Thematik wieder, die bereits in den Vorgesprächen angeklungen war, und beobachten, wie Mutter und Kind diese im Miteinander gestalten. In der ersten Gruppensupervision nach der dritten Sitzung nahm diese Beobachtung einigen Raum ein: Zeigt die Mutter durch ihr Verhalten gegenüber dem Kind, was sie wohl selbst verinnerlicht hat: »Das muss ich nicht selbst machen« oder »Das machen andere für mich«?* Beim gemeinsamen Spielen in den drei diagnostischen Sitzungen behielt die Therapeutin in ähnlichen Situationen eine fragende, erkundende Haltung bei. Mit kleinen Bemerkungen gewann sie Frau T. dazu, die Perspektive ihres Kindes einzunehmen und auszusprechen, was sie meint, was er gerade erleben könnte, wie sie seinen Blick versteht. »Dieser Blick eben, war das skeptisch, irgendwie irritiert, oder wie haben Sie das verstanden?« Oder: »Wenn er schon sprechen könnte, was wollte er Ihnen gerade sagen?« Wenn sie die Stimme von Tayo übernahm, indem sie für ihn sprach, griff sie auch den Affekt auf, den sie bei dem Kind wahrnahm: »Ach, Mama, nun lass mich mal allein machen!« Oder: »He, guck mal, sieh mal, was mich interessiert!« Oder: »Oh nee, jetzt redet ihr Erwachsenen schon wieder – und ich?« Oder: »Sie kennen Ihren Sohn besser und ich mag mich irren, aber kann es sein, dass er mit seinem Blick gerade mitteilte: ›Lass mich doch mal in Ruhe, ich möchte das selbst bestimmen!‹?« Aber auch: »Haben Sie eben diesen liebevollen Blick von ihm mitbekommen, wie er Sie angeschaut hat?« *Auf diese Weise erkundete die Therapeutin, wie die Mutter über ihr Kind denkt und wie sie es »liest« und versteht und wie sie auf die Sichtweisen reagiert, die von der Therapeutin eingebracht werden. Innerlich war die Therapeutin darauf eingestellt, die Interaktionsthematik mit den persönlichen Themen der Mutter in Verbindung zu bringen. Die Verbindung sah sie darin, »Lebensraum« zu entdecken, zu erkunden und sich zu bemühen, die eigene Lage zu verändern, zu erweitern.*

Die vorsichtige Psychoedukation zur Neugier des Kindes und der Bedeutsamkeit elterlichen Zutrauens für Weiterentwicklung verbanden sich in den ersten Sitzungen mit Gesprächen über die Situation und die »inneren Spielräume« der Mutter. *Die Therapeutin beschäftigte die Frage, wie Mutter und Kind aus der »Enge ihrer Rückzugsburg« heraustreten könnten. Sie machte sich Sorgen, dass Frau T. ihre eigenen verinnerlichten Erfahrungen ungefiltert an Tayo weiterreichen könnte, wenn sie ihr »verkrustetes Muster«, das ihrer Sozialphobie zugrunde lag, nicht zu verändern vermöchte und Tayo weiterhin nicht die Gelegenheit hätte, anderen Menschen und Situationen zu begegnen. In der Supervision nach der dritten Sitzung wurde deutlich, wie sehr sich die Therapeutin von dem »Phlegma« (wie sie es nannte) von Frau T. unter Druck gesetzt fühlte. Sie spürte, dass die Zeit von sechs Wochen nicht ausreichen würde, die Grundpro-*

blematik der Mutter zu verändern. Würde sie sich ausschließlich auf den Ausbau »innerer Spielräume« zentrieren, so würde der Entwicklungsprozess schon ein Mehrfaches an Zeit erfordern. Die Therapeutin merkte, wie sehr sie darauf achten musste, ihren Druck nicht an die Mutter »weiterzureichen«, und blieb in den ersten drei Sitzungen dabei, »geistigen Lernraum« und Perspektiverweiterung in Bezug auf das Kind anzubieten. »Was meinen Sie, wie würde Tayo auf andere Kinder reagieren?« Oder: »Was würde Tayo dazu sagen, wenn Sie ebenerdig wohnen und jeden Tag zum Spielplatz gehen würden?«. *»Über die Bande« spielte die Therapeutin auf das mütterliche Thema der Einengung und Sozialphobie an und darauf, was dies für ihren Sohn bedeutet. Wenn es der Mutter schwerfiel, der Einladung zu folgen und gemeinsam darüber nachzudenken, wie das schwer zu lösende Problem des »Nach-draußen-Gehens« bewältigt werden könne, sprach die Therapeutin Ausflüchte der Mutter sofort an.* »Wenn wir über das Thema ›Rausgehen‹ sprechen, kommt es mir so vor, als wollten Sie schnell aus dem Boot aussteigen, in das wir gerade gemeinsam eingestiegen sind. Als wäre da der Wellengang zu hoch.« *Sie kam sich dabei vor, als würde sie einen »Stier bei den Hörnern« packen, aber für das direkte Ansprechen in Bildern war Frau T. erstaunlich aufnahmebereit. Vermutlich spürte Frau T., dass die Therapeutin ihr und ihrem Säugling zugewandt und ernsthaft bereit war, sie in ihrem Entwicklungsprozess zu unterstützen.*

Wenn es angebracht erschien, regte die Therapeutin die Mutter an, sich zu vergegenwärtigen, wie es ihr wohl selbst als Kind in Situationen ergangen wäre, die sie jetzt mit Tayo erlebte, insbesondere wenn Tayo sein Interesse zeigte, selbstbestimmt zu handeln. Als die Therapeutin bei Frau T. einen Anflug von Ärger zu verspüren meinte, ergänzte sie: »Oje, ich glaube, eben habe ich Sie womöglich mit meinem Satz bedrängt.« In solchen Situationen zeigte sich im Gesicht von Frau T. eine Mischung von Überraschung und etwas Rest-Ärger. Nach und nach konnte sie aber auch darüber lächeln, wenn die Therapeutin wieder einen »Vorstoß« in Richtung Selbstbestimmung unternahm. Sich selbstinitiativ und nicht ausschließlich als ein fremdbestimmtes Wesen erleben zu können, eigenständig zu werden, die nötige Frustrationstoleranz zu erwerben, dass es erlaubt ist, neue Verhaltensweisen auszuprobieren, ohne dass man Angst haben muss, alleingelassen zu werden, das alles wurde in den ersten Gesprächen »besprechbar«. Über die *scheinbar psychoedukative Ebene sprach die Therapeutin zugleich die innere Situation der Mutter an, deren frühe Entwicklung wenig eigenständig verlaufen konnte.*

Frau T. erzählte dazu, dass ihre Schulzeit sehr schwierig gewesen sei. Ihre Oma habe sie lange zur Schule gebracht, wo sie sich sehr unwohl gefühlt habe.

Sie sei nie richtig in die Klassengemeinschaft aufgenommen worden. Später sei sie »gemobbt« worden. In ihren Augen sei das aus Neid der anderen geschehen, da sie der Liebling der Klassenlehrerin gewesen sei. Sie habe zu Anfang leicht gelernt, sich nie anstrengen müssen, um Dinge zu behalten. Das sei im Gymnasium anders geworden. Sie sei nicht so ehrgeizig wie andere in der Klasse gewesen, ihre Leistungen hätten sich dann nur im »mittleren Bereich« bewegt. So richtig habe sie nicht gewusst, was sie nach dem Abitur machen sollte. Ihre Großmutter, die früher in der Buchhaltung gearbeitet hatte, habe ihr zu dem BWL-Studium geraten. Das mache aber keinen Spaß, zumal sie sich dort auch nicht aufgehoben fühle. Sie sei lange nicht mehr in irgendein Seminar oder eine Vorlesung gegangen. »Ich musste ja auch jobben.« *Mangels eigener Absichten und Ziele übernahm Frau T. vermutlich den großmütterlichen Auftrag, dass aus ihr »etwas Besonderes« werden müsse – ein Studium, obwohl niemand bisher in der Familie studiert hatte. Aber sie hatte nicht gelernt, sich anstrengenden, langweiligen Aufgaben zu stellen, sondern stattdessen eine »Verweigerungshaltung« entwickelt, voller subtiler Aggressionen. Wir sehen darin eine stark verzögerte Individuierung, eine Abhängigkeitsbeziehung und die Unfähigkeit, sich um ihre eigene Entwicklung zu kümmern (Sozialphobie mit Panikattacken und Arbeitsstörungen).*

Einschätzung des elterlichen Strukturniveaus

Grob eingeschätzt lässt sich sagen, dass Frau T. sich vor allem wegen ihrer hohen Abhängigkeit von ihren Bindungspersonen, ihrer eingeschränkten Autonomie- und Identitätsentwicklung sowie ihrer Schwierigkeit zu triangulieren auf einem mäßig bis gering integrierten Strukturniveau befindet. Dafür sprechen ihr großer Wunsch nach Versorgung, ihr bedürftiges und leicht kränkbares Selbst. Die inneren Bilder von Personen sind auf wenige Muster eingeengt und der psychische Binnenraum ist weniger gut entwickelt. Es besteht die Neigung, Konflikte interpersonell statt intrapsychisch zu erfahren. Frau T. hat Schwierigkeiten, auf andere Menschen zuzugehen und mit ihnen zu kommunizieren. Konflikte werden von ihr als bedrohlich erlebt und vermutlich erlebt sie ihre Affekte als »anstürmend«, nicht leicht zu handhaben. Ihre Empathiefähigkeit erscheint hinreichend gut.

Auf diesem Strukturniveau besteht eine zentrale Angst darin, wichtige Objekte zu verlieren bzw. von dem gewährenden Objekt verlassen zu werden, aber auch Angst vor eigenen heftigen Impulsen, dem Verlust von Kontrolle und Steuerung. Auf diesem Niveau kann zudem auch Angst vor gnadenlosen inneren und äußeren Objekten, vor vernichtender Kränkung vorhanden sein. Bei der Wahl der geeigneten therapeutischen Herangehensweise ist daher zu bedenken, dass zu stark unbewusste Aspekte nicht angesprochen werden können, um Hilfesuchende nicht zu überfordern.

Adaptive Qualität der Eltern-Kind-Beziehung anhand der DC:0–5-Kriterien

Nach den ersten drei explorativ-diagnostischen Sitzungen zog die Therapeutin ihr Resümee und dokumentierte anhand der Kriterien des multiaxialen Diagnosesystems DC:0–5 (Dokumentationshilfe siehe Anhang), wie sich die seelischen Entwicklungsbedingungen des Kindes aus ihrer Sicht darstellen.

Tayo wirkt auf den ersten Blick wie ein ausgeglichenes Baby und zeigt mit seinen sechs Monaten keine seelischen oder körperlichen Auffälligkeiten oder Symptome. Jedoch geht auch etwas Phlegmatisches von ihm aus, und er erscheint wenig neugierig auf die Welt ausgerichtet zu sein. Seine Hauptbezugsperson ist die Mutter, die weitgehend in der Lage ist, seine Versorgung sicherzustellen, seine körperliche Unversehrtheit gewährleistet, wenngleich sie auch wenig Struktur und Routinen im Alltag bietet, kaum mit ihm das Haus verlässt, um an die frische Luft zu gehen, sowie die Neigung hat, ihn mit »Leckereien« ruhig zu stellen. Das Baby lebt mit der alleinstehenden Mutter sehr zurückgezogen, erfährt wenig soziale Anreize von außen und ist kaum in Triangulierungsprozesse eingebunden. Frau T. ist an ihrem Sohn interessiert, wobei auffällt, dass sie seine Signale und emotionalen Bedürfnisse nicht immer richtig versteht. Im gemeinsamen Spiel sind Tayo und seine Mutter nicht durchgehend aufeinander abgestimmt, die Mutter ist geneigt, ihm im Sinne eines Funktionalismus Lernerfahrungen »überzustülpen«. Es scheint ihr schwerer zu fallen, sich in ihr Kind wirklich einzufühlen, und anstelle dessen projiziert sie ihre Wünsche in ihn. Ein unterschiedliches Erleben zuzulassen, fällt ihr schwer, das heißt, sie kann Ambivalenzen in der Beziehung zwischen sich und dem Kind kaum tolerieren. Es entsteht der Eindruck einer großen Unabgegrenztheit zwischen Mutter und Kind, so als sei Tayo eine ausschließliche Erweiterung ihrer selbst im Sinne einer zu großen Symbiose, bei der er vor allem emotional seine Mutter »füttern« soll. Die Gefahr besteht, dass sie ihm früh eine »Caretaker«-Position zuweisen könnte. Aus diesen Überlegungen heraus, insbesondere aufgrund der sich andeutenden Rollenumkehr, stuft die Therapeutin die adaptive Beziehungsqualität zwischen Frau T. und Tayo auf »Level 2« ein, was so viel bedeutet wie: angespannte bis besorgniserregende Beziehung. Aufgrund der eingeschränkten sozialen und familiären Integration des Mutter-Kind-Paares kann die adaptive Qualität des Fürsorgeumfeldes nicht bewertet werden. Als »schützender Puffer« fungierte vor Behandlungsbeginn die Familienhebamme, darüber hinaus hat das Mutter-Kind-Paar wenig Ressourcen, um mit psychosozialen Stressoren umzugehen; diese bestehen insbesondere in der Wohnsituation, den persönlichen Schwierigkeiten, das Studium abzuschließen (vermutlich eine psychische Arbeitsstörung) und einen Berufsabschluss anzustreben, der Angewiesenheit auf Sozialleistungen, dem Armutsrisiko und der Sozialphobie der Mutter.

Fokusbildung

Nach der dritten Sitzung stellte die Therapeutin den Fall in der Gruppensupervision vor, sodass wir im Sinne einer kleinen »Fokuskonferenz« gemeinsam überlegen konnten, welcher zentrale interpersonelle Konflikt zwischen Mutter und Kind in der Behandlung aufgegriffen werden sollte. Uns beschäftigte die Frage, was es für das Kind bedeuten wird, in einem zu engen Kokon mit der Mutter zu verbleiben, sodass eine Triangulierung für Tayo schwer möglich sein wird. Er hat von seiner Mutter einen nigerianischen Namen bekommen, der bedeutet: »geboren zum Glücklichsein«. Seine alleinerziehende Mutter kann ihren Alltag und Rhythmus völlig ungestört von den Bedürfnissen eines Dritten in symbiotischer Weise auf das Baby ausrichten. Wie das häufig in dieser Konstellation der Fall ist, zeigt Tayo keine »lärmenden« Symptome. Aber es entstand der Eindruck, dass Tayos frühe Lebensaufgabe darin bestand, für seine Mutter da zu sein, wie sein Name schon sagt, und ihrem Leben einen Sinn und Halt zu geben. Im Sinne einer *transgenerationalen Transmission* übernimmt Tayo vermutlich das von Frau T. verinnerlichte Muster »für jemanden da zu sein, so wie ihre Großmutter es für sie selbst war«.

In der Gruppensupervision wurde als erste psychodynamische Arbeitshypothese der Autonomie-Abhängigkeitskonflikt – »Gib mir einen Sinn im Leben, fülle mich aus, lass mich nicht allein.« – herausgearbeitet. Dieser zeigte sich bereits im ersten Anmeldegespräch: Hier wurde deutlich, dass Frau T. ihre Familienhebamme Frau Z. womöglich unbewusst veranlasst bzw. verleitet hat, kollusiv in die frühere Rolle der Großmutter zu schlüpfen. Sie hatte sogar fast alle ihre anderen Patientinnen zugunsten von Frau T. aufgegeben, wie im Kuckucksbild »rausgeschubst«. In der Beziehung zu ihrem Söhnchen zeigte sich dies unter anderem darin, dass

Frau T. ihrem Sohn keinen genügend großen Entwicklungsraum anbot. Auf der einen Seite handelte sie für ihn – bevor er überhaupt von sich aus selbstregulatorisch reagieren konnte – und bot ihm Dinge an, von denen sie meinte, dass er sie wolle, was nicht immer zu stimmen schien. Auf der anderen Seite übersah sie deutliche Signale von ihm, da sie zu sehr mit Eigenem beschäftigt war. So entschied sich die Therapeutin, die fokussierte Intervention an folgenden Fokalsätzen auszurichten.

Fokus Mutter: »Du bist mein Ein und Alles. Aber ich habe Angst, es allein nicht zu schaffen. Ich brauche jemanden, der mich unterstützt, damit ich mich um dich kümmern und in die Welt hinausgehen kann.«

Fokus Kind: »Ich will Anregungen erhalten, affektiv gespiegelt werden, in meinem Sosein erlebt werden, die Welt lustvoll erkunden dürfen. Ich will nicht für meine Mama leben, ich will eigenständig sein dürfen.«

Arbeitsblätter zur Formulierung eines Struktur- oder Konfliktfokus für diesen Fall

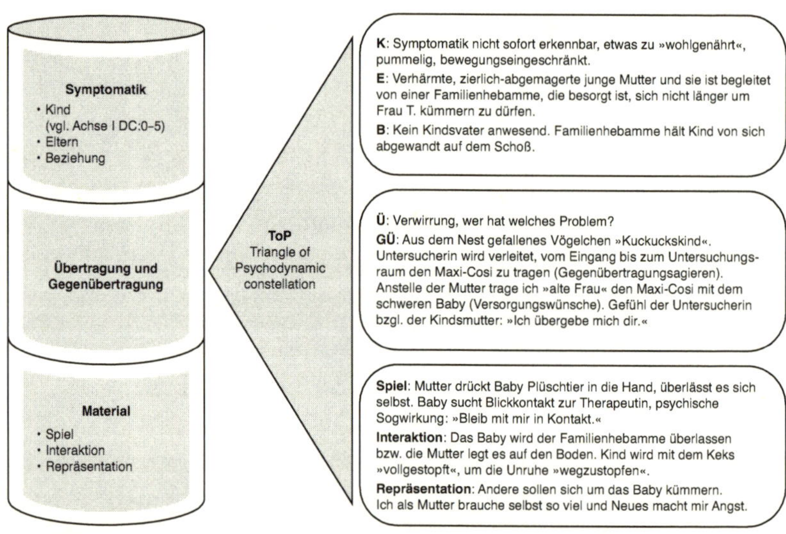

Abbildung 4: Arbeitsblatt 1 – Triangle of Psychodynamic Constellation (ToP) in der besonderen klinischen Situation der ESKP-f – Aktualkonflikt aus Behandlungssicht für den Fall »Das Kuckuckskind«

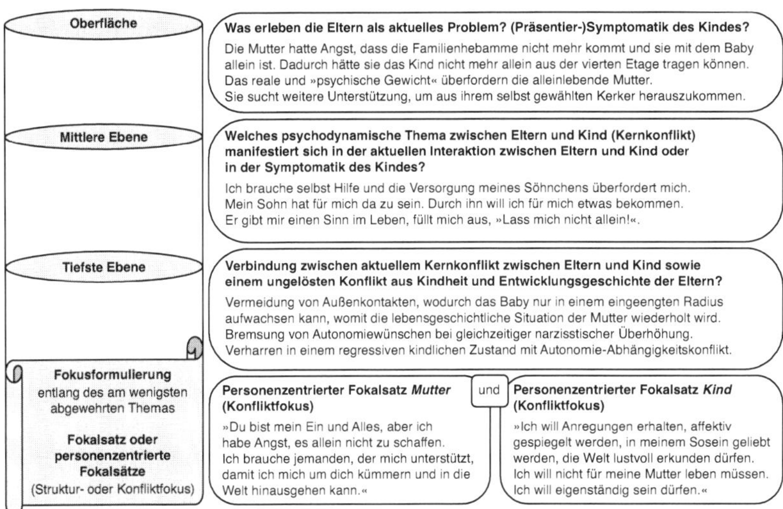

Abbildung 5: Arbeitsblatt 2 – Formulierung eines Fokalsatzes oder mehrerer personenzentrierter Fokalsätze für den Fall »Das Kuckuckskind«

6.2 Das verhungerte Mädchen

Franziska Schlensog-Schuster

Die Arbeit mit Säuglingen und Kleinkindern mit Fütterstörungen erfordert immer eine interdisziplinäre Vernetzung, die somatische und psychotherapeutische Besonderheiten zur sicheren Behandlung der betroffenen Familien integriert. Aus diesem Grund wurde in Leipzig ein ganzheitliches Therapiekonzept entworfen, das im ambulanten, teilstationären und stationären Sektor der Eltern-Kind-Einheit Anwendung findet. Diese Eltern-Kind-Einheit wird chef- und oberärztlich von der Klinik für Kinder- und Jugendmedizin und der Klinik für Psychiatrie, Psychotherapie und Psychosomatik des Kindes- und Jugendalters am Universitätsklinikum Leipzig geleitet. Initial stellen sich die betroffenen Familien in der Notfallsprechstunde der Eltern-Kind-Einheit vor. Dort werden sie von Fachärztinnen und Fachärzten für Kinder- und Jugendmedizin mit kinderpsychiatrischer sowie psychotherapeutischer Expertise auf diesem Feld gesehen. Nach dem Ersttermin erfolgt eine gemeinsame oberärztliche Supervision, um die weitere Diagnostik- und Behandlungsplanung für die betroffenen Kinder und deren Eltern zu besprechen.

In diesem Kapitel möchte ich einen Fall aus dieser Sprechstunde darstellen, den ich selbst aufgrund der von den Eltern subjektiv erlebten Bedrohung des Kindes initial gesehen habe und im späteren Verlauf als oberärztliche Supervisorin im ambulanten und stationären Setting betreute. Wegen der hohen Dringlichkeit der elterlichen Schilderungen und ihrer berührenden Bitten wurde die Familie in meine Sprechstunde eingeplant, da in der Akutsprechstunde kein Notfalltermin mehr frei gewesen war.

Zuweisungskontext und Vorstellungsgrund

Weinend rief der Vater eines zwölf Wochen alten Mädchens in der Sprechstunde der Eltern-Kind-Einheit an und bat die Sprechstundenkoordinatorin um einen Akuttermin, da sie »verzweifelt seien und so nicht mehr leben könnten«. Die Kinderärztin habe den Eltern empfohlen, sich an unsere Eltern-Kind-Spezialambulanz zu wenden. Die Sprechstundenkoordinatorin suchte verzweifelt nach einem Notfalltermin und konnte in der aktuellen Woche keinen mehr finden. Sie bat mich, diese Familie in meine Sprechstunde einbestellen zu dürfen, da eine andere Familie abgesagt hatte. Im Rahmen des am Folgetag stattfindenden Sprechstundentermins berichteten beide Eltern, dass das Mädchen seit der fünften Lebenswoche schlechter trinke. Anfangs sei sie gestillt worden, seit der achten Lebenswoche habe die Kindsmutter Muttermilch abgepumpt und per Flasche gefüttert, was initial »gut gegangen sei«. Nachdem der Kindsvater die Elternzeit beendet habe, sei das Trinken schlechter geworden. Aktuell trinke die Kleine nur noch im Halbschlaf oder Schlaf, hauptsächlich nachts. Tagsüber gebe es Phasen von mehr als zehn Stunden, in denen sie die Nahrung verweigere. Sie drehe dann ihren Kopf, schließe den Mund, spucke die Flasche aus oder lasse die Milch einfach herauslaufen. Auch Erbrechen trete etwa zweimal pro Woche auf, in den letzten Wochen habe sie sogar vier- bis fünfmal schwallartig während des Trinkens erbrochen. Aus Sicht der Eltern hat sie ständig Hunger, sucht ständig die Brust, obwohl sie nicht mehr gestillt wird, und trinkt trotzdem nicht aus der Flasche. »Keiner hilft uns und versteht uns.« Bei den beiden älteren Geschwistern, die zum Vorstellungszeitpunkt drei und fünf Jahre alt waren, seien diese Phasen ähnlich aufgetreten, aber spontan sistiert.

Erstbegegnung und initiale Szene

Während seiner Schilderungen läuft der Kindsvater mit seiner zwölf Wochen alten Tochter im Tragetuch im Untersuchungsraum herum, schaukelt ständig, weint selbst oder streichelt zärtlich ihren Kopf. Das Mädchen schaut mich mit offenen Augen an, wirkt auf mich *neugierig, wie völlig unbeeindruckt von den elterlichen Gefühlen und blickt mir in die Augen. Ich frage mich, warum ich mich ruhig und unbesorgt fühle bei all diesem Druck um mich herum, und spüre den Impuls, die Eltern wieder wegzuschicken, als wäre ihre Not nicht wahrnehmbar.* Beide Eltern flehen mich an und bitten dringend um eine stationäre Aufnahme. *Das Weinen des Vaters mit dem Kind im Tragetuch berührt mich tief und erst jetzt kommt seine Verzweiflung wie in Zeitlupe bei mir an. Ich schaue ihn an, blicke zu dem Mädchen und denke, hier passt etwas nicht. Ich sehe ein gut gediehenes Mädchen mit rosigen Wangen im Tragetuch vor mir, das mich neugierig anschaut, dahinter stehen die weinenden Eltern, panisch anmutend – fast irreal. Ich versuche, in Ruhe über diese unterschiedlichen Gefühlslagen (innere Ruhe versus Bedrohungserleben der Eltern; Todesängste versus gutes kindliches Gedeihen; Verzweiflung versus Hoffnung) in mir nachzudenken. Ich nehme die Ängste beider Eltern um das Überleben des Säuglings in mich auf, versuche dafür Worte zu finden, den Druck zu benennen, aber gleichzeitig mein subjektives Empfinden, dass dieses Kind ausreichend ernährt und nicht vom Tode bedroht ist, in mir zu halten. Ich habe Angst, die Eltern würden sich wie bei den anderen Kollegen nicht verstanden und weggeschickt fühlen.* Die Eltern schildern erneut, dass sie wüssten, dass ihr Kind ein gutes Gewicht habe, aber sie »können nicht mehr so weiterleben und sie können es auch nicht mehr allein lösen«. *Der Raum ist gefüllt mit archaischen Ängsten, die durch Tod und Verlust charakterisiert sind, aber mit dem realen Kind im Raum wenig zu tun haben und erst verstanden werden müssen.* Deshalb fand schon am nächsten Tag die stationäre Aufnahme in der Eltern-Kind-Einheit statt.

Erste schwangerschafts- und geburtsanamnestische Daten

Es war das dritte Kind der Eltern. Erst kurz vor der Geburt zogen sie in die Heimatstadt der Kindsmutter. Bis zum Vorstellungszeitpunkt war der Kindsvater damit beschäftigt gewesen, sich in dieser neuen Stadt und seiner neuen Lebensrealität zurechtzufinden. Er habe sich jetzt einen Jungen gewünscht. Bei den vorherigen Schwangerschaften sei es ihm »egal« gewesen. Die Mutter sei wie immer schnell schwanger geworden und habe während der Schwangerschaft noch arbeiten wollen. Jedoch habe der Gesetzgeber ein Beschäftigungsverbot für Schwangere während der Coronapandemie erteilt. Deshalb habe sie schon in der Frühschwangerschaft »zu Hause gesessen, nichts zu tun gehabt und sich nutzlos gefühlt«. Die Arbeit habe ihr immer viel Spaß gemacht und »Halt gegeben«. Neben dem Beschäftigungsverbot der Kindsmutter sei die Schwangerschaft durch verschiedene Risikofaktoren belastet gewesen (Blutungen in der achten Schwangerschaftswoche [SSW], bakterielle Infektion in der 14. SSW, mangelhafte intrauterine Versorgung in der 21. SSW, vorzeitige Wehen in der 32. SSW).

Die Geburtssituation sei »nicht wie geplant verlaufen«. Die Entbindung erfolgte in der 39+6. SSW nach einer Einleitung durch Kaiserschnitt mit einem guten Geburtsgewicht. Am vierten Lebenstag der Tochter sei die Familie entlassen worden, habe sich aber an ihrem sechsten Lebenstag wegen vermehrten Zitterns und krampfartigen Zuckens beider Extremitäten des Kindes im Schlaf erneut in der Notaufnahme unserer Klinik vorgestellt. Das Mädchen habe nach der Geburt 300 Gramm abgenommen, aber am sechsten Lebenstag schon wieder 100 Gramm zugenommen. In den Laboruntersuchungen auf der neonatologischen Intensivstation zeigten sich keine Auffälligkeiten in der Stoffwechseldiagnostik oder in den Elektrolyten. Das EEG und der Ultraschall vom Schädel waren unauffällig. Bei gutem Trinkverhalten konnte die Patientin schon am zweiten Tag nach der Aufnahme wieder entlassen werden. Im ersten Lebensmonat kam es zu einer guten Adaptation des Mädchens und des Stillens, aber durch den Wiedereintritt des Kindesvaters in seine Arbeitswelt in der fünften Lebenswoche des Mädchens habe eine deutliche Verschlechterung der Füttersituation und des Stillens stattgefunden. Deshalb wechselten die Eltern auf Flaschennahrung und wieder auf das Stillen zurück.

Indikation und Setting

In der somatischen Diagnostik zeigten sich keine Unverträglichkeiten, die Entwicklungsdiagnostik war völlig unauffällig und auch in der Gewichts- und Längenentwicklung zeigten sich keine Auffälligkeiten. Die im stationären Setting durchgeführte Psychodiagnostik ergab aber ein erhöhtes elterliches Belastungserleben, insbesondere in Bezug auf die elterliche Bindung, ihre soziale Isolation, das elterliche Kompetenzerleben sowie Gesundheit, persönliche Einschränkungen und die Partnerschaftsbeziehung. Nach den Kriterien des DC:0–5 (Gontard & Zero to Three, 2019) wurde bei dem Mädchen eine Essstörung mit Einschränkung der Nahrungsaufnahme (Achse I; 60.6) diagnostiziert. Die Beziehungsqualität (Achse II) wurde sowohl für die Eltern-Kind-Beziehung als auch für das Fürsorgeumfeld als »angepasst« (Level 2) bewertet. Es lagen keine körperlichen Diagnosen (Achse III) vor. Als psychosoziale Stressoren (Achse IV) wurde der während der Schwangerschaft aufkommende elterliche Stress dokumentiert. Im Hinblick auf die soziale, sprachliche, kognitive und körperliche Entwicklung war das Mädchen altersgemäß gut entwickelt. Dennoch zeigten sich die emotionalen Kompetenzen des Mädchens nur unbeständig, zum Beispiel nahm sie manchmal keinerlei Blickkontakt zur Untersucherin auf, sie interessierte sich nicht für Anwesende oder ignorierte die Kindsmutter und die Therapeutin.

Aufgrund der Gesamtkonstellation und des starken Wunsches der Kindseltern ergab sich die Indikation zu einer stationären ESKP-f.

Erfahrungsgemäß sind Fütterstörungen immer gefüllt mit bedrohlichen Gegenübertragungsphänomen, zum Beispiel Todesängste, Verlustängste, Angst vor dem Verhungern des Babys, die es wichtig erscheinen lassen, die somatischen Befunde genau zu evaluieren. In diesem Fallbeispiel hätte die sehr gute Gewichts- und Längenentwicklung auch eine ambulante Behandlung gerechtfertigt, aber die Behandlerinnen und Behandler hätten die Not der Eltern und die unphysiologischen Nahrungspausen von mehr als zehn Stunden in diesem jungen Lebensalter »aushalten müssen«. Da die Patientin zum Vorstellungszeitpunkt erst zwölf Wochen alt war, erschien die Option des ambulanten Settings als zu fragil. Die ESKP-f im Umfang von zwölf Eltern-Kind-Psychotherapiesitzungen à 50 Minuten fand daher anfangs stationär und in der zweiten Hälfte ambulant statt.

Therapiephasen der ESKP-f

Diagnostisch-explorative Phase – Sitzungen 1 bis 3

Die Familie wurde einen Tag nach der ambulanten Vorstellung zur stationären ESKP-f aufgenommen. Die Kindsmutter bat um die Mitaufnahme des Kindsvaters, da sie »es allein sonst nicht schaffen würde«. In den ersten Tagen hielt sich die Familie fast nie außerhalb ihres Zimmers auf, nahm Hilfsangebote des Pflege- und Erziehungsdienstes (PED) kaum an, verhielt sich unauffällig und wollte eigentlich ihr »eigenes Leben« weiterleben. Verschiedene Angebote wurden gemacht, wie zum Beispiel gemeinsames Kochen, Begleitung des Fütterns durch den Logopäden oder Kennenlerngespräche mit dem PED. *Alles war nicht richtig, alles wirkte nicht passend und im Team kam ein großer Druck auf, wie man dieser Familie wohl helfen könnte. Das Türschild, das dazu diente, den Schlaf des Kindes nicht zu stören, klebte wie eine Sperre zwischen der Welt der Station und der Welt der Familie, und wir wussten nicht, wie wir eine Verbindung zur Familie aufbauen können.* Gleichzeitig kam im Team das Gefühl auf, dass die Familie hier nicht richtig sei und vielleicht auch wieder entlassen werden könnte. *Als würden wir sie wieder rauswerfen, ihnen keinen Platz geben können, sie nicht aufnehmen wollen.*

In der Supervision schilderte die Therapeutin unter großer Not, dass das Mädchen über Stunden nichts esse, dass sie immer Hunger habe, dass sie nur im Halbschlaf trinke. Sie sitze in den Therapiestunden daneben und sehe, wie die Eltern versuchen, das Kind zu füttern, dieses aber nichts zu sich nehme. *Wir fühlten uns alle hilflos, wussten nicht, was passen könnte, waren gleichzeitig wütend. Angestrengt, aber auch etwas beschämt, schilderten einige Mitarbeiterinnen, dass es so unfair für die Eltern sei, dass die Patientin nicht esse, obwohl sie ihr das Beste gäben. Das gleiche Gefühl kam im Team auf, das sich anstrengte, um Kontakt bemühte und sich unfair behandelt und abgewiesen fühlte, als würde es immer nur das Falsche anbieten, als würde es die falsche Nahrung geben und habe nichts Richtiges zur Verfügung.* Ich habe es als konkordante Gegenübertragung verstanden. Auffällig war, dass im stationären Setting nur der Vater das Mädchen herumtrug und die Mutter einzig mit dem Füttern des Kindes beschäftigt war, sie aber dabei nie auf ihren Schoß nahm oder sich ihr körperlich näherte.

Als Team spürten wir eine große Unruhe, die uns die Klarheit nahm und unser Denken hemmte. Wir überlegten gemeinsam, wie emotionales Denken wieder möglich werden könnte und wie wir den Eltern helfen könnten, aus diesen panischen, ängstlichen Zuständen herauszufinden. Mir half als Supervisorin folgendes Zitat:

> »Was erblickt das Kind, das der Mutter ins Gesicht schaut? Ich vermute, im Allgemeinen das, was es in sich erblickt. Mit anderen Worten: Die Mutter schaut das Kind an, und wie sie schaut, hängt davon ab, was sie selbst erblickt [...]. Was ich meine, wird noch deutlicher, wenn ich direkt die Frage stelle, was ein Kind im Antlitz einer Mutter erblickt, das ihre eigene Stimmung oder – noch schlimmer – die Starrheit ihrer Abwehr widerspiegelt! [...] Sie schauen – und sehen sich selbst nicht wieder« (Winnicott, 1971 [1967], S. 129).

Was erblickte wohl das Mädchen in den Augen seiner Eltern? Ihre Panik, ihre Angst, ihre Ratlosigkeit, ihre Hilflosigkeit oder mütterliche Ablehnung? Und was vermittelten ihr anfangs unsere Augen?

Deshalb bestand unsere anfängliche Hauptarbeit darin, die schmerzhaften, von den Eltern teils abgewehrten Affekte der Hilflosigkeit und Angst, des Abgewiesen- und Unwillkommen-Seins sowie unser Unwissen darüber, was helfen könnte, auszuhalten. Ich glaubte als Supervisorin, dass diese innerpsychische Arbeit die erste Gemeinsamkeit – das erste gemeinsame Arbeiten – zwischen den Eltern und dem Team war. Als Nächstes versuchten wir diese schmerzlichen Gefühle sozusagen mental zu verdauen und fokussierten uns auf die Notwendigkeit der Entschleunigung, um wieder ruhig fühlen und denken zu können (Datler, 2009). Besonders im ersten Drittel der Therapie verführen Fütterstörungen zum sofortigen Reagieren, Agieren und Überreagieren, da wir Behandlerinnen und Behandler diesen schwierigen Affekten ausgeliefert sind und besonders in ärztlicher Funktion auf das schnelle Anbieten von Therapiemöglichkeiten sozialisiert sind. Leider bewirken diese frühen Interventionen aus unserer bisherigen Erfahrung häufig nur wenig Besserung und können auch kritisch als ausagierte Gegenübertragung gedeutet werden. Deshalb ist es so wichtig, bereits in der Diagnostikphase eine psychodynamische Idee zu entwickeln, die in den familiären Kontext eingebettet ist. Besonders im Rahmen der Kurzzeittherapie benötigen wir schnell einen Raum, der es uns ermöglicht, das Material sich entfalten zu lassen, aber auch zügig einen Fokus zu finden und zu formulieren. Dieser sollte bestenfalls nach der dritten Therapiestunde dem Kind sowie der Familie erlebnisnah und in verdaulicher Form mitgeteilt werden, um einen Arbeitspfad für die nächsten Therapiestunden zu erhalten. In den darauffolgenden Wochen kann dies kontinuierlich um noch fehlende Aspekte der somatischen und kinderpsychiatrischen Diagnostik sowie der elterlichen Lebensgeschichte vervollständigt werden. Gleichzeitig überlegten wir, wie das Team seine eigene familienspezifische therapeutische Haltung entwickeln kann, um an dem gleichen Fokus zu arbeiten und wieder Einfluss auf den therapeutischen Prozess ausüben zu können. Diese behandlungstechnische Problematik stellte uns vor die Aufgabe, die sehr archaisch anmutenden Gegenübertragungsphänomene (Hilflosigkeit, Angst, Abgewiesen-Sein und Unwillkommen-Sein) in uns aufzunehmen, ohne sie auszuagieren, aber gleichzeitig der Familie einen inneren sowie äußeren klaren Rahmen anzubieten (z. B. sich trotz Abweisung als hilfreich zu empfinden, da man verlässlich da ist, aber noch nicht genutzt werden kann; Festlegen von gemeinsamen Mahlzeiten). *Ich habe in den Supervisionen immer wieder dazu aufgerufen, sich die elterliche Innenwelt vorzustellen und sich im Sinne eines konkordanten Gegenübertragungsphänomens zu vergegenwärtigen, welche ähnlichen Gefühle die Eltern vermutlich in sich trugen: eigentlich als Eltern hilfreich sein zu wollen und zu müssen, sich aber aktuell nur hilflos und insuffizient zu fühlen, weil sie dieses Kind vermeintlich nicht versorgen können.* Ich versuchte, diese Ängste und Zweifel auszusprechen, genauer zu benennen, mit dem Ziel, dass diese primitiven Gefühle erträglicher und somit verdaulicher werden. Am Ende der Behandlung habe ich die Nahrungsverweigerung der Patientin als Schutz vor den intrusiven Aspekten der elterlichen Vorgeschichte verstanden, die das Kind nicht aufnehmen konnte und die »keinen Zutritt« zu ihm erhalten haben (Williams, 1997). G. Williams nannte diesen Vorgang, der dazu dient, sich vor den gewaltsamen Projektionen von überwältigender Angst und Verzweiflung der Eltern zu schützen, »Kein Zutritt«-Abwehr.

Fokussierte Intervention im stationären Setting – Sitzungen 4 und 5

Die Eltern spuckten uns auch im Verlauf des stationären Aufenthaltes immer wieder ihren Ärger, ihre Wut, ihre Hoffnungslosigkeit sowie unser Nicht-Funktionieren und unsere Schwächen vor die Füße. Immer wieder passte unsere »Nahrung« für sie nicht. Es war, als würden sie diese erbrechen, sodass wir uns immer wieder davor schützen mussten, dem Impuls des »Zurückspuckens« nachzugehen, und uns darum bemühten, ihn zu neutralisieren und für uns in Sprache zu bringen. Ich habe in diesen Phasen der Supervision verstanden, dass die Mutter die primitiven Ängste der Patientin schon früh nicht aufnehmen konnte. Mir erschien es, als prallten – wie W.R. Bion es beschreibt (Bion, 1992, S. 60) – die projizierten Beta-Elemente von ihr ab und stießen, aufgeladen mit der eigenen elterlichen Geschichte von Verlassensein, Hilflosigkeit und Unterversorgung, wieder auf das Baby, das seine Angst in körperlichen Symptomen, unter anderem einer Fütterstörung zeigt. Die Nicht-Aufnahme dieser Affekte schien ein Teil der Fütterproblematik zu sein. Die Kindesmutter stand als Container für die schwierigen intensiven Gefühle der Patientin wenig zur Verfügung und hatte kaum die Möglichkeit, im Sinne des Vorgangs der Rêverie über die Affekte des Säuglings nachzudenken. Aus ihrer Geschichte ergab sich im mittleren Teil der Therapie, dass sie früher ein »Papakind« gewesen sei und ihre eigene Mutter sich suizidiert habe, als sie 15 Jahre alt war. Deren eigene Mutter (Großmutter mütterlicherseits, GM ms) sei mit zwei Jahren von der eigenen

Mutter »ausgesetzt worden« und gemeinsam mit ihrer Schwester ins Heim gegeben worden. Daraufhin sei die Großmutter mütterlicherseits (GM ms) von einer Familie adoptiert worden, in der sie als Ersatzkind für ein verstorbenes leibliches Kind diente. So war anzunehmen, dass die Kindsmutter unserer Patientin selbst wenig adäquate intuitive mütterliche Versorgung erfahren hatte. Zusätzlich erlebte ihre eigene Mutter zwei Totgeburten und eine Fehlgeburt vor der Schwangerschaft mit der Kindsmutter. Wir gingen davon aus, dass auch die ersten pränatalen Erfahrungen der Kindsmutter von archaischen Ängsten zu den Themen Leben, Überleben und Tod geprägt gewesen sein müssen. Der Vater der Mutter (GV ms) wiederum stammte aus einer Familie mit sieben Geschwistern aus verschiedenen Beziehungen. Seine Mutter sei verstorben, als er 15 Jahre alt war, und danach habe es massive familiäre Konflikte gegeben. Alle seine Geschwister hätten einen niedrigen Bildungsabschluss, seien kriminell oder alkoholabhängig.

In der Zusammenschau der mütterlichen Anamnese nahmen wir an, dass die Kindsmutter nicht die Möglichkeit hatte, stabile elterliche Objekte zu internalisieren. Sie verblieb häufig allein mit ihrer Innenwelt und entschied sich über den Weg der schulischen Leistungen Anerkennung zu erhalten.

Der Kindsvater schien aus einer funktionaleren, jedoch emotional armen Familie zu stammen. Sein eigener Vater (GV vs) sei aufgrund seiner Arbeitstätigkeit meistens abwesend gewesen. Er könne sich nur wenig an diesen erinnern und beschrieb seine Beziehung zu ihm als karg. Seine Mutter (GM vs) habe sich um alle familiären Belange allein gekümmert und habe wenig Zeit für die Kinder gehabt. Mit seiner älteren Schwester sei er eng verbunden gewesen, aber sie sei 2020 – während der Schwangerschaft mit der Patientin – plötzlich durch einen Autounfall verstorben. Seine damit verbundenen Traurigkeits- und Verlassenheitsgefühle habe er aufgrund seines eigenen Elternwerdens verdrängt und wolle damit nicht in Kontakt treten.

Erst in dieser Therapiephase haben wir verstanden, dass wir mit zwei intellektuell hochqualifizierten Eltern psychotherapeutisch arbeiten, die aufgrund ihrer elterlichen Mangelerfahrung Schwierigkeiten haben zu mentalisieren und beide keine stabilen elterlichen Objektrepräsentanzen entwickeln konnten, sodass im Prozess des Elternwerdens dieser Mangel deutlich wird. Die Abhängigkeitswünsche unserer Patientin erinnerten die Eltern einerseits an ihren eigenen Mangel an Annahme und Versorgung, aber schürten gleichzeitig den Neid der Generationen. Zusätzlich erschienen die kindlichen Gefühle von Hilflosigkeit, Verzweiflung und Not für diese Eltern schier unerträglich und unverdaulich. Die Schwangerschaft und das Elternwerden reaktualisierten diese schwierigen Gefühle und die Fütterstörung verstärkte diesen Prozess, sodass sie gezwungen waren, sich mit diesen Emotionen auseinanderzusetzen. Während des Schreibens dieses Falles ist mir bewusst geworden, dass diese Ambivalenz bereits in den Kontakten der Familie mit ihrer Kinderärztin und im Erstkontakt mit mir auftauchte, mit der Tendenz von mir und der Kollegin, diese Eltern schnell wieder »loswerden« oder »abwimmeln« zu wollen. Später habe ich dies als Impuls verstanden, vor diesen unerträglichen Affekten wegzulaufen, während wir gleichzeitig durch die Symptomatik des Kindes bzw. der Eltern gezwungen waren, uns damit zu beschäftigen. Auch mit den älteren Kindern waren ähnliche Konstellationen aufgetreten, die sich aber ohne Interventionen wieder abgeschwächt hatten.

Natürlich können diese biografischen Erfahrungen in einer Kurzzeittherapie nicht ausreichend bearbeitet werden. Dennoch kann in der fokussierten Eltern-Säugling-Kleinkind-Psychotherapie eine Verbindung zu dieser Biografie geknüpft werden, was die Symptomatik des Kindes besser verstehbar macht. Damit wäre eine Möglichkeit gegeben, die frühe containende Funktion des Primärobjekts zu verbessern. Leuzinger-Bohleber formuliert, dass die Verbesserung des elterlichen Containments auch als Frühprävention verstanden werden kann, da diese bedeutsam für die affektive und auch kognitive Entwicklung des Kindes sei (Leuzinger-Bohleber, 2002, S. 82). Nach Spillius et al. (2011) ist das Konzept des Containments eine Theorie des psychoanalytischen Kontaktes, die eine Begegnung mit den primitiven Ängsten herstellt. In dieser Begegnung entstehen rezidivierende Zyklen von Projektion und Introjektion. Das Kind projiziert unerträgliche Gefühle auf die Eltern, welche von diesen introjiziert, modifiziert und aktiv verdaut werden. Im nächsten Schritt werden diese verdauten kindlichen Gefühle strukturiert zurückgegeben. Zu diesem Zeitpunkt werden dem Kind seine abgeschwächten und verdauten Gefühle wieder zur Verfügung gestellt. Gleichzeitig identifiziert sich das Kind mit dem Gegenüber und lernt von ihm schrittweise über schwierige Gefühle nachzudenken, sie zu verdauen, auszuhalten und in sich aufzunehmen. Besonders am Anfang der Therapie stellte der Vater eine Ressource dar, sodass wir ihn während der stationären Behandlung immer wieder als gesunde Begleitperson aufnahmen, um die Mutter zu entlasten.

In diesen Phasen ergibt sich häufig die Frage, wer eigentlich die Patientin/der Patient war. Die Mutter, die Interaktion oder das Baby? Intermittierend waren zwei, drei Erwachsene und ein Baby im psychotherapeutischen Raum (Baradon et al., 2014) und der Zugang der Therapeutin zur Erwachsenenwelt deutlich näher als zur präverbalen Welt des Säuglings. Die Eltern boten immer wieder diese Erwachsenenwelt an, sodass die Therapeutin darum kämpfte, mit der Welt des Babys in Kontakt treten zu dürfen, es zu beobachten und über diese Welt gemeinsam nachzudenken. Gleichzeitig wurde das Mädchen wacher, strahlte die Therapeutin mehr an, blickte neugieriger in die Welt und nahm mehr Kontakt auf. Die Mutter fing langsam an, das Mädchen mehr zu tragen, anfangs vor ihrem Bauch – mit dem Gesicht nach vorn – es kaum vor den vielen Impressionen schützend, aber dennoch mehr mit ihr in Kontakt tretend. Je stabiler die Mutter und das Team wurden, sich als hilfreich empfinden konnten und die Therapeutin ihren Denkraum erhalten konnte, desto mehr änderte die Patientin ihr Trinkverhalten und fing an, langsam im Halbschlaf und später bei vollem Bewusstsein zu trinken. Wir ahnten bereits, dass mit dem Erreichen der kindlichen Symptomfreiheit die Kindseltern ihre Autonomie wiederherstellen mussten und die stationäre Therapie beenden werden sollte. Sobald die Patientin auch im Wachzustand sicher trank, fand die Entlassung auf Wunsch der Eltern statt. Ich dachte zu diesem Zeitpunkt: *als wären sie auf der Flucht vor uns und müssten schnell wieder ihre Autonomie herstellen, bevor sie hungrig und gierig nach Versorgung durch uns werden. Als würde Abhängigkeit für die Eltern sofort eine Bedrohung darstellen. Das Team fühlte sich wie die versagenden Eltern, vor denen man schnell flüchtet, da die Versorgung so schlecht ist – wie ein Versager, obwohl wir der Patientin geholfen hatten. Es kam keine Freude auf, sondern nur Befremdung.*

Fokussierte Intervention im ambulanten Setting – Sitzungen 6 bis 12

Die verbleibenden ESKP-Sitzungen fanden im ambulanten Setting statt. Die Therapeutin hatte große Schwierigkeiten, die Anwesenheit beider Eltern zu den vereinbarten Terminen sicherzustellen. Immer wieder kamen beide Eltern zu spät oder der Vater erschien und die Mutter kam später hinzu. Als Entschuldigung dienten häufig die aufwendigen Anmeldeprozeduren im Rahmen der Coronapandemie an unserem Klinikum. Es gab Sitzungen, in denen die Therapeutin und der Vater allein waren. In der Supervision schilderte die Therapeutin ihren

Wunsch, mit dem Vater allein zu arbeiten, da sie sich von der Kindsmutter nicht wertgeschätzt und immer wieder abgewertet fühle. Die Sitzungen zerfielen in Subsysteme, Mutter-Vater, Therapeutin-Vater, Vater-Patientin, die ich als Abwehrbewegung dagegen verstanden habe, einen triadischen Raum und das Teilen des mitbedeutsamen Dritten zu ermöglichen. Entweder war es für beide Eltern zu schmerzhaft oder sie hatten keine Idee von einem triadischen Zusammensein. Triadische Kompetenz wird als die Fähigkeit der Eltern verstanden, das Kind als Drittes bereits in der Ebene der Vorstellung zur Konzeptionalisierung in ihre Beziehungswelt zu integrieren. Weder der Vater noch die Mutter noch die Therapeutin sollten in der Beziehung zum Kind ausgeschlossen werden, damit sich die innere Selbst- und Objektwelt der Patientin durch die regulierende Funktion des Dritten ausreichend entwickeln kann (von Klitzing & Stadelmann, 2011). In dieser Therapiephase war die triadische Kompetenz der Therapeutin, wie Berger (1991) es formulierte, auf dem »Dauerprüfstand«. Die Versuchungen, den Dritten auszuschließen, waren hoch und in jeder Supervision spürte ich den Ärger der Gruppe auf die Mutter. Die Fokalkonferenzgruppe hatte häufig die Tendenz, mit dem Vater allein weiterarbeiten zu wollen. Deshalb beanspruchte aus meiner supervisorischen Sicht dieser Fall die triadische Kompetenz der Gruppe ausgiebig. Normalerweise begegne ich diesem Phänomen des Ausschlusses häufig andersherum, indem die Väter ausgeschlossen werden und ESKP allein mit Mutter und Kind stattfindet. Immer wieder erfordert es in der Fokalkonferenzgruppe innere Arbeit, die positiven väterlichen Handlungen sowie Aspekte deutlicher wahrzunehmen und wertzuschätzen, um eine willkommen heißende und wohlwollende Haltung für die anwesenden Väter kontinuierlich und stabil aufzubauen. Leider ist die Mehrzahl der ESKP-Behandelnden noch weiblich, sodass es eine aktive Arbeit darstellt, die väterlichen Elemente zu integrieren. In jeder Supervision plädierte ich dafür, weiter mit beiden Eltern und dem Säugling zu arbeiten, um dem Sog des »Ausladens« zu widerstehen. Die Therapeutin bat mich mehrmals darum, die dyadische Konstellation zu erlauben. In der Gesamtkonstellation wäre es ein Leichtes gewesen, einem Elternteil anzubieten, sich ruhig an der Rezeption anzumelden, und mit dem anderen in dieser Zeit zu arbeiten. Die Arbeit in der Triade – mit dem bedeutsamen Dritten – war in dieser Therapie, aber auch in der Supervision, eine beschwerliche und harte Arbeit.

Entwicklungspsychoanalytische Reflexion: Reaktualisierung elterlicher Affekte

Der Fokus der Behandlung lag auf der Bearbeitung reaktualisierter elterlicher Affekte, die für die Patientin nicht verdaulich erschienen. Nach und nach wurde deutlich, wie sehr die Affekte, die bei den Eltern und auch innerhalb des Teams aufkamen, den unbewältigten lebensgeschichtlichen Erfahrungen der Eltern entsprangen: dem ausgeprägten Mangel an mütterlicher Versorgung, den die Kindesmutter erlebt hatte, und der fehlenden väterlichen Begleitung sowie dem unbewältigten Tod der Schwester in der Lebensgeschichte des Kindesvaters. Mit den Kindeseltern konnte die Verbindung zwischen der eigenen Geschichte von Verlassensein, Hilflosigkeit und Unterversorgung und den aktuellen Affekten in Zusammenhang mit der problematischen Nahrungsaufnahme des Kindes herausgearbeitet werden. Die fokussierte Kurzzeittherapie stützte die Eltern in der schwierigen Rollenfindung als Mutter und Vater dreier Kinder sowie in der elterlichen Kommunikation in Bezug auf emotionale Inhalte. Gleichzeitig wurde das überfordernde elterliche Förderverhalten in Bezug auf das Kind als elterlicher Wunsch nach Normalität und als Reduktionsversuch des elterlichen Unsicherheitsverhaltens gedeutet.

Entwicklungsimpulse durch fokussierte Kurzzeittherapie

Zu Beginn der Behandlung präsentierte sich die Patientin als neugieriger, freundlicher Säugling, der außerhalb der Füttersituation gut reguliert und altersadäquat entwickelt schien. Dennoch verweigerte sie den Kontakt zur Kindsmutter und zur Therapeutin. Gleichzeitig hatte sie Phasen mit einem erhöhten Muskeltonus, wirkte angespannt, vorsichtig, mit gefäustelten Händen, die sich nur im Schlaf lösten. Im Verlauf konnte die Kindesmutter sich ihr besser zuwenden und der Kindesvater begleitete diesen Prozess. In der stationären Behandlung kam es zur Wiederannäherung zwischen Mutter und Kind, was das mütterliche Kompetenzerleben verstärkte, Verbindungen zu der elterlichen Anamnese knüpfte und die Füttersituation beruhigte. Die Patientin zeigte im Verlauf ein stabiles Bindungsverhalten zu beiden Eltern und war am Ende der Behandlung auf beide bezogen. Beide Eltern zeigten sich sehr bemüht um sie, aber anfangs unter chronischer Angst, Daueranspannung und Hilflosigkeit. Die orale Explorationsfreude und das Zulassen von sensorischer Stimulation präsentierten sich zunehmend als besser, sodass sich im Verlauf eine Nahrungsaufnahme auch im Wachzustand entwickelte.

Arbeitsblätter zur Formulierung eines Struktur- oder Konfliktfokus für diesen Fall

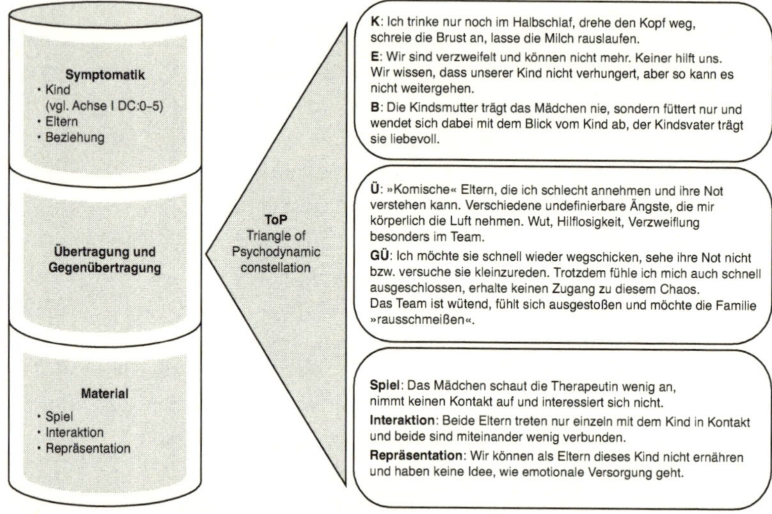

Abbildung 6: Arbeitsblatt 1 – Triangle of Psychodynamic constellation (ToP) in der besonderen klinischen Situation der ESKP-f – Aktualkonflikt aus Behandlungssicht für den Fall »Das verhungerte Mädchen«

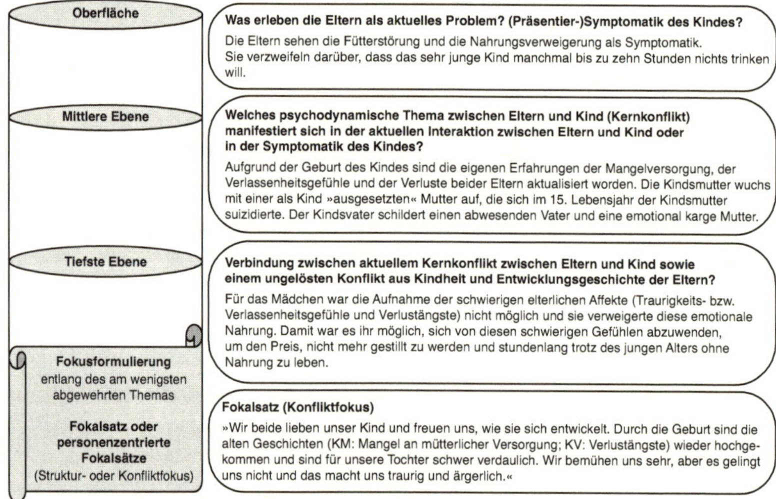

Abbildung 7: Arbeitsblatt 2 – Formulierung eines Fokalsatzes oder mehrerer personenzentrierter Fokalsätze für den Fall »Das verhungerte Mädchen«

6.3 Ein Sessel am Kinderbett

Gabriele Koch

Im Rahmen einer Evaluationsstudie zur Wirksamkeit der Eltern-Säugling-Kleinkind-Psychotherapie (SKKIPPI) hatte ich als wissenschaftliche Mitarbeiterin die Gelegenheit, Studientherapeutinnen bei der Durchführung von (Hausbesuchs-)Behandlungen umfassend zu begleiten. Dazu gehörten die organisatorische und inhaltliche Vorbereitung durch Manual-Schulungen, die Konzeption der Behandlungsdokumentation, Intervision im Fall von Kinderschutzfragestellungen sowie die Konzeption und Durchführung von Experteninterviews. Aus Perspektive der Interviewerin schildere ich das nachfolgende Behandlungsbeispiel.

Die Therapeutin lernte Lea im Alter von 16 Monaten kennen, als sie mit ihrem Vater zur diagnostischen Abklärung stationär aufgenommen wurde. Zu dem Zeitpunkt zeigte das Mädchen keine Anzeichen von Hunger oder Sättigung, aß insgesamt wenig selbstständig und die Gewichtsentwicklung war mit einem Perzentilwert von 1,5 und einem BMI von 12,05 schlecht. Obwohl eine Fütterstörung im frühen Kindesalter (F 98.2) bzw. eine Essstörung mit Einschränkungen der Nahrungsaufnahme (DC:0–5: 60.6) diagnostiziert wurde und deutliche Entwicklungsverzögerungen bestanden, die zum Teil durch eine genetische Aberration begründet wurden, zum Teil aber auch Auswirkung einer Interaktionsstörung und Mangelversorgung waren, lehnten die Eltern ein stationäres Behandlungsangebot ab. Einer Eltern-Kind-Therapie im häuslichen Umfeld stimmten sie jedoch zu. Die behandelnde Therapeutin schildert den schwierigen Beginn der ESKP-f: »*Beim Stationären war nur der Papa mit, die Mama wollte das nicht. Aber da war schon Druck dahinter, wir kannten die Kleine ja schon länger, und wir haben gesagt: ›Dann müssen Sie es ambulant machen!‹*« Dem haben die Eltern zugestimmt, wobei die Motivation in erster Linie vom Vater ausging. Er hatte mehr Leidensdruck und das Gefühl, sie müssten etwas tun, damit sich die Tochter gut weiterentwickeln kann. Er wollte sich keine Vorwürfe machen, nicht alles getan zu haben. *Die Behandlerin sagt:* »*Und dann haben wir im Hometreatment begonnen, auch weil wir befürchteten, dass sie es nicht schaffen, regelmäßig zu kommen. Die Familie wohnte weiter weg, war auch strukturell und finanziell schwach aufgestellt, sodass die Befürchtung war, dass es zu weit und zu teuer ist zu kommen.*«

Ersteindruck

Als die Therapeutin zum ersten Mal zum Hausbesuch kam, wirkte Lea auf sie sehr klein, dünn und zerbrechlich. Sie lief sehr langsam und etwas gebückt, ihre Augen schienen hin und wieder ins Leere zu schauen. Dann war sie aber auch wieder aufmerksam, wach und ging mit der Therapeutin in Kontakt, fing ein Kuckuck-Spiel mit ihr an, wobei sie laut lachte. Die Mutter versicherte der Therapeutin, dass sich seit der stationären Behandlung viel getan habe und sie beschlossen hatte, sich wegen des Essens nicht mehr so viele Gedanken zu machen – eine Aussage, die die Therapeutin angesichts der Erscheinung des Kindes erschreckte. *Die Therapeutin erzählt: »Das war ja eine Behandlung im Hometreatment und da ist man mit der Realität der Familie in einer Art und Weise konfrontiert, wie man es nicht hat, wenn die zu einem kommen. Was mich emotional am meisten berührt hat, war so eine Trostlosigkeit, die es da gegeben hat und die ich zwischendurch und vor allem am Anfang schwer aushaltbar fand.«* Das erste Gefühl, mit dem die Therapeutin in Berührung kam, schien ein Thema der Familie zu sein: *»Es ist mir sozusagen im Außen entgegengekommen. Da war ein Haus, das nur so halb fertig saniert war, in manchen Bereichen wirkte es so lieblos und war für mich beklemmend. Da war kein gemütlicher Raum, kein gemütliches Wohnzimmer, das Kinderzimmer, da gab es nichts, was irgendwie kindlich war. Ein Bett, ein Schrank, eine Wickelkommode, dazwischen lagen die Sachen auf dem Boden. Da war nichts, nicht mal der Versuch, etwas schön zu machen, damit sich alle wohlfühlen können. Das war im Außen. Sie hatten auch sehr wenig Geld, mit dem sie sich über Wasser halten mussten, aber da war auch im Inneren dieser Eltern so eine Trostlosigkeit zu spüren. Und die hat sich auch weiterhin gezeigt. Es geht nicht darum, dass die Eltern nicht bemüht waren oder nicht versucht hätten, liebevoll zu sein, sondern es gab wenig inneren Raum, wohlwollend auf sich und auf den anderen zu schauen.«*

Beziehungssymptomatik und Psychodynamik

Bei den ersten Besuchen fiel der Therapeutin nicht nur auf, dass Ängste und Sorgen um die Tochter verleugnet wurden, sondern es drängte sich ihr richtiggehend auf, wie schwer es den Eltern möglich war, spezielle Bedürfnisse ihrer Tochter wahrzunehmen. Die Mutter schilderte, dass Lea von Anfang an allein in ihrem Kinderzimmer schlief, sich nachts nie melde, wenn sie wach wurde, und morgens über das Babyphone zu hören sei, dass sie oft schon lange Zeit wach sei, ohne sich zu melden, in ihrem von Rollläden verdunkelten Zimmer still in ihrem Gitterbett spiele. »*Das hat mir die Mama ganz unbedarft erzählt, als ich mit im Kinderzimmer war. Ich hatte gefragt, wie lange Lea morgens schläft, in welcher Stimmung sie wach wird, wie die Rituale so sind, ob noch gekuschelt wird bei diesen Fragen wurde das klar. Dass sich die Kleine gar nicht meldet, so wenig Bedürfnis zeigt, war eine Erschütterung für mich. So traurig, wie verloren dieses Kind war. Die Eltern haben auch die Türe zugemacht und eine Etage weiter oben geschlafen. Ich finde das so vernachlässigend, so wenig feinfühlig so kam mir die Mutter gar nicht vor, als ich sie kennenlernte, das hab' ich ihr gar nicht zugetraut. Der Vater hatte da etwas Fürsorglicheres, etwas mehr innere Resonanz, der hat immer nochmal nach der Kleinen geguckt, bevor er ins Bett gegangen ist, worüber sich die Mutter dann etwas lustig gemacht hat: ›Wo soll die denn hin?‹, meinte sie dann. In der Supervision hatten wir auch so Fantasien, ob die Eltern gerne ihre Ruhe haben wollen oder abends auch was trinken und morgens vielleicht gar nicht so schnell wach werden* «

Mutter und Vater waren im Schichtdienst tätig, was den Familienalltag in hohem Maße bestimmte. Beide Elternteile stammten aus sehr einfachen Verhältnissen und schilderten eigene emotionale Mangelerfahrungen in ihren Biografien. Der Wunsch nach einem gemeinsamen Kind und einer »richtigen« Familie ging vor allem vom Vater aus. Beide standen ärztlichem Rat grundsätzlich skeptisch gegenüber und hatten wenig Vertrauen in Unterstützungsangebote. »*Viele Hilfen wurden von den Eltern abgelehnt, sie gingen nicht regelmäßig zur Frühförderung, haben auch die Logopädie abgebrochen. Die Helfer haben sich gefragt: Warum machen die nicht alles erdenklich Mögliche für dieses Kind? Irgendwie hatte ich das Gefühl, vor allem der Vater, aber auch die Mutter, wollten die Bedrohung nicht wahrhaben, dass sie wirklich was tun müssen, und waren auch nicht selbst psychisch in der Lage, das alles zu organisieren und anzugehen. Schichtdienst und regelmäßige Termine, das war einfach eine Überforderung. Der Vater war auch eher so, dass er das zwischendurch immer wieder verleugnet hat, er fand seine Tochter dann doch ganz süß und dann hat sie doch wieder ganz gut gegessen und dann brauchten sie das alles gar nicht mehr.*«

Behandlungsmotivation und Arbeitsbündnis

Da Mutter und Vater im Schichtdienst arbeiteten, waren nicht immer beide Elternteile im Hausbesuch anwesend oder wechselten sich auch ab.

Zu Beginn der Hausbesuchsbehandlung wirkte der Vater sehr viel kooperativer als die Mutter und die Therapeutin kam vor allem mit ihm gut ins Gespräch, jedoch zeigte sich im Laufe der Behandlung, dass der Vater *»so gar keinen Veränderungswillen hatte und da hat er sich dann rausgezogen. Ich glaube, für den Papa war das eher etwas nervig, vor allem gegen Ende, dass ich nachhake oder frage, da hat er, glaube ich, so einen Rechtfertigungsdruck gespürt. Das ist ja im Hausbesuch immer etwas unausweichlich, wenn man jemanden zu Hause hat, kann man halt nicht weg.«* Zur Mutter, die anfangs *»so wenig berührbar erschien und die Sachen so schnell abgetan hat«*, fand die Therapeutin nach und nach mehr Zugang. *»So abgedroschen das klingt, aber der einzige Weg war, dass ich mich für vieles interessiert habe und dass ich ganz vieles nicht bewertet und die Mutter nie kritisiert habe.«* Aus einem Hausbesuch berichtete die Therapeutin von einem späten Frühstück, zu dem sie passenderweise hinzukam. Auf dem Tisch stand ungetoastetes Weizentoastbrot, dick mit Butter und Nutella bestrichen, zum Trinken schnitt die Mutter eine »Capri-Sonne« auf und gab sie in eine Trinktasse, im Wohnzimmer lagen ganz offensichtlich unverpackte Weihnachtsgeschenke für Lea, zu denen die Mutter meinte: »Das versteht die ja noch nicht.« *»Da waren immer wieder Momente, wo innerlich die Pferde mit mir durchgegangen sind. Wo ich gedacht habe ›Oh Mann!‹ Wo ich mich gaaaanz oft zurückgehalten habe und mir gesagt habe, das bringt jetzt nichts oder an anderer Stelle mal. Das hat, glaube ich, bei der Mama dazu geführt, dass sie überhaupt angefangen hat, mir zu vertrauen oder mir etwas anzuvertrauen.«* Im Laufe der ersten Sitzungen entstand langsam etwas Verbindendes, auch dadurch, dass die Therapeutin aufzeigte und immer wieder ansprach, wenn Lea etwas Schönes gemacht hat oder sich Mühe gegeben hat und sie das Kind toll fand. *»Ich glaube, das hilft bei fast allen Eltern!«*

Dass die Sitzungen im Hausbesuch stattfanden, schätzte die Therapeutin als für die Mutter sehr wertvoll ein. *»Dadurch, dass ich immer wieder da war, schien es auch irgendwie eine größere Hürde zu sein, mir abzusagen. Die Eltern waren sehr geübt darin, Termine abzusagen, aber sie haben mir im Hometreatment nicht ein einziges Mal abgesagt. Das war so eine Verbindlichkeit, die für die Mutter vielleicht sogar etwas Neues war. Und es war unter dem Deckmantel: Es geht um die Tochter.«* Wenn der Vater allein mit der Tochter zu Hause war, fühlte sich die Therapeutin aber auch *»wahnsinnig fehl am Platz, auch überflüssig und ich hatte das Gefühl, ich muss irgendwas machen, werde auf die Probe gestellt oder vorgeführt. Es hat sich ein bisschen ungeschützt angefühlt, vielleicht aber auch, weil ich nicht gewohnt war, bei*

Minusgraden in so einer Kälte da rauszufahren, es war so ungemütlich!« Besonders in den ersten Stunden wurde die lange Autofahrt zu den Hausbesuchen zu einer wichtigen Übergangszeit: *»Da habe ich öfter kopfschüttelnd im Auto gesessen oder war froh, wieder wegfahren zu können. Es war diese Erschütterung, wie bedürfnislos sich Lea zeigte. Das hat mich überfordert und da war ich schon froh, meine Kolleginnen und Kollegen im Hintergrund zu haben, mit denen ich das geteilt habe. Die haben mich geradegerückt und mir bestätigt, dass es okay ist, so weiterzumachen.«*

Die Therapeutin sah den Wert der Hausbesuche auch für das Kind: *»Ich glaube, dass es für Lea eine große Bedeutung hatte, dass ich mir ein Stück weit das Elend mit angeschaut hab, dass ich immer wieder gekommen bin und dass ich mich für ihre Mama interessiert habe. Ich denke, sie hat das gespürt und der Mama, wie ich fand, manchmal auch den Raum gelassen, den sie gebraucht hat.«*

In einem Hausbesuch gab es eine Situation, in der Lea in den Küchenschrank krabbeln und ihn ausräumen wollte, was sie beim Vater durfte, bei der Mutter jedoch nicht. Die Mutter reagierte so strikt und *»irgendwie übertrieben«*, dass die Therapeutin darauf eingehen wollte, aber sofort spürte: *»Oh, das ist jetzt dünnes Eis!«* Sie entschied sich für folgende Formulierung: *»Mama, ich verstehe nicht, warum ich das jetzt nicht darf. Und wenn du jetzt so streng mit mir bist, dann macht mir das Angst und verunsichert mich!«* Wahrscheinlich wäre das zu Beginn der Behandlung noch nicht gegangen, und auch mitten in der Interventionsphase fragte sich die Therapeutin: *»Flippt die Mama jetzt aus oder hält sie das aus?«* Zu merken, dass die Mutter diese Intervention aushalten konnte, zeigte, dass ein Arbeitsbündnis entstanden war. *»Da hatte ich innerlich gemerkt, okay, es gibt was zwischen uns! Aber dass ich dachte, sie ist so richtig gut mit mir im Boot, das hatte ich erst in den letzten beiden Stunden, als es schon um den Abschied ging, da habe ich gemerkt, ich kann jetzt in kleinen Dosen auch kritische Punkte benennen, weil ich vorher auch viel wertgeschätzt habe.«*

Strukturniveau der Eltern

Die Therapeutin dokumentierte bei beiden Elternteilen ein mäßig bis gering integriertes psychisches Strukturniveau: *»Die Mama konnte alles, was in ihr selber passiert, nicht gut wahrnehmen und erst recht nicht in irgendeiner Form in Kommunikation bringen. Sie war dann eher zickig und im Rückzug. Sie war, denke ich, auf einem Borderline-Niveau angesiedelt und* *hatte auch eine Zwangsstörung, eine Trichotillomanie.«* Aus der Biografie der Mutter erfuhr die Therapeutin, dass sie unter harten Bedingungen groß geworden war, sich schon als Kind die Haare ausgerissen hatte und ihr dann der Kopf geschoren wurde. *»Da gab's wenig Raum zu lernen, wie man mit seinem eigenen Innenleben umgehen kann.«* Auch Lea zeigte neben ihrer Fütterstörung die Symptomatik, dass sie sich selbst Haare auszog, worum sich die Mutter viel mehr Sorgen machte als um ihr Essverhalten. Der Vater war in der Wahrnehmung von Affekten etwas besser, hatte auch etwas ganz Liebevolles mit Lea, etwas mehr Fantasie, Fürsorglichkeit und innere Resonanz. In der Beziehungsgestaltung war die Mutter impulsiv, ließ aber durchblicken, dass der so ruhige Vater in Konfliktsituationen auch sehr impulsiv reagiere. Beide haben stark geraucht und die Mutter ist *»nach jeder Stunde mit mir runtergegangen, um zu rauchen«*.

Fokusgespräch

In der vierten Stunde konnte die Therapeutin mit der Mutter über einen möglichen Behandlungsfokus sprechen, der in der Supervision herausgearbeitet wurde. *»Ich saß mit der Mama am Küchentisch und erinnere mich, dass sie total gerührt war, als ich ihr sagte, dass es für ihre Tochter in der Behandlung um Folgendes gehen könnte: ›Mama, ich bin ein fröhliches Kind, auch wenn mir viele Dinge noch etwas schwerfallen und ich meine Bedürfnisse noch nicht gut ausdrücken kann. Ich will ein großes Mädchen werden und dafür brauche ich viel Unterstützung und Nähe. Ich bin noch klein und sehr von euch abhängig.‹ Und sie sagte: ›Ja, das stimmt.‹«* Der Therapeutin war wichtig, in dieser Stunde den richtigen Zeitpunkt für das Fokusgespräch zu finden, und sie entschied sich, die Fokusmitteilung in der Mitte der Stunde zu machen. Sie bot der Mutter an, ihr auch noch zu sagen, welche Gedanken sie sich zu ihr als Mutter gemacht habe und worum es in der Behandlung für sie gehen könnte: *»Ich gebe mir viel Mühe, eine gute Mutter zu sein. Ich bin fürsorglich, auch wenn ich viel beansprucht bin. Ich erwarte, dass Lea macht, was ich von ihr verlange. Sie soll stark werden, das ist mir wichtig. Wenn Lea von mir Nähe verlangt, kann ich das nicht immer zulassen. Vor allem, wenn ich mich angespannt fühle.«* Bei der Mutter kam sofort das Bedürfnis auf, sich zu verteidigen. Was damit gemeint sei, dass sie keine Nähe zulassen würde, fragte sie nach. Sie finde das zu hart. Die Therapeutin konnte dies nun auf Anspannungssituationen eingrenzen und der Mutter das Zusammenspiel mit ihrer Tochter aufzeigen. *»Wenn Sie so* *unter Druck und Anspannung stehen, dass sie sich die Haare ausreißen, dann spürt Ihre Tochter das und verlangt gar nicht nach Nähe, auch wenn sie die brauchen würde.«* Das konnte die Mutter nachvollziehen und erst jetzt hören, dass sie als *gute Mutter* und *fürsorglich* angesehen wird, was ihr sehr guttat. Sie konnte mitgehen, dass dies Themen für die weiteren gemeinsamen Sitzungen sind. Vom Vater gab es zur Fokusmitteilung, die bei ihm in der darauffolgenden Stunde stattfand, *»keine große emotionale Reaktion«*. Er tat den Fokalsatz – *»Ich bin in Sorge um meine Tochter, denn ich möchte so sehr, dass sie keine Schwierigkeiten hat. Dazu gehört aber auch, dass ich mich mit meiner Frau und ihren Belastungen auseinandersetzen muss, was mir schwerfällt.«* – weitgehend als selbstverständlich ab und meinte, deswegen sei er ja schließlich auch in die Klinik gegangen, zeigte aber wenig Motivation, sich über die konkrete Symptomatik des Kindes hinaus mit den Themen zu befassen.

Interventionstechniken

In der therapeutischen Arbeit während der Interventionsphase standen die Interventionstechniken Klarifizieren, Perspektivübernahme, In-Sprache-Bringen der kindlichen Bedürfnisse und ganz »milde« Deutungen im Mittelpunkt. *»Ich denke, wenn man mit so strukturschwachen Eltern arbeitet, ist es notwendig, dass man sich wirklich viele Sachen erklären lässt und immer wieder Verständnisfragen stellt. Vor allem in der Anfangszeit muss man vermeiden, dass man über unterschiedliche Sachen spricht und das Gefühl hat, man spricht über das Gleiche.«* Mit der Mutter wurde immer wieder versucht, sich in die Perspektive des Kindes hineinzuversetzen: »Es ist halt schwierig, wenn ich beim Papa etwas darf, aber bei der Mama nicht!« In der Sprache des Kindes zu sprechen, fiel der Therapeutin erstaunlich schwer, sie musste sich immer wieder *»überwinden«*. Sie hatte die Vermutung, dass sie damit davor zurückgewichen ist, die Mutter direkt zu berühren. *»Es gab mehrere Situationen, in denen ich mir dachte, jetzt müsste ich das eigentlich machen, sag das jetzt ruhig, aber das kam nicht so von alleine, sondern ich musst mich selbst dazu anschubsen.«* Wenn die Therapeutin gedeutet hat, dann sehr erklärend im Sinne von *»Ich könnte mir vorstellen, dass sich das so oder so anfühlt.«* Mit zunehmender Vertrautheit und wachsendem Arbeitsbündnis wurden die Interventionen auch innerhalb der zwölf Sitzungen nach und nach mutiger, provokanter und direkter: *»Da sind Sie wahrscheinlich auch froh, dass ich nicht mehr zu Ihnen komme.«*

Behandlungsende und Behandlungserfolg

In der Rückschau hatte die Therapeutin das Gefühl: »*eigentlich haben wir oft nur so rumgesessen*« – jedoch: »*Am Ende war ich zufrieden, weil das eine Behandlung war, in der die Fütterstörung im Laufe der Zeit besser geworden ist und das Kind wirklich gut zugenommen hat, was selten der Fall ist. Wir waren als Behandlungsteam stolz und es hatte sich gelohnt, dass wir da so viel investiert hatten.*«

Besonders einprägsam war die Entwicklung der Einschlafsituation des Kindes. »*Was mich im Konkreten besonders gefreut hat, war, dass die Mama gegen Ende der Behandlung von sich aus erzählt hat, dass sie einen Sessel ins Kinderzimmer stellte und es abends eine Kuscheleinheit gibt. Einmal war die Mama, eine sehr kleine und zierliche Frau, mit ins Gitterbett gekrochen, um mit Lea zu kuscheln. Natürlich würde ich es nicht als Therapieerfolg ansehen, wenn Mütter mit ins Gitterbett krabbeln, aber das war dennoch etwas, wo ich sage: Aha, da ist etwas passiert! Da hat die Mama irgendwie einen anderen Zugang zu den Bedürfnissen ihres Kindes gefunden und zu ihren auch. So was auch mit der Kleinen zu teilen und runterzukommen. ›Ich muss ihr helfen runterzukommen‹, hat sie gesagt.*«

Sobald Lea etwas besser zu essen begonnen und an Gewicht zugenommen hatte, war der größte Druck der Eltern gewichen, besonders für den Vater. Seine Sorge war noch, dass Lea sich die Haare ausreißt, weil sie das von der Mutter gesehen hat, und dadurch entstellt sein könne, was der Mutter große Schuldgefühle und Angst gemacht hat. »*Sobald der Druck für den Vater raus war, war die Mama ganz allein auf weiter Flur. Sie hatte aber auch die Erfahrung gemacht, das sagte sie am Ende im Resümee auch, dass sie sich selbst in Therapie begeben kann, sich jemandem öffnen, das war das, was sie am wertvollsten fand, was die Therapie auch gebracht hat. Die Mutter hatte nicht so viele Beziehungserfahrungen, wo es darum geht, dass es etwas Beständiges gibt oder ein Interesse von jemandem.*« Den Schritt, sich einen Therapieplatz zu suchen oder sich an die Zwangsambulanz zu wenden, hatte die Mutter zwar auch zur Nachuntersuchung noch nicht umgesetzt, aber sie hatte ihren Job gewechselt, was die Therapeutin als gesunde und konstruktive Entwicklung ansah. »*Wir sind dann so auseinandergegangen, dass sie mit einem Augenzwinkern meinte, sie brauche jetzt nichts mehr von mir. Sie wüsste ja, was meine Meinung sei, was ich denke.*«

Arbeitsblätter zur Formulierung eines Struktur- oder Konfliktfokus für diesen Fall

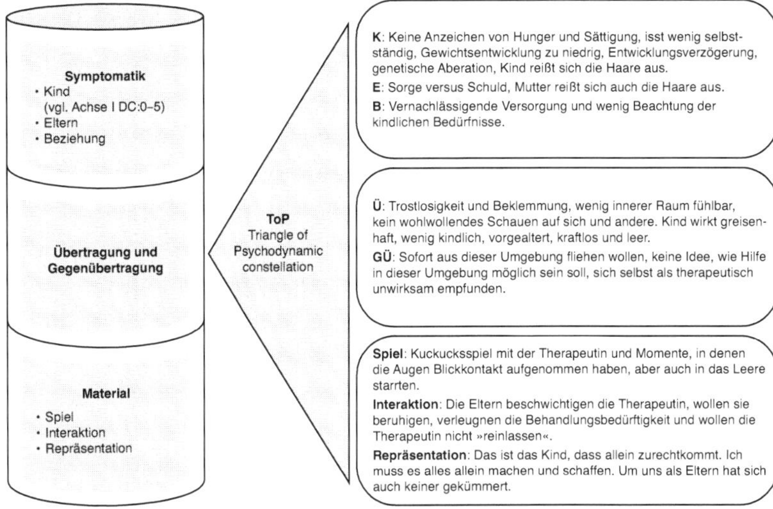

Abbildung 8: Arbeitsblatt 1 – Triangle of Psychodynamic constellation (ToP) in der besonderen klinischen Situation der ESKP-f – Aktualkonflikt aus Behandlungssicht für den Fall »Ein Sessel am Kinderbett«

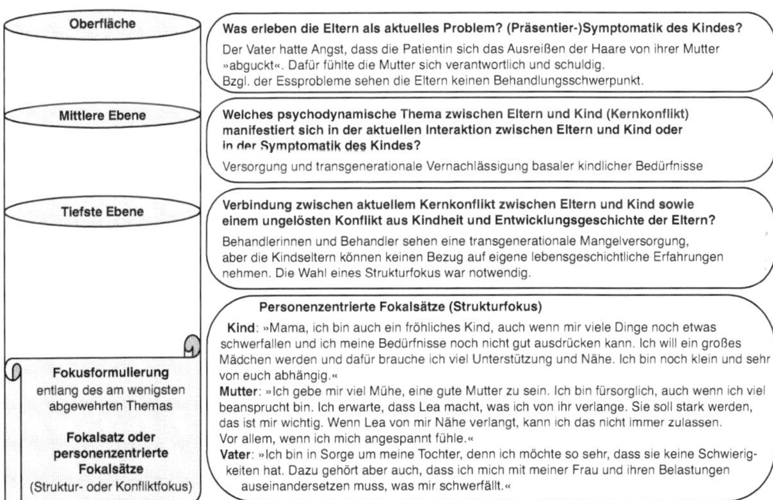

Abbildung 9: Arbeitsblatt 2 – Formulierung eines Fokalsatzes oder mehrerer personenzentrierter Fokalsätze für den Fall »Ein Sessel am Kinderbett«

7 Fokusbasierte psychodynamische Kurzzeitbehandlung für Eltern, Säuglinge und Kleinkinder in zwölf Sitzungen

Gabriele Koch

Psychodynamische Kurzzeittherapien sind, analog zur klassischen Psychoanalyse, weiterhin wenig empirisch erforscht. Deshalb sind Erkenntnisse zu ihrer therapeutischen Effizienz sowie Überlegungen zu adäquaten Forschungsmethoden immer noch in Diskussion. Es wird angenommen, dass sich die Zielsymptomatik sowie das soziale Funktionsniveau der behandelten Patientinnen und Patienten durch psychodynamische Kurzzeittherapien verbessert, die Effektstärken unterscheiden sich jedoch nicht von denen anderer Therapieformen (Beutel et al., 2010).

In der Eltern-Säugling-Kleinkind-Psychotherapie spielt der Faktor Zeit eine besondere Rolle, denn in der vielleicht sensibelsten Phase des Lebens, zu der die frühe Kindheit sowie der Übergang zur Elternschaft gehören, brauchen Kind wie auch Eltern besonderen Schutz vor emotionalem Stress und intrusiven Affekten. Pedrina (2020) weist darauf hin, wie schnell und spontan Therapeutinnen und Therapeuten oft auf komplexe Mini-Dramen im Mehrpersonensetting reagieren müssen. Oft besteht kaum Zeit, lange zu überlegen, was eine geeignete Intervention sein könnte. Die gewohnten Grenzziehungen, Zurückhaltung und technische Neutralität sind nur begrenzt möglich, der Handlungsdruck ist groß und es bleibt wenig Raum für Reflexion. Von Klitzing (2019) spricht von der Notwendigkeit, als Therapeutin und Therapeut ganz früh festzulegen, worum es in der Behandlung geht, und meint: »Wir können nicht wie sonst im Analytischen einfach zuwarten und gucken, was kommt, sondern wir müssen sehr früh den Fokus setzen.« Dabei sei das Innehalten und rasche Festlegen des Fokus zentral, aber auch die Frage, wie der Fokus den Eltern sowie dem Säugling oder Kleinkind mitgeteilt werden könne. Das Fokuskonzept, das die Leipziger PaKT-Forschungsgruppe zuvor in die Kindertherapie eingeführt hatte (Göttken & von Klitzing, 2015), wird mit der ESKP-f nun an die Gegebenheiten der Eltern-Säuglings-Kleinkind-Therapien angepasst.

Als Grundlage für evidenzbasierte Wirksamkeitsforschung stellt das vorliegende Behandlungsmanual möglichst präzise die therapeutische Grundhaltung, die Settingbedingungen, mögliche Behandlungstechniken und Interventionsprinzipen dar. Diese bieten in den drei Behandlungsphasen der ESKP-f eine Orientierung für die therapeutische Arbeit. Angesichts des Kurzzeitsettings und der Besonderheiten einer frühen Symptomatik des Kindes wie exzessives Schreien, Schlaf- und Fütterprobleme und/oder Symptomen der Eltern wie zum Beispiel Depression, Ängste, Zwänge müssen die therapeutischen Grundregeln im Vergleich zur psychoanalytischen Standardtherapie verändert und angepasst werden. Beziehungsthemen, die der Symptomatik von Eltern und/oder Kind zugrunde liegen, müssen schnell erkannt und bearbeitet werden. Therapeutinnen und Therapeuten begegnen oft heftigen, teils abgewehrten, negativen Gefühlen und Gedanken dem Kind oder der neuen Lebenssituation gegenüber, die für alle am therapeutischen Prozess Beteiligten oft sehr schwer erträglich sind. Daher spielen Supervision oder Fokuskonferenz eine sehr wichtige Rolle. Je nach Strukturniveau der Eltern, Alter der Kinder und/oder Kontext der Behandlung kann die Behandlungstechnik variieren. Dennoch bleibt der Fokus fester Bestandteil und Bezugspunkt der Interventionen. Die therapeutische Übertragungsbeziehung, Interaktionsbeobachtungen und psychoedukative Methoden werden genutzt, um Eltern darin zu unterstützen, eigene und kindliche psychische Zustände besser zu beobachten, zu verstehen und zu regulieren. Hilfen bei der Affektdifferenzierung, Affektregulation und beim Mentalisieren müssen zum Schutz des Kindes früh einsetzen und sollten zügig Entlastung bringen.

Das manualgeleitete psychodynamische Arbeiten stellt für die meisten Therapeutinnen und Therapeuten, auch wenn sie bereits viel Berufserfahrung und eine umfassende zertifizierte Weiterbildung (ESKP oder SKEPT) haben, eine neue Erfahrung dar. Der begrenzte Zeitrahmen der zwölfstündigen Behandlung innerhalb von sechs Wochen (zweimal wöchentlich à 50 Minuten) bedeutet Modifikationen im therapeutischen Arbeiten und Anpassungen der Behandlungstechnik. Bereits nach drei Sitzungen soll ein psychodynamischer Behandlungsfokus herausgearbeitet werden, an dem sich die Auswahl der weiteren geeigneten Interventionen orientiert. Im folgenden Kapitel beschreiben wir jene Kriterien, die unter den spezifischen Bedingungen von Fokusbildung, Kurzzeitsetting sowie interdisziplinärem, aufsuchendem und gegebenenfalls videogestütztem Arbeiten wirkungsvolle Rahmenbedingungen für den therapeutischen Prozess darstellen.

7.1 Modifikationen im Vergleich zum psychoanalytischen Standardverfahren

Jede psychodynamische Intervention, von der klassischen Psychoanalyse bis zur psychodynamischen Beratung, basiert auf den Grundannahmen der Psychoanalyse. So geht auch die fokusbasierte Kurzzeittherapie mit Eltern und Säuglingen von der Existenz des Unbewussten und dessen Einfluss auf zwischenmenschliche Interaktionen aus und bezieht sich auf die psychoanalytische Entwicklungstheorie, die Neurosenlehre und das Wissen über Abwehrprozesse (Schnoor, 2012). Ebenso greift die Behandlungsmethode psychoanalytische Konstrukte wie Widerstand, Übertragung, Gegenübertragung, Deutung und szenisches Verstehen auf (Machleidt et al., 2004). Eine Modifikation der im klassischen psychoanalytischen Setting praktizierten therapeutischen Grundregeln betrifft die freie Assoziation der Patientin/des Patienten und die gleichschwebende Aufmerksamkeit der Therapeutin/des Therapeuten. Beides sind afokale Elemente, die Raum zum Verstehen unbewusster Aspekte eines Problems öffnen. In der ESKP-f benötigen die Therapeutinnen und Therapeuten die gleichschwebende Aufmerksamkeit bei gleichzeitiger Selektion unter einem gewissen Zeitdruck. Dies begrenzt eine abwartende und reflektierende Haltung und kann bei der Therapeutin/dem Therapeuten zu erhöhter Anspannung führen oder der Angst, etwas Entscheidendes zu verpassen (Klüwer, 2000). Im Unterschied zum analytischen Standardverfahren, das eine Umstrukturierung der Persönlichkeit anstrebt (Grande, 2014), besteht die Zielsetzung der ESKP-f darin, eine günstige Gesamtentwicklung anzustoßen, die eine Symptomreduktion mit sich bringt oder vielleicht Impulse für eine Therapiemotivation im Anschluss an die ESKP-Behandlung setzt. Während im psychodynamischen Standardverfahren gezielt ein regressionsförderndes Setting kreiert wird, werden in der ESKP-f regressive Neigungen bewusst begrenzt, da der zeitliche Rahmen dafür ungeeignet ist. Die Mütter und Väter dürfen vor dem Hintergrund ihrer elterlichen Aufgaben und Funktionen nicht destabilisiert werden. Die aktivere Haltung der Therapeutin/des Therapeuten als auch die Ausrichtung der Behandlung am Fokus wirken einer Regression entgegen (Beutel et al., 2010).

Therapeutische Rahmenbedingungen

Die zeitliche, räumliche und interaktionelle Ausgestaltung einer Psychotherapie eröffnet einen therapeutischen Möglichkeitsraum von der Einleitung der Behandlung bis zu deren Beendigung (Althoff, 2019). Im psychoanalytischen Prozess haben konstante Bedingungen eine besondere Bedeutung und sind für das Arbeitsbündnis entscheidend. Die äußeren Gegebenheiten zu Beginn der Behandlung sind somit sehr klar zu vereinbaren. Ob diese eingehalten werden oder es zu Abweichungen kommt, kann als Indikator für die therapeutische Beziehung betrachtet werden und/oder verdeutlicht Widerstände gegen die Behandlung. In diesem Sinne wird der Rahmen als relevanter Wirkfaktor betrachtet (Ringler, 1995). Bei der interaktionell orientierten psychoanalytischen Therapie variiert der Rahmen in Abhängigkeit von Situation und Patientin/Patient bzw. Störung (Thomä & Kächele, 2006). Mertens (2014) beschreibt die Eigenschaften und Funktionen des Rahmens auf formaler, technischer und symbolischer Ebene und geht davon aus, dass ein konstanter Rahmen die Anwesenheit eines Primärobjektes symbolisiert und ein basales Sicherheitsgefühl vermittelt. Je nach psychischer Struktur werden Patientinnen und Patienten diese trianguläre Struktur unterschiedlich erleben, entweder im Sinne einer schützenden Funktion oder aber abwehrend. In diesem Fall kann es nötig werden, den Rahmen flexibel zu handhaben, aber dennoch verlässlich ohne Starre (Pflichthofer, 2011).

In der psychoanalytischen Arbeit mit Eltern, Säuglingen und Kleinkindern sind einige Besonderheiten in den Rahmenbedingungen zu berücksichtigen. Einerseits erfordert die Lebensrealität mit einem Säugling oder Kleinkind notwendigerweise eine gewisse Flexibilität. Andererseits können sich Bindungswünsche und Bindungsängste in der besonderen psychischen Konstellation der frühen Elternschaft auf das therapeutische Setting übertragen. Die Einbindung der Therapie in ein Hilfe- oder Kinderschutznetzwerk kann eine Sondersituation darstellen, wobei die realen sowie fantasierten Grenzen der Vertraulichkeit und Verschwiegenheit besonders sensibel beachtet und bearbeitet werden müssen. In der ESKP-f sollte daher der äußere Rahmen, insbesondere die Anzahl und Frequenz der Sitzungen, der Ort der Behandlung und die Finanzierung der Leistung genau besprochen und gegebenenfalls auch in Form einer schriftlichen Behandlungsvereinbarung geklärt sein.

Äußerer Rahmen

Der äußere Rahmen steht in direktem Zusammenhang mit dem inneren Rahmen, den die Therapeutin/der Therapeut bereithält (Pflichthofer,

2011). Je sicherer der äußere Rahmen ist und je besser die eigenen Grenzen geachtet werden, desto flexibler kann der Therapieverlauf gehandhabt werden. Der äußere formale Rahmen und die technischen Regelungen dienen wie alle Ritualisierungen dem Selbstschutz der Beteiligten. Unklare Rahmenbedingungen könnten zu Grenzüberschreitungen und Objektmanipulationen führen (Mertens, 2014). Deshalb ist für die klinische Praxis der ESKP-f ein möglichst klares, orientierendes, aber ausreichend flexibles Setting vorgesehen.

ESKP-f-Sitzungen werden an festgelegten Tagen und zu festen kindgerechten Zeiten für die Dauer von 50 Minuten in einem geschützten und vertrauten Raum zweimal pro Woche durchgeführt. Möglichst früh sollten die Behandlungszeiten feststehen und der klar strukturierte zeitliche und räumliche Rahmen sollte nicht mehr geändert werden. ESKP-f kann je nach therapeutischem Fokus in wechselnden Settings durchgeführt werden. Mögliche Konstellationen sind Vater- oder Mutter-Kind, Eltern allein, beide Elternteile mit Kind, andere wichtige Bezugspersonen können anwesend sein. Dies richtet sich danach, in welchem Setting am besten an der Bedeutung des Symptoms und an dem darunterliegenden Beziehungsthema gearbeitet werden kann. Auf jeden Fall sollten aber die meisten ESKP-f-Sitzungen in Anwesenheit des Kindes durchgeführt und nur in begründeten Ausnahmefällen die Eltern ohne Kind gesehen werden, zum Beispiel wenn bei Eltern so heftige Affekte anfluten, dass diese zu besprechen ein anwesendes Kind altersinadäquat belasten könnte. Von Anbeginn muss intensiv an der Einbeziehung der Väter gearbeitet werden. Der Übergang zur Elternschaft bedeutet einen Übergang von einer Zweier- in eine Dreierbeziehung. Die Triade wird als primäre Beziehungsform angesehen, in die das Kind hineingeboren wird. Den intrapsychischen Prozess der Triangulierung zu unterstützen, also die innere Fähigkeit eines Menschen, eine Beziehung zu einem Gegenüber, einem Dritten, zuzulassen und/oder zu integrieren, ist einer der Kernpunkte der ESKP-f. Ist der Vater am therapeutischen Prozess nicht beteiligt, so wird er zumindest in den Vorstellungen oder Fantasien des Kindes oder der Mutter über diese dritte abwesende Person in den Therapieprozess integriert, also auf der Ebene der Repräsentanzen, der inneren Bilder vom eigenen Selbst, dem bedeutungsvollen Gegenüber (Objekt), der Beziehung und den dazugehörenden Affekten. Die Therapeutin/der Therapeut übernimmt in der ESKP-f die Funktion des Dritten für die Eltern und öffnet den triadischen Beziehungsraum. Damit geht der Verzicht auf eine ausschließliche Zweierbeziehung und narzisstische Gratifizierungsmöglichkeiten einher.

Für die Arbeit mit Säuglingen und Kleinkindern soll der Behandlungsraum in besonderem Maße zum Wohlfühlen einladen; er ist ausreichend zu heizen, sodass die Babys sich gut bewegen können und nicht durch eigene Decken, Mützen oder Overalls in ihrem Bewegungsradius eingeschränkt werden. Bei Kindern im ersten Lebensjahr ist auf eine weiche Matte, Decke, Sicherung der Steckdosen, Absicherung von herabhängenden Kabeln und Dingen, die durch Herabfallen die körperliche Unversehrtheit der Patientinnen und Patienten bedrohen könnten, zu achten. Bei Eltern von frühgeborenen Babys kann es sein, dass ein Ablegen des Kindes auf den Fußboden aufgrund der hypothetisierten Infektionsgefahr nicht erwünscht ist. Deshalb kann eine Liegecouch genutzt werden, wenn die Kinder sich noch nicht ausreichend drehen können und die Sturzgefahr gering ist. Die Gestaltung der Sitzung ist den Eltern und dem Kind überlassen. Es sollten altersgerechte Spielsachen, zum Beispiel Rasseln, Bälle, Kinderbücher vorhanden sein. Bei Kindern im dritten Lebensjahr auch Malutensilien, Papier, Knet- und Modelliermasse, einzelne Lego- oder Duplo-Spielfiguren (Mama, Papa, vier Kinder, Oma, Opa), Handpuppen in Gestalt von Fuchs, Krokodil und Elefant. Die Räume sollen für Videoaufnahmen und Videoarbeit ausgestattet sein, da videounterstützte Interventionen Teil der Behandlung sein können.

Therapeutische Allianz im Mehrpersonensetting

Die Gestaltung der therapeutischen Beziehung spielt im klinischen Alltag wie auch in der Psychotherapieforschung eine bedeutende Rolle. Zahlreiche Studien (Horvath & Symonds, 1991; Orlinsky et al., 1994; Strotzka, 1975) weisen einen Zusammenhang zwischen Therapieerfolg und therapeutischer Beziehung nach. Was eine günstige therapeutische Beziehung genau ausmacht, ist jedoch unzureichend geklärt (Frei, 2018). Begriffe, die sich auf die therapeutische Beziehung beziehen, wie Arbeitsbündnis, therapeutische Allianz und Realbeziehung sind nicht klar voneinander abzugrenzen. Die *therapeutische Beziehung* schließt alle Beziehungsphänomene zwischen Patientin/Patient und Therapeutin/Therapeut ein, in engerem Sinne beschränkt sie sich auf das Konzept der *therapeutischen Allianz*. In jedem Fall wird die therapeutische Beziehung in den psychodynamischen Verfahren als das »wesentliche Agens« der therapeutischen Arbeit verstanden und nicht nur als notwendige Voraussetzung (Gumz & Hörz-Sagstetter, 2018, S. 30). Sie sollte von Patientin/Patient wie auch Therapeutin/Therapeut als »hilfreich« und »tragfähig« empfunden werden (Boothe & Grimmer, 2004). Aus Patientensicht machen Vertrauen, Einfühlungsvermögen, Sympathie, genügend Zeit, ein lösungsorientiertes Vorgehen sowie ein respektvoller Umgang Merkmale einer guten therapeutischen Beziehung aus (Hermer & Röhrle, 2008). Die Qualität therapeutischer Beziehungen lässt sich beispielsweise mit dem Inventar zur therapeutischen Beziehung (ITB) quantifizieren (Hermer et al., 2015).

Der Begriff *Arbeitsbündnis* bezieht sich auf die »nicht neurotische und rationale Beziehung zwischen Patientin/Patient und Therapeutin/Therapeut, die es ihr/ihm im Rahmen der therapeutischen Beziehung ermöglicht, in der Therapiesituation zielstrebig zu arbeiten« (Senf et al., 2019). Es besteht die Überzeugung, dass die Einführung und Bewahrung des Rahmens (Setting, Teilnehmer, Grenzen) von entscheidender Bedeutung für das Arbeitsbündnis sei (Baradon et al., 2005). Die *Realbeziehung* schließlich sei eine relativ übertragungsfreie. Die Therapeutin/der Therapeut ist als professionell Helfende/r in einer bestimmten Rolle, die mit einer zugewandten und zugleich neutral-distanzierten Haltung einhergeht. Eine persönliche Beziehung zur Patientin/zum Patienten entsteht zwar, sei aber zeitlich, örtlich und in Nähe und Intimität begrenzt (Rössler, 2005). Es handelt sich um eine ungleiche Beziehung, weil die Therapeutin/der Therapeut als private Person weitgehend anonym bleibt. Vertrauen und Zuversicht sind wesentliche beziehungsfördernde Elemente. Die Vertrauensbildung erfolgt kraft der Stabilität, Verlässlichkeit, Konstanz und empathischen Resonanz, die die Psychotherapeutin/der Psychotherapeut zur Verfügung stellt. Eine wichtige Funktion der therapeutischen Beziehung besteht in der Vermittlung von Zuversicht, dem Wecken einer hoffnungsvollen Erwartung auf Veränderung (Rudolf, 1991). Zur Zuversicht gesellt sich eine Haltung der Kreditierung der Patientin/des Patienten, wenn diese Person mit ihren Ressourcen und Potenzialen wahrgenommen wird. Dabei handelt es sich nicht um willkürliche handhabbare Strategien oder Interventionen, sondern es komme auf die tatsächlichen – oft unbewussten – Einstellungen der Therapeutin/des Therapeuten zu seiner Patientin/seinem Patienten an.

Für Psychoanalytikerinnen/Psychoanalytiker, die keine familientherapeutische Ausbildung haben, kann die Arbeit im Mehrpersonensetting ungewohnt sein. Es könnte die Angst aufkommen, »von den anderen nicht angenommen, ausgeschlossen oder vernichtet« zu werden (Grieser, 2018, S. 51). So könne die Therapeutin/der Therapeut zu Beginn nie wissen, ob man mit einem Elternpaar erfolgreich arbeiten wird. In Familientherapie ausgebildete Psychotherapeutinnen/Psychotherapeuten verfügen naturgemäß über Erfahrungen, wie verschiedene Settings die therapeutische Beziehung beeinflussen. Auch in der ESKP-f muss sich die Therapeutin/der Therapeut auf das Mehrpersonensetting einstellen und wesentlich aktiver und direktiver verfahren, damit das therapeutische Geschehen nicht entgleist und gleichzeitig offenes Sprechen möglich bleibt (Rössler, 2005). In einem authentischen und wohlwollenden Miteinander zeigt sich systemische Neutralität (Gumz & Hörz-Sagstetter, 2018) bzw. gilt es, eine ausgleichende Parteilichkeit (Willi, 1978) herzustellen. Für die ESKP-f braucht es eine neutrale Position »mit gleicher Distanz gegenüber allen Interaktionspartnern« (Pedrina, 2020, S. 48). Wertschätzung und Empathie müssen auch für unsympathische Patientinnen/Patienten und/oder unmoralisches Verhalten aufgebracht werden (Rössler, 2005). In der ESKP-f jedoch stellt der Tatbestand der Kindesmisshandlung eine Grenze der unparteiischen Haltung der Therapeutin/des Therapeuten dar (Pedrina, 2020). Bei Behandlungen im Hausbesuch wird es gelegentlich zu interaktionellen Prozessen zwischen dem psychosozialen Netzwerk der Patientin/des Patienten und der Therapeutin/dem Therapeuten kommen. Dabei ist die Wechselwirkung zwischen Netzwerk und Realbeziehung für den Therapieverlauf entscheidend und empirisch gesichert. Im günstigen Fall nimmt die Interaktion kooperative oder kompensatorische Formen an, sie kann jedoch auch von einer konkurrierenden oder sogar feindseligen Dynamik bestimmt sein (Horn, 2017). Mit dem Hometreatment geht ein Rollenwechsel einher: Die Patientin/der Patient wird zur Gastgeberin/zum Gastgeber. Horn beschreibt diesbezüglich in erster Linie Vorteile für die therapeutische Beziehung, insbesondere bei Patienten mit schweren Persönlichkeits- oder Bindungsstörungen, die unbewusst destruktive Strebungen gegen das Arbeitsbündnis mobilisieren. Die persönlichere Beziehung könne die diagnostischen Möglichkeiten erweitern, verbessere die Möglichkeiten zu spiegeln, Veränderungen zu verstärken und schaffe mehr Vertrauen.

Kennzeichen der therapeutischen Grundhaltung

Eine wertschätzende und mentalisierende Haltung ist die Basis, die während des gesamten Prozesses den Boden für eine vertrauensvolle und haltende Arbeitsbeziehung bietet. Die Aufgabe der Therapeutin/des Therapeuten ist es, die »Stimme des Kindes« zu übernehmen und gleichzeitig die Eltern dabei zu unterstützen, eigene häufig schmerzliche Affekte zu erkennen, ihnen Raum zu geben, sie anzuerkennen und zu verstehen. Die Therapeutin/der Therapeut stellt auf der Grundlage einer vorangegangenen Konfliktanalyse eine ressourcenorientierte Entwicklung neuer Perspektiven und Handlungsstrategien in den Vordergrund der Behandlung. Diese erfordert ein hohes Maß an Flexibilität und Gleichzeitigkeit verschiedener Prozesse. Die therapeutische Beziehung ist durch eine Synchronisation der Kind-/Eltern-Therapeuten-Beziehung, die Berücksichtigung der Triade und spezieller Übertragungskonstellationen sowie die Notwendigkeit sorgfältiger Selbstreflexion und Selbstfürsorge gekennzeichnet.

Folgende therapeutische Grundregeln kennzeichnen die ESKP-f:

- Verstehen unbewusster Konflikte durch Verbindung fokaler und afokaler Techniken
- Entwicklungsanstöße ohne das Ziel der Umstrukturierung
- Stabilisierung elterlicher Funktionen durch sensible Begrenzung regressiver Neigungen
- therapeutische Allianz bei multiplen Übertragungen im Mehrpersonensetting
- Berührungspunkte zu interdisziplinären Netzwerken und Kinderschutz
- Verbindung supportiver und selbstreflexiver Interventionen

7.2 Kernkonzepte und Leitgedanken der ESKP-f

Die ESKP-f basiert auf verschiedenen Behandlungsansätzen, die sich über die letzten 30 Jahre entwickelt haben. Dazu gehören das psychoanalytische Vorgehen nach Fraiberg et al. (1975) und daraus entwickelte Behandlungsansätze von Cramer (1993), Lieberman & Pawl (1993), die interaktionszentrierte Eltern-Säuglings-Kleinkind-Beratung und kommunikationszentrierte Psychotherapie nach Papoušek (1994), der Interactional-Guidance-Ansatz nach McDonough (1995), die Behandlung der frühen triadischen Interaktionsmuster (von Klitzing, 1998) und der dyadisch kindgesteuerte Ansatz »Watch, Wait, and Wonder« (Cohen et al., 2006). Bei Eltern-Säugling-Kleinkind-Psychotherapien gibt es weniger Abgrenzungen zwischen verschiedenen psychotherapeutischen Richtungen als in anderen Anwendungsbereichen. Doch setzt die ESKP-f durch ihre psychoanalytisch-psychodynamische Fundierung Schwerpunkte, die sich von systemischen, körper-, verhaltens- oder gestalttherapeutischen Zugängen unterscheiden. Psychoanalytikerinnen/Psychoanalytiker, die Eltern-Säugling-Kleinkind-Psychotherapie (ESKP) oder Säugling-Kleinkind-Eltern-Psychotherapie (SKEPT) durchführen, unterscheiden sich zwar in der Präferenz ihrer theoretischen Ausrichtungen, aber sie teilen doch die wesentlichen analytischen Methoden: Die Herstellung eines Arbeitsbündnisses, einer haltenden Beziehung (holding, containment), die Übertragungsarbeit, die Arbeit an den Repräsentanzen, den verinnerlichten Erfahrungen der Beteiligten und die Arbeit am Widerstand. Es ist die Therapeutin/der Therapeut, die/der einen haltenden Rahmen gibt, im Sinne eines »holding« nach Winnicott oder eines »containing« nach Bion. Eltern-Säugling-Kleinkind-Psychotherapeutinnen/-therapeuten versuchen, Modell für die Eltern zu sein, und stellen Entlastung, emotionalen Halt und supportive Interventionen zur Verfügung. Ziel ist die Stärkung der elterlichen Kompetenz und die Verinnerlichung korrigierender emotionaler Erfahrungen, die zum Beispiel darin bestehen kann, die Gefühle der Hilflosigkeit, Ohnmacht und Wut gegenüber einem schreienden Baby zu teilen und Zuversicht und Sicherheit zu entwickeln, das Baby verstehen und selbst trösten und beruhigen zu lernen. Schwerpunkt der Intervention ist die Beziehung zwischen Eltern und Kind, insbesondere die Fähigkeit der Eltern, die affektiven Zustände des Kindes zu erfassen, zu verstehen und zu »containen«. Containment bedeutet nach Bion (1962a), die Projektionen des Gegenübers in sich aufzunehmen, ohne die eigenen Emotionen, die durch diese Projektionen ausgelöst wurden, unmittelbar in Handlung umzusetzen. Gemäß diesem theoretischen Ansatz können die vom Kind als unverträglich erlebten Gefühle mit therapeutischer Hilfe in erträgliche Affekte umgewandelt und ihm zurückgegeben werden. ESKP-f-Therapeutinnen/Therapeuten gestalten den therapeutischen Raum durch eine Atmosphäre des Verstehen-Wollens. Sie versuchen, die Kinder mental zu begreifen, ohne sie zur Regulation von Emotionen körperlich zu berühren, in den Arm zu nehmen oder den Eltern das Kind abzunehmen. Winnicott (1979) verwendete den Begriff des »holding«. Psychodynamisch arbeitende Therapeutinnen/Therapeuten beziehen sich auf die Auswertung des Übertragungs- und Gegenübertragungsgeschehens. Zusätzlich nehmen die ESKP-f-Therapeutinnen/Therapeuten die positiven und negativen Elternübertragungen wahr und werten sie für die therapeutische

Arbeit aus. Zudem überlegen sie, ob gegebenenfalls auch der Säugling bereits eine Übertragung auf die Therapeutin/den Therapeuten entwickelt (Salomonsson, 2014). Das Vorhandensein positiver Eltern-, Großeltern-, Geschwister- und weiterer Übertragungen im therapeutischen Prozess ermöglicht die Arbeit mit hochbelasteten Elternthemen. Zu beachten sind aber auch mögliche negative Übertragungen wie Neid, Rivalität und andere negative Gefühle. Bei stabiler therapeutischer Beziehung können im zweiten Drittel des therapeutischen Verlaufes die Prozesse der Übertragung, Projektion, Gegenübertragung, Introjektion und projektiven Identifikation gemeinsam mit den Eltern erarbeitet werden. Die Kenntnis und Wahrnehmung eigener psychischer Zustände hilft den Eltern, sich besser zu beobachten, zu verstehen und zu regulieren, sodass das Kind von elterlichen Projektionen befreit wird. Bei fehlenden positiven Übertragungsprozessen wird zuerst an den negativen Projektionen und eher Ich-stärkend gearbeitet. Ziel ist es, die Säuglinge von den Verzerrungen und verschobenen Affekten zu befreien, durch die sie in den elterlichen Konflikt verstrickt werden (Fraiberg, 1980). Entsprechend der psychoanalytischen Haltung ist die Arbeit am und mit dem Widerstand wichtig, um die Abwehr nicht zu labilisieren. Dies bedeutet, ein ausgewogenes Verhältnis von holding bzw. containment sowie Herausforderung herzustellen (Baradon, 2011). Ein weiterer Schwerpunkt der Arbeit liegt auf der Affektregulierung und Affektdifferenzierung, also der Sensibilisierung und Unterstützung von Wahrnehmung und Regulierung von Gefühlen seitens der Bezugspersonen und ihres Säuglings/Kleinkindes. Die annehmende reflektierende Haltung der Psychotherapeutin/des Psychotherapeuten in der Modellfunktion und die Spiegelung der affektiven Zustände der Kindseltern und des Babys können allen helfen, ihre eigenen Gefühlszustände wahrzunehmen und zu regulieren. Eine Aufgabe besteht darin, die Eltern zu unterstützen, sich nicht von den affektiven Zuständen ihres Kindes »überrollen« zu lassen, das heißt den Eltern zu helfen, ihre Affekte von denen des Kindes zu trennen. ESKP-f-Therapeutinnen und -Therapeuten sind in diesem Fall ein Modell, um eine Trennung der Affekte zu induzieren. Durch die mentalisierende Haltung der Therapeutin/des Therapeuten wird ein unterstützender Rahmen geschaffen, um Verständnis, Halt und Ordnung herbeizuführen. Darüber hinaus werden die Förderung der elterlichen Selbstreflexion und der Fähigkeit, sich in die innere Welt des Kindes einzufühlen (Mentalisierungsfähigkeit), sowie die Stärkung der spezifischen Ich-Funktionen angestrebt. In der ESKP-f wird die Triade als die primäre Beziehungsform angesehen, in die das Kind hineingeboren wird. Die Fähigkeit der Eltern zur Triangulierung, im intrapsychischen Prozess eine Beziehung zu einem Gegenüber und zu einem Dritten zuzulassen und/oder zu integrieren, ist in diesem Kontext von besonderer Bedeutung (von Klitzing & Stadelmann, 2011).

Leitgedanken für die therapeutische Arbeit

- Die Behandlungsprozesse der ESKP-f sind äußerst individuell und unterschiedlich, folgen jedoch grundlegenden Herangehensweisen und Methoden, die eine Vergleichbarkeit der Therapieprozesse erlaubt.
- Unterstützt wird ein feines, sich aufbauendes Beziehungsgeflecht zwischen Eltern und Säugling oder Kleinkind. Schwerpunkt der Behandlung liegt auf der Eltern-Kind-Beziehung. Zusätzlich soll die Triade gestärkt werden.
- Ziel ist ein Verstehen, wie die aktuellen und früheren Erfahrungen der Eltern deren Wahrnehmung, Gefühle und ihr Verhalten gegenüber ihrem Kind beeinflussen.
- Die Entwicklung der kindlichen regulatorischen Fähigkeiten, der Stressverarbeitung sowie des Bindungssystems steht in enger Beziehung zu den Persönlichkeitsstrukturen der Eltern.
- ESKP-f unterstützt die Fähigkeit zur Beziehungsgestaltung, Affektdifferenzierung und Regulation von Verhaltens- und Affektzuständen sowie das Mentalisieren und die selbstreflexive Kompetenz der Eltern. Dies beinhaltet auch eine Arbeit an den Repräsentanzen, Fantasien und inneren Arbeitsmodellen von Beziehung.
- Die Herausforderung der ESKP-f liegt in der Parallelität von Beziehungsdiagnostik und beziehungsfokussierter Intervention. Dabei sind unbewusste Konflikte zentral, die sich in der Beziehung zwischen Eltern und Kind in Szene setzen, die Interaktion belasten und im Symptom ihren Ausdruck finden.
- Anhand des Übertragungs- und Gegenübertragungsgeschehens wird die individuelle Beziehungsdynamik wahrgenommen, beobachtet und reflektiert und es werden psychodynamische Hypothesen erarbeitet.
- Zugleich bzw. parallel dazu gilt es, eine für die Eltern und für das Kind angemessene »Sprache« dafür zu finden, was sich in ihrer Innenwelt (intrapsychisch) und in der Eltern-Kind-Beziehung (inter-

personell) abspielt. Ein psychodynamischer Konfliktfokus wird formuliert.

- Das Vorgehen der ESKP-f orientiert sich stringent am psychodynamischen Fokus, welcher in der ersten Phase der Behandlung erarbeitet und gegebenenfalls im Behandlungsverlauf angepasst wird.
- Die therapeutischen Interventionen setzen je nach Strukturniveau, elterlicher Fähigkeit zu mentalisieren und aktueller Belastungssituation auf verschiedenen Ebenen an und reichen von beratend-psychoedukativen Elementen bis hin zu aufdeckenden Deutungen unbewusster Konflikte und Beziehungsdynamiken.

7.3 Behandlungsprozess in drei Behandlungsphasen der ESKP-f

Ziel des Behandlungsmanuals ist es, Therapeutinnen und Therapeuten in dem zwölf Sitzungen umfassenden vielschichtigen Behandlungsprozess bei der Auswahl und Dokumentation der Behandlungstechniken Orientierung zu geben und eine Vergleichbarkeit der Behandlungsprozesse zum Zweck der wissenschaftlichen Wirkevaluation herzustellen. Das Manual unterstützt den Prozess des kontinuierlichen Pendelns zwischen Beobachten, Reflektieren, Erfassen der Übertragungs- und Gegenübertragungsdynamik und der inneren Selbst- und Objektrepräsentanzen der Eltern und dem konkreten beziehungsfokussierten, ressourcenorientierten Arbeiten im Hier und Jetzt. Der Behandlungsprozess wird in drei Phasen gegliedert, die fließend ineinander übergehen: *1. Phase der Exploration und Diagnostik, 2. Phase der fokussierten Intervention, 3. Phase des Abschlusses und Transfers* (siehe Abb. 1 in Kapitel 4.4). Zwischen Phase 1 und 2 findet die *Fokuskonferenz* statt. Therapeutinnen und Therapeuten reflektieren dadurch relevante Fragen zu zentralen Beziehungsaspekten zwischen Mutter/Vater und Kind.

Die nachfolgend beschriebenen Besonderheiten der drei Behandlungsphasen gelten für alle Behandlungskontexte (stationäre/teilstationäre Erwachsenen- oder Kinderpsychiatrie, Hometreatment bzw. ambulante Behandlung im häuslichen Umfeld, in Anbindung an die Institutsambulanzen oder psychotherapeutischen Praxen), auch wenn die Behandlungssettings unterschiedliche äußere Behandlungsbedingungen (Personal, Raumsituation, Stationsroutinen etc.) aufweisen.

7.3.1 Diagnostisch-explorative Phase (1.–3. Sitzung)

Von der ersten Begegnung an nehmen die Therapeutinnen und Therapeuten eine beziehungsdiagnostische und explorative Haltung ein, die insbesondere die erste Phase der Intervention prägt und natürlich über den ganzen Prozess im Sinne einer Überprüfung oder notwendigen Anpassung bzw. Korrektur der Arbeitshypothesen oder Fokusformulierung aufrechterhalten bleibt. Nach erfolgtem Anmelde- bzw. Aufnahmeprozess wird der Kontakt zu Eltern und Kind aufgebaut, wenn möglich unter Einbeziehung beider Elternteile oder auch weiterer wichtiger Bezugspersonen des Kindes. Wichtig im diagnostischen Prozess ist es, das Kind als aktiven Partner im Behandlungsprozess wahrzunehmen. Ziel ist dabei, bestehende Risiken für die allgemeine kindliche Entwicklung einzuschätzen und zu bewerten, wie veränderungsfähig Eltern und Kind in ihrer Beziehung sind. In der Eingangsdiagnostik erfolgt eine komplexe Abklärung des Bedingungsgefüges, in dem die jeweilige elterliche bzw. kindliche Symptomatik wie auch die Beziehungssymptomatik zu verstehen ist. Die Therapeutin/der Therapeut macht sich ein Gesamtbild der äußeren wie auch intrapsychischen und interpersonellen Situation des Eltern-Kind-Paares: Dazu gehört die Beurteilung der Art und Schwere der (Beziehungs-)Symptomatik, der Krisenhaftigkeit, der Elternfunktionalität, der Behandlungsmotivation und der Behandlungsbereitschaft der Eltern sowie die Kenntnis des kindlichen Entwicklungsniveaus, des psychischen Strukturniveaus der Eltern und des elterlichen Funktionsniveaus. Für den somatischen Bereich wird der Kontakt zur Kinderärztin/zum Kinderarzt hergestellt. Die ESKP-f beginnt also mit einer übertragungsbasierten Grunddiagnostik im Erstkontakt und einer umfassenderen Basisdiagnostik inklusive Beziehungsdiagnostik innerhalb der ersten drei Stunden als Grundlage für die Fokusbildung und Wahl der Behandlungstechnik. In der stationären Behandlung müssen die übertragungsbezogenen Aspekte mit der leitliniengetreuen Diagnostik in Einklang gebracht werden, die eine elterliche Anamnese im Beisein oder in Abwesenheit des Kindes, psychopathologische Befunde und eine Beziehungsdiagnostik in verschiedenen Alltagskontexten umfasst sowie eine umfangreiche körperliche Diagnostik des Kindes, inklusive Blutentnahme und Gewichts- und Längenperzentile seit Geburt. Hinzu kommen eventuell noch eine standardisierte Untersuchung der Entwicklung (z.B. BAYLEY-III, ET6–6) und Untersuchungen aus den Bereichen Pädaudiologie, EEG, Neuropädiatrie, Humangenetik, Entwicklungspädiatrie sowie gastroenterologische und pädiatrische Zusatzuntersuchungen.

Der Erstkontakt kann je nach Belastbarkeit der Eltern und Situation des Kindes bis zu 90 Minuten dauern oder auch auf zwei Termine aufgeteilt werden. Soweit möglich, erschließen sich die Therapeutinnen und Therapeuten in einem nicht strukturierten explorativen Vorgehen die aktuelle Symptomatik, erste anamnestische Informationen unter Einbeziehung von Kinderwunsch-, Schwangerschafts- und Geburtsthemen und Merkmale der Eltern-Kind-Interaktion. Erst in den weiteren Sitzungen wird dies vertieft und um weitere Aspekte der klinischen Anamnese ergänzt, wenn möglich durch körperliche Diagnostik oder Bezugnahme auf kinderärztliche Befunde, auf den psychopathologischen Befund oder vertiefende standardisierte Interaktions- und Beziehungsdiagnostik. Nach den ersten drei Sitzungen sollte eine Beziehungsdiagnose nach Achse II des DC:0–5 (Zero to Three, 2016) möglich sein. Auf dieser Grundlage können schon sehr früh erste psychodynamische Behandlungshypothesen entwickelt werden, die dann in der Fokuskonferenz zu vertiefen und zu überprüfen sind. In den ersten Sitzungen kristallisieren sich möglicherweise auch noch spezifische Behandlungsmodalitäten heraus, die mit der Familie für den Zeitraum der sechs Wochen festgelegt und als Behandlungsvereinbarung formuliert werden.

Einschätzung von Krisenhaftigkeit und Kindeswohl

In der ersten Sitzung wird vor allem erfasst, ob es sich um eine Krise handelt, wie bedrohlich sie ist und wie das aktuelle psychische Befinden der Eltern ist, bzw. es erfolgt eine Grobeinschätzung des elterlichen Strukturniveaus. Von Anfang an und im Laufe des gesamten Behandlungsprozesses ist im Blick zu behalten, wie krisenhaft sich die Beziehungssituation zuspitzt und ob es zu einer Gefährdung des Kindeswohls kommt. Je nach Krisenhaftigkeit zu Beginn der Behandlung nehmen Entlastung und Ressourcenaktivierung sowie Abklärung der Kinderschutzthematik mehr oder weniger Raum ein. Eine Behandlung muss gegebenenfalls abgebrochen/unterbrochen werden, wenn bei der Mutter eine (schwere) postpartale Depression mit Dekompensation, paranoiden Erlebensweisen oder eine Psychose auftritt bzw. exzessive Projektionen das Kindeswohl gefährden. Gleiches trifft bei Kindeswohlgefährdungen in Form von verschiedenen Misshandlungs- und Vernachlässigungssituationen zu, die eine Maßnahme nach § 42 KJHG (Inobhutnahme) notwendig machen. Im Verlauf auftretende Kontraindikationen, unerwünschte und unerwartete Ereignisse müssen dokumentiert und prompt bearbeitet werden.

Verwobenheit von Diagnostik und Intervention

Je nach Thematik und Belastungssituation können schon in der ersten Sitzung Interventionen und die gemeinsame Erarbeitung konkreter handlungs- und ressourcenaktivierender Maßnahmen erfolgen. Im Wesentlichen geht es in dieser Phase jedoch um die Erfassung der Problematik, die aktuelle Beziehungssituation zwischen Eltern und Kind, und dies wird mit lebensgeschichtlichen Hintergründen und den Beziehungserfahrungen der Eltern in Verbindung gebracht. Diagnostik und Exploration bringen in dieser Phase der Behandlung erste Arbeitshypothesen hervor, die dann in der Fokuskonferenz nach der dritten Sitzung zu einem psychodynamischen Behandlungsfokus integriert werden.

Erkennen der Beziehungsdynamik in der initialen Szene

Die Beobachtung und Erfassung der bedeutsamen Beziehungsdynamik finden auf verschiedenen Ebenen statt. Ein zentraler Weg für die Therapeutin/den Therapeuten, sich ein Bild über die Konflikt- und Strukturebene zu machen, ist die Erfassung der initialen Szene im ersten Kontakt. Entsprechend dem analytischen Setting wird den Eltern mit ihrem Kind bei der Erstbegegnung Raum gegeben, um möglichst viel von der Atmosphäre, der elterlichen Persönlichkeit aufnehmen zu können (Erfassen der »Szene«, des Ersteindrucks, Auswertung von Übertragung und Gegenübertragung). Dies stellt eine basale ungesteuerte Diagnostik dar, bei der im Erstgespräch und in den Folgegesprächen nach und nach relevante Daten »beiläufig« erhoben werden.

Erfassen von kindlichem Abwehrverhalten

Besonders in der Anfangsphase wird das Auftreten von kindlichem Abwehrverhalten eruiert. Unerträgliche Zustände im Kind, die von den Eltern nicht gehalten werden oder auch nicht werden können, fallen unverdaut auf das Kind zurück, sodass die Babys verschiedene abwehrende Verhaltensweisen zeigen, zum Beispiel Vermeiden von Blickkontakt bzw. »Hindurchblicken«, leerer Blick, Einfrieren von Mimik und Motorik, »Floppy-Sein«, motorische Unruhe im Sinne von Kämpfen, Umkehrung des Affektes, zum Beispiel selbstverletzendes Verhalten. Dieses Abwehrverhalten kann dem Zweck dienen, das unreife Ich vor Desintegration und

Überflutung zu schützen, geht aber mit erheblicher Beziehungsvermeidung einher. Zusätzlich wird das Stresssystem aktiviert und die neuronale Aktivität auf »frühere« Hirnbereiche verlagert. Unerträgliche Affekte werden fragmentiert und Teile von Zuständen, die vom Kind als nicht zugehörig empfunden werden, abgespeichert. Die Symptomatik des Kindes kann auch als Möglichkeit verstanden werden, sich von elterlichen Projektionen abzugrenzen und diese nicht in sich aufzunehmen, was jedoch auf Kosten der Beziehungsentwicklung geht. Die Reflexion von Übertragungs- und Gegenübertragungsphänomenen und der vorherrschenden Abwehrmechanismen ist genauso bedeutsam wie die Beobachtung der konkreten Interaktion.

Beobachten dyadischer und triadischer Eltern-Kind-Interaktion

Die Interaktionsbeobachtung bezieht sich vor allem auf die Affektabstimmung, die Regulation und die sich darstellende Bindungsbeziehung zwischen Mutter/Vater und Kind. Therapeutinnen/Therapeuten verschaffen sich in überwiegend alltagsüblichen Situationen ein Bild der Kommunikation und der affektiven Beziehungsgestaltung zwischen Kind und Eltern. In der diagnostisch-explorativen Phase können auch standardisierte Beobachtungen in Form von Videoaufnahmen der Interaktion genutzt werden. Gestaltungshinweise für dyadische und triadische Eltern-Kind-Videoaufnahmen und Auswertungsmöglichkeiten der Beobachtungen sind Teil der zertifizierten ESKP-Weiterbildung. Die Anwendung der videozentrierten Interaktionsdiagnostik sollte in Supervision und Fokuskonferenz gemeinschaftlich reflektiert werden. Zu beachten ist, dass in jedem Fall Interaktionen in unterschiedlichen Entwicklungsfeldern, zum Beispiel Fütter- und Spielinteraktionen, in die Beobachtung einbezogen sein sollen. Im Setting mit Mutter, Vater und Kind oder in der Triade Eltern-Therapeutin/Therapeut-Kind wird die Fähigkeit zur Triangulierung deutlich. Insbesondere das Stillen und Füttern erscheinen als dialogische Prozesse, die stark abhängig sind vom interaktiven Rhythmus zwischen Mutter/Vater und Kind. Dieser psychische und physische Nährboden ist dadurch beeinflusst, inwieweit die Mutter/der Vater die Signale des Kindes auf Hunger und Zufriedenheit wahrnimmt und darauf reagieren kann. Anders stellt es sich mit dem freien Spiel dar, das von einer spontanen und lustvollen Aktivität zwischen Mutter/Vater und Kind lebt. Für die Bewertung der Qualität der Eltern-Kind-Beziehung wird die Achse II des DC:0–5 herangezogen.

Beziehungsdiagnostik anhand Achse II des DC:0–5

Das DC:0–5 (Gontard, 2018; Zero to Three, 2016) ist ein multiaxiales Diagnosesystem, das anhand von fünf Achsen die seelischen Entwicklungsbedingungen eines Kindes systematisch beschreibt und kategorisiert. Es dient (1.) der genauen Klassifikation psychischer Störungen im Alter von null bis fünf Jahren sowie (2.) der Einschätzung der adaptiven Qualität der Eltern-Kind-Beziehung und des Fürsorgeumfeldes, der Erfassung (3.) somatischer Erkrankungen und (4.) psychosozialer Stressoren und (5.) der Bewertung des emotionalen und sozialen Funktionsniveaus des Kindes. In der ESKP-f bewerten die Therapeutinnen/Therapeuten nach der dritten Sitzung anhand der Kriterien der Achse II die adaptive Qualität der Eltern-Kind-Beziehung sowie des Fürsorgeumfeldes und richten die Behandlung an diesen Erkenntnissen aus. Die Anwendung des DC:0–5 ist Teil der zertifizierten ESKP-Weiterbildung und es empfiehlt sich, die Bewertung des jeweiligen Beziehungsbeitrags von Kind und Eltern in Supervision oder Fokuskonferenz gemeinschaftlich zu reflektieren. Grundlage der diagnostischen Einschätzung sind einerseits Interaktionsbeobachtungen zwischen Kind und Bezugsperson bzw. zwischen den Bezugspersonen untereinander, wobei die verbale und nonverbale Kommunikation berücksichtigt wird. Anderseits werden die Gesprächsinhalte mit den Bezugspersonen über deren Wahrnehmung des Kindes mit einbezogen, sodass die Therapeutin/der Therapeut in den Sitzungen stets hellhörig für Attributionen und Einstellungen der Bezugspersonen und des Fürsorgeumfelds sein sollte. Ziel ist es, die Beziehungsqualität zwischen Eltern und Kind sowie die Qualität des Fürsorgeumfelds auf vier verschiedenen Stufen der Funktionalität (Level 1–4) einzuschätzen. Als Hilfestellung findet sich im Anhang ein DC:0–5-Erhebungsbogen, der das Beschreiben der Beziehungsmerkmale erleichtert. Zusätzlich stehen drei Tabellen zur Verfügung, anhand derer die Aufmerksamkeit der Therapeutinnen/Therapeuten auf mögliche Stärken bzw. besorgniserregende Merkmale der Bezugsperson (Tabelle 1), des Kindes (Tabelle 2) und des Fürsorgeumfeldes (Tabelle 3) gelenkt werden können. Darüber hinaus werden Merkmale der Beziehung zwischen dem Kind und einer oder mehreren primären Bezugspersonen (Teil A) bzw. Beziehungsmerkmale des weiteren Fürsorgeumfeldes (Teil B) systematisch abfragt und bewertet (Hagemann et al., 2019). Die Bearbeitung der Achse II des DC:0–5 ist behandlungsrelevant und handlungsleitend, da die Therapeutin/der Therapeut dadurch Bereiche identifizieren kann, die in der Behandlung in den Blick genommen und bearbeitet werden. Bei der Bewertung der Qualität der Eltern-Kind-Beziehung sowie des Fürsorgeumfeldes ist zu berücksichtigen, dass die Form der Beziehungsbeiträge von Kind und Bezugsperson sowie die Ausgestaltung des Fürsorgeumfeldes kulturell beeinflusst sind. Darüber hinaus ist zu beachten, dass junge und unerfahrene Eltern ihre Kompetenzen im Umgang mit dem Kind erst entdecken/entwickeln und ein gewisser Grad an Fehlabstimmung in der Interaktion zu dieser initialen Phase des Einander-Kennenlernens gehört.

Bestimmung von Struktur- und Konfliktniveau

Im Sinne der Operationalisierten Psychdynamischen Diagnostik (OPD) kann an einem Konflikt- oder Strukturfokus gearbeitet werden. In den ersten drei Gesprächen der ESKP sollte ein Blick auf das Strukturniveau beider Eltern gelegt werden, um zu entscheiden, ob eher ein konfliktorientierter oder ein strukturbezogener Behandlungsschwerpunkt bzw. ein gemischter Ansatz anvisiert wird (Arbeitskreis OPD, 1996; Cierpka et al., 2017). Bei Eltern mit hohem und mittlerem Strukturniveau und guter Mentalisierungsfähigkeit ist ein übertragungsfokussiertes Arbeiten mit Deutung zentraler Bestandteil der Behandlung. Bei geringem Strukturniveau oder beginnender Persönlichkeitsstörung und hoher Konfliktdynamik ist meistens die Ich-Funktion beeinträchtigt, sodass ein Nachdenken über sich selbst und andere eingeschränkt ist. In diesem Fall soll vorerst ein strukturierender, haltgebender, stützender Ansatz gewählt werden, um die kindlichen Affekte zu markieren, einen weniger belastenden Zustand zu erreichen und die Mentalisierungsfähigkeit zu fördern. Beim strukturbezogenen Behandlungsfokus rückt die aufdeckende deutende Technik in den Hintergrund. Die Abmilderung der Beziehungssymptomatik ist bei beiden Ansätzen das erste Ziel der ESKP-f.

Reflexionsfragen zu Diagnostik und Exploration

Die Art, wie die Problematik und Symptomatik, wegen der die Eltern Unterstützung aufsuchen, präsentiert und inszeniert werden, gibt Aufschluss über Strukturniveau, die Fähigkeit zur Selbstreflexion und die Fähigkeit, sich in das Kind hineinzuversetzen, sowie über den aktuellen psychosozialen Kontext.

Reflexionsfragen zur initialen Szene: Wie kam der Kontakt zustande? Wer kommt wie zur ersten Sitzung? Wo ist das Kind (am Körper, im Kinderwagen, an der Hand …)? Wie begrüßen alle Anwesenden die Therapeutin/den Therapeuten? Wer setzt sich wo hin? Sitzen Mutter/Vater getrennt oder symbiotisch, das Kind auf dem Schoß? Wie wird das Kind gehalten? Abgewandt in den Raum hineinblickend oder so, dass die Mutter/der Vater mit ihm Blickkontakt halten kann? Wie ist der Auftakt? Womit beginnen die Mütter, was ist der vordergründige Affekt? Wie reagiert das Kind auf den fremden Raum, exploriert es oder sucht es Sicherheit? Welche Resonanz löst der erste Kontakt aus?

Reflexionsfragen zur Eltern-Kind-Beziehung: Wie reagiert die Mutter/der Vater auf das Verhalten des Kindes? Wie reguliert sind Kind/Mutter/Vater, zeigen sich Anzeichen von Stress und wie wird mit diesem umgegangen? Welche primären Affekte zeigen die Eltern und das Kind?

Reflexionsfragen zur Symptomatik: Wie krisenhaft ist die Symptomatik von Kind oder Mutter/Vater, besteht Gefahr für das Kind? Wie verstehen die Eltern das kindliche Symptom (z. B. »Das macht sie/er mit Absicht!«)? Wie wird das Symptom bewertet und in den biografischen Kontext der Eltern gebracht (z. B. »Auch ich war ein Schreikind« – projektive Identifikation)? Wie ist der Entwicklungsstand des Kindes, was können Hinweise auf Beziehungsthemen und Konflikte sein (Abhängigkeit/Autonomie)? Inwieweit ist das Baby/Kleinkind Symptomträger? Über welche inneren und äußeren Ressourcen verfügt die Mutter?

Reflexionsfragen zu Übertragung und Gegenübertragung: Welche Übertragungen und Gegenübertragungen finden statt? Welche Übertragungen gibt es innerhalb der Familie? Welche aus früheren, internalisierten Objektbeziehungen stammenden Beziehungswünsche werden in den familiären Interaktionen reaktualisiert?

Reflexionsfragen zu Fantasien: Welche Fantasien haben die Eltern über ihr Kind (z. B. »Hätte ein Junge werden sollen!«)? Wie sind Realität und Fantasien übereingekommen? Kann es betrauert werden, dass die Realität nicht so eingetreten ist?

Reflexionsfragen zur Beziehungsdynamik: Wie ist die Dynamik zwischen den Eltern, wer dominiert, wer kümmert sich um das Kind? Welche Qualität hat die Triangulierung? Welche unbewussten Beziehungsmuster herrschen in der Dyade/Triade vor (einschließlich einer Mehrgenerationenperspektive)? Welche unbewussten und vorbewussten Konflikte sind in der Familie aktuell wirksam? Wie können die Interaktionen ausgewertet werden?

Reflexionsfragen zu Selbstreflexion und Mentalisieren: Wie selbstreflexiv ist die Mutter, der Vater? Wie kann sich die Mutter/der Vater in die Gedanken-/Gefühlswelt des Kindes hineindenken?

Fokuskonferenz

Am Ende der diagnostisch-explorativen Behandlungsphase hält die Therapeutin/der Therapeut inne, um zu entscheiden, worum es in der fokussierten Interventionsphase schwerpunktmäßig gehen soll und wie dies den Eltern und dem Säugling oder Kleinkind mitgeteilt wird. Im stationären Kontext erfolgt die Erarbeitung des Fokalsatzes im therapeutischen Team. Das Fallmaterial wird so lange diskutiert, bis eine gemeinschaftliche Sicht und Formulierung gefunden ist, die von der Therapeutin/dem Therapeuten innerlich gut vertreten werden kann. Sie/er geht gewissermaßen mit einem Auftrag der Gruppe aus der Fokuskonferenz. Im ambulanten Bereich findet diese Reflexion im Rahmen einer Supervision oder Intervision statt, um die Perspektive der Therapeutin/des Therapeuten zu erweitern.

In einem Vortrag über die psychoanalytische Haltung in der Eltern-Säugling-Kleinkind-Psychotherapie beschrieb von Klitzing, in welcher Weise die Fokuskonferenz der Therapeutin/dem Therapeuten hilft, die Not des Kindes zu erfassen und von der Symptomebene auf die Störungsebene zu gelangen (von Klitzing, 2019). In der Gruppe werde reflektiert, welches Ungleichgewicht durch das Symptom angezeigt wird, wie dem Kind am besten geholfen werden kann und wie die Eltern am besten mitgenommen werden.

Bei schweren Schlafstörungen beispielsweise sei der Blick auf elterliche Ängste notwendig, damit die Kinder die Fahigkeit, sich selbst zu regulieren, entwickeln und besser schlafen können. Der Behandlungsansatz bestehe darin, sehr ängstliche Eltern zu begleiten, sich etwas mehr vom Kind zu entfernen, es nicht bei jeder Regung aufzunehmen oder an die Brust zu legen. Die Therapeutin/der Therapeut helfe den Eltern dabei, die eigenen inneren Zustände zu verstehen und sich so weit zu stabilisieren, dass dem Kind ausreichend Autonomie ermöglicht werden kann. Liegt dem Einschlafproblem jedoch ein unerfülltes Bedürfnis nach emotionaler Zuwendung zugrunde, wird der Fokus der Behandlung in eine andere Richtung gehen. Mit einem eventuell depressiven Elternteil könnten Möglichkeiten des emotionalen Austausches und der Reaktivität auf die kindlichen Kontaktversuche erarbeitet werden. Von Klitzing betont, dass natürlich in jedem Fall eine andere Intervention indiziert sei.

Es werde auf die tieferen Hintergründe geachtet und berücksichtigt, dass nicht alles, was für die Eltern gut ist, auch für das Kind gut sein muss. Eltern- und Kindeswille zu differenzieren und die Not des Kindes in den Vordergrund zu stellen, ist aus seiner kinderpsychiatrischen ethischen Sicht zentral.

Bei Störungen der Nahrungsaufnahme gibt er zu bedenken, dass Nahrung analog zu den Affekten das Erste ist, was ein Kind von der Außenwelt in sich aufnimmt. Bei Fütterstörungen gilt es deshalb zu verstehen, gegen welche destruktiven elterlichen Affekte sich das Kind möglicherweise zur Wehr setzt, wenn es die Nahrung verweigert. Es muss überlegt werden, wie der Elternteil Zugang zu den unbewussten, wenig reflektierten Affekten erlangen kann, mit denen der Säugling konfrontiert ist. Die Behandlung wird dann darauf fokussieren, tief abgewehrte negative Affekte und wenig akzeptable Vorstellungen der Eltern in einer haltgebenden therapeutischen Beziehung zu benennen und verdaulich zu machen. Dies kann den Einfluss negativer Projektions- und Introjektionsvorgänge abmildern und es dem Kind leichter machen, sich zu entwickeln. Die Sprache werde dabei zu einem wesentlichen Dritten.

Den Charakter der *Fokuskonferenz* veranschaulicht die fachliche Debatte um einen sechs Monate alten Jungen mit einer schweren Fütterstörung. Seine Mutter, Anfang 30, bekam in Hinblick auf ihre chronische körperliche Erkrankung den ärztlichen Rat: »Wenn Sie ein Kind kriegen wollen, kriegen Sie es bald.« Für die somatisch erkrankte Mutter war die Geburt des Kindes ein Risiko. Sie verlief kompliziert, es kam zum Geburtsstillstand, einer Notsektio und Atemstillstand des Kindes. Nach anfänglicher intensivmedizinischer Versorgung und medikamentöser Behandlung wurde das Kind »sicherheitshalber« noch weiterhin durch einen nächtlichen Monitor überwacht, was das Bedrohungsszenario symbolisch aufrechterhielt:

> »Stellen Sie sich das vor! Ich lege mein Kind ins Bett und weiß nicht, ob es am nächsten Morgen noch lebt. Es könnte aufhören zu atmen. Und ich brauche ein Gerät, das mir aber nur scheinbar Sicherheit gibt. Das alleine ist schon eine unheimlich bedrohliche Situation.«

Schon in der ersten Stunde fiel auf, dass die Mutter sehr liebevoll mit dem Kind umging, zwischendurch aber immer wieder gefühlsmäßig etwas starr wurde, so »als lege sich eine Art depressiver Schleier über sie«. Der Vater war auch liebevoll mit dem Kind, aber etwas reserviert. In der Fokuskonferenz wurde die klinische Situation und das beobachtete Material genau beleuchtet: welche Spannungen zwischen den Eltern aufkamen; wie sehr die Eltern auf die Geburtstrauma-Hypothese setzten, um sich die Symptomatik und das Abwehrverhalten des Kindes zu erklären; wie es den Eltern damit ging, dass »etwas, was einem Stillen nahekommt, gar nicht geht«. Es fiel auch auf, dass die Bilder der Eltern eher zu einem älteren Kind passten. Sie meinten, ihr Sohn hätte »Flausen im Kopf«. Sein Verhalten sei vielleicht als beginnende Hyperaktivitätsstörung zu verstehen. Die Anspannung der Mutter würde sich »auf das Kind übertragen«. Spürbar aber blieb vor allem die Angst, »denn es ist wirklich eine lebensbedrohliche Situation«. Die Eltern waren uneinig über den Umgang mit der Problematik. Sie konnten ihr Kind nicht beruhigen und wenn die Konfliktspannung stieg, erbrach das Kind. Aus dem Gruppenprozess der Fokuskonferenz wird berichtet:

> »Einige Gruppenmitglieder waren sehr existentiell betroffen von dem Fall. Mehr als andere vielleicht. Sie spürten eine ganz körpernahe Not und konnten erst gar nicht richtig ausdrücken, was ihnen gerade Sorgen macht, aber sie fühlten sich körperlich beklemmt. Die frühen Projektions- und Introjektionsprozesse waren gewissermaßen auch in diese Gruppe eingedrungen.«

In der Diskussion entwickelte die Gruppe eine Perspektive auf den schwerwiegenden Konflikt der Mutter:

> »Es ist ein Kind, das sie sich auch gewünscht hat, das sie auch liebt, das aber gleichzeitig ihre Gesundheit bedroht. In so einem existenziellen Kampf kann man sich vorstellen, dass es ambivalente Gefühle gibt, nämlich neben den Gefühlen der Liebe auch das Gefühl: ›Lieber das Kind stirbt als ich!‹ Aber das sind tief abgewehrte Impulse, nicht bewusstseinsnah, das ist nicht so einfach.«

Wie also könnte der Fokus lauten? Zuerst war da die Intention zu sagen, was ohnehin schon oft gesagt wurde: »Sie haben so viel Angst und in dieser Angst ist es schwer, das Kind zu füttern. Sie machen sich Sorgen, dass sich Ihre Angst und Anspannung auf das Kind übertragen und es dann wieder ins Krankenhaus muss.« Auf dieser Grundlage hätte man sich wahrscheinlich auch ähnlich an das Kind gewandt: »Du hast zwei Eltern, die dich sehr lieben, und die sich so große Sorgen um dich machen, dass sie so angespannt sind, und das spürst du und dann ist es schwer zu trinken.« Das war die erste Idee. Angst und Anspannung – das ist erträglich. »Ich habe Angst um das Kind« – das kann jeder akzeptieren.

Dann aber wurde die Debatte weitergeführt:

> »Es ist schon richtig, wir können die Angst deuten. Damit würde ich in einem psychoanalytischen Prozess, der vier Jahre geht, auch anfangen: Abwehrdeutung, Angst, Widerstand. Aber wir haben ja nur zwölf Sitzungen, furchtbar! Was sollen wir da machen? Wenn wir nicht auch an diesen tiefen, abgewehrten Hass rankommen, wie können wir da wirksam sein? – Wir müssen den Hass ansprechen!«

Eine lange Diskussion brachte folgenden Fokalsatz hervor, der als Intervention für die Mutter in etwa lauten könnte:

> »Einerseits lieben Sie ihr Kind über alles und Sie haben sich ihren Lebenswunsch nach einem Kind erfüllt. Aber andererseits sind Sie selbst eine Frau mit einer schweren, lebensbedrohlichen Erkrankung. Und ich glaube, manchmal haben Sie Angst, dass ihre Wut auf F. – neben aller Liebe, die Sie für ihn empfinden –, dass diese Wut F. schaden könnte.«

Dem Kind könnte man sagen: »Du hast eine Mama, einen Papa, die lieben dich über alles. Und sie machen alles, dass es dir gut geht, aber sie haben auch Angst, dass ihre Wut dich umbringen könnte.«

Trauen wir uns das? Deutungen zu geben, von denen man nicht weiß, ob sie das Ich überfordern?

> »Ich muss ehrlich sagen, ich habe damit gar nicht so schlechte Erfahrungen gemacht. Manchmal sind Eltern auch erleichtert, wenn man das anspricht. Allein die Tatsache, dass man das in Worte fasst, heißt, es ist nicht so schlimm. Das Eigentliche ist, was Bion unter Containment verstanden hat: dass ein aggressiver Affekt in einem Beziehungsbehälter gehalten und in Sprache gebracht werden kann, dadurch kann er auch verdaut werden. Der Therapeut läuft nicht vor Angst weg, sondern er sagt: ›Ja, diese Gefühle gibt es, eigentlich gibt es die auch in allen Eltern.‹ Man kann also schon ein bisschen mutiger sein und für die Eltern ist das die Möglichkeit, dass ihre negativen Affekte gehalten werden können.«

Über die psychodynamische Hypothese, das Kind könne in der engen körperlichen Verbindung zur Mutter Nahrung nicht aufnehmen, weil mit dieser auch der unbewusste Affekt in das Kind überzugehen drohe, wurde auch mit dem Säugling gesprochen:

> »Nicht unbedingt, weil der Säugling das kognitiv versteht, aber weil es einfach die symbolische Welt ist, in der sich der Säugling sowieso befindet. Und es ist besser und für den Säugling vielleicht auch beruhigender, wenn das explizit gemacht wird. Und die Versprachlichung können wir auch als eine Form der Triangulierung ansehen.«

7.3.2 Fokussierte Interventionsphase (4.–10. Sitzung)

Mithilfe psychoanalytischer Konzepte und Erkenntnisinstrumente wurde in den ersten drei Sitzungen ein Behandlungsfokus herausgearbeitet, der Basis und Anhaltspunkt für die Interventionen der weiteren Stunden bildet. Der Fokussatz beschreibt jenen aktuellen, affektiv bedeutsamen Konflikt, der am deutlichsten hervortritt und bewusstseinsfähig ist. Die Herausforderung der beziehungsfokussierten ESKP-f besteht darin, aus der Vielfalt möglicher Behandlungstechniken eine passende Auswahl zu treffen und fokale sowie afokale Techniken zu kombinieren. Das Manual gibt keine Anleitung für spezifische Interventionen, sondern skizziert das Spektrum möglicher Techniken, die unter Berücksichtigung von Übertragung und Gegenübertragung, szenischem Verstehen und Widerstand zur Anwendung kommen können. Dazu gehören beispielsweise Klarifikation, Konfrontation, Deutung, supportive Interventionen, psychoedukative Interventionen, Krisenintervention, Übertragungsdeutung, Affektregulierung, Förderung der Mentalisierungsfähigkeit. Die therapeutischen Interventionen sind am Strukturniveau der Eltern, dem Alter der Kinder und dem Kontext der Behandlung ausgerichtet. Es ist darauf zu achten, dass Selbstreflexion und erlebte Selbstwirksamkeit nicht in den Hintergrund treten bzw. notwendiger Support nicht unreflektiert bleibt, denn die »große Verführung zeitbefristeter Settings« liegt häufig in der Anwendung supportiver Techniken (Klüwer, 2000, S. 34). Bei der Auswahl der Behandlungstechnik ist entscheidend, dass die Therapeutin/der Therapeut sich auf die Dyade/Triade einstimmt und herausfindet, womit Eltern und Kind in Bezug auf das klar umgrenzte Thema therapeutisch erreichbar sind.

Von der vierten bis zur zehnten Stunde werden in allen Stunden Interventionen gewählt, die entlang des Behandlungsfokus stringent am Thema bleiben. In möglichst alltagsnahen Interaktionen und im freien Spiel fühlt sich die Therapeutin/der Therapeut in die innere Realität der Eltern sowie des Kindes ein und übernimmt Hilfs-Ich-Funktionen, wodurch sich innere Räume eröffnen, in denen die Fantasiewelt bewusster wahrgenommen und mit der Realität abgeglichen werden kann. Durch Ruhe und Sicherheit ermöglicht die therapeutische Beziehung, was Bion als Rêverie bezeichnet, nämlich sich träumerisch Fragen und Fantasien hinzugeben: Wie verstehe ich das Verhalten meines Kindes? Wie begreife ich seine Absichten? Was bedeutet die zunehmende Eigenständigkeit meines Kindes für mich? Was geht in meinem Kind vor? In der Phase der fokussierten Intervention sind positive Übertragungsprozesse notwendig, um nicht ausschließlich auf der Verhaltensebene zu arbeiten, sondern auf die inneren Repräsentanzen, die Projektionen, Verzerrungen und unbewussten Wünsche einzugehen. Elemente von »Watch, Wait, and Wonder« (Cohen et al., 2006) oder der Baby-Lese-Stunde (Barth, 2000) können in die Sitzungen integriert werden. Dies bietet sich vor allem für Eltern an, deren Leben in einer »externalen Welt« stattfindet, das heißt die keine innere Welt aufbauen konnten. Ziel dieser Intervention soll es sein, dass die Eltern lernen, die Signale ihres Babys wahrzunehmen, zu lesen und zu verstehen. Grundlage der Interventionen ist eine partnerschaftliche Haltung sowie die Überzeugung und das Zutrauen: »Da können wir gemeinsam hingucken! Diesem Thema können wir uns gemeinsam widmen.«

Auswahl der Behandlungstechniken

Inwieweit die Auswahl der Behandlungstechnik den Behandlungserfolg bestimmt, wird unter verschiedenen Gesichtspunkten diskutiert. Der Qualität der therapeutischen Beziehung wird im Allgemeinen mehr Einfluss auf den Therapieerfolg zugeschrieben als der gewählten Methode (Beutler et al., 2004). Neben der »Passung« zwischen Patientin/Patient und Therapeutin/Therapeut, der Stabilität der therapeutischen Allianz, der Selbsterfahrung und klinischen Erfahrung der Behandelnden gilt eine hohe Übereinstimmung bei den Zielen der Behandlung als Erfolgskriterium (Norcross & Wampold, 2011). Daher kommt der Art und Weise, wie der Fokus übermittelt, abgestimmt und immer wieder ins Zentrum der Behandlung gerückt und überprüft wird, eine besondere Rolle zu. Das

Ausmaß, in dem die Therapeutin/der Therapeut von der Wirksamkeit der gewählten Technik überzeugt ist, gilt als weiterer wichtiger Wirkfaktor von Psychotherapie (vgl. »allegiance«; Beutel et al., 2010). So sieht die ESKP-f eine Vielfalt von Interventionen vor, die im Behandlungsprozess individuell genutzt und kombiniert werden können. Die Therapieplanung integriert daher durchaus jene Verfahren und Behandlungstechniken, mit denen die Therapeutin/der Therapeut vertraut ist und gute Erfahrungen gemacht hat. Das Behandlungsmanual gibt einen Überblick über mögliche Behandlungstechniken; Therapeutinnen/Therapeuten können sich daran Anregung oder Rückversicherung holen. Wichtigstes Prinzip der psychodynamischen Behandlungsmethode der ESKP-f ist, dass die Auswahl der Behandlungstechniken in jedem Fall der inneren Struktur der Elternteile gerecht wird.

Interventionen in Abhängigkeit von Strukturniveau und reflexiver Fähigkeit der Eltern

Für die therapeutische Arbeit ist es wichtig zu unterscheiden, ob die Beziehungsschwierigkeiten zwischen Eltern und Kind sowie in der therapeutischen Beziehung durch eine Konfliktpathologie erklärt werden können oder durch strukturelle Schwierigkeiten in der Interaktion mit anderen verursacht sind. Therapeutische Haltung, Behandlungsstrategie und Interventionsplanung hängen davon ab, ob es in der Therapie um eine Auseinandersetzung mit dem Spannungsfeld zwischen inneren Wünschen und deren Abwehr geht oder um die Notwendigkeit, die Beziehung zum Kind mit zu regulieren und zu stützen. Bei höher strukturierten Eltern steht die Bearbeitung eines innerpsychischen Konfliktes im Vordergrund und die Thematisierung der unbewussten Repräsentanzen ist möglich (Konfliktfokus). Bewusste oder bewusstseinsfähige Gefühle, Gedanken und Erinnerungen können angesprochen und damit klarifiziert oder gedeutet werden. Auslöser abgelehnter Affekte, schuldvolles Erleben, Widerstände und andere gewonnene Erkenntnisse können bearbeitet bzw. durchgearbeitet werden. Bei niedrigerem Strukturniveau sind jedoch auch so deutliche Defizite vorhanden, dass innerpsychische Konflikte nicht identifiziert und reflektiert werden können. In diesem Fall muss stark strukturgebend und haltgebend gearbeitet werden (Strukturfokus). Bei niedrig strukturierten Müttern/Vätern ist speziell zu berücksichtigen: Was erwarten die Eltern in der Therapie? Wie treten sie der Therapie entgegen, wie stehen sie der Behandlung gegenüber? Ambivalenz muss zugelassen, aber auch benannt werden. Was kann man hinterlassen, wie ist die generelle Lernfähigkeit? Bei Folgestunden ist zu beachten: Was erinnern die Eltern aus der vorangegangenen Stunde? Wichtig ist auch eine strukturierende Aufklärung, in der klargestellt wird, wie gearbeitet wird, ohne allzu offen zu sein, und dass es um das Miteinander zwischen Eltern und Kind geht. Daher ist es wichtig, die Eltern darüber aufzuklären, was sie in der Therapie erwartet, initial an einer stabilen Eltern-Therapeuten-Beziehung zu arbeiten, die generelle Lernfähigkeit zu überprüfen und niedrigschwellige Therapieziele anzustreben. Bei diesen Eltern eignet es sich, schneller psychoedukativ und am konkreten Bild (Video) zu arbeiten, um die elterliche Funktion positiv zu verstärken *(shaping)* und damit Ich-stärkend zu arbeiten sowie Selbstheilungskräfte zu mobilisieren. Therapeutinnen/Therapeuten nehmen bei diesen Eltern eine noch stärker *mentalisierende Haltung* ein und wählen Interventionen, die den Fokus stark auf Affektbenennung und Wahrnehmung der Affekte bei sich und bei dem Kind legen. Eine wichtige Rolle spielen *Informationsvermittlung* und das Einnehmen einer Modellfunktion *(modeling)*, um eine positive Übertragung zu schaffen, zu aktivieren oder zu forcieren. Mit dem Ziel, eine Idee der positiven Übertragungsfähigkeit der Beteiligten zu erhalten, kann eruiert werden, ob positive Betreuungspersonen (Tanten, Großeltern, Kitabetreuer, Lehrer) im Leben der Eltern vorhanden waren. Die Interventionen zentrieren auf Aufmerksamkeit, Affekt, Intensität der Reaktion *(arousal)*, Involviertheit und Übereinstimmung in Zeitabfolge *(time regulation)*. So berichtet eine Therapeutin:

> »Eine Intervention, die mir immer wieder einfällt, ist das ›Watch, Wait and Wonder‹. Ich merke, wie wichtig es ist, als Elternteil, aber auch als Therapeutin, immer wieder ein Stück zurückzutreten und zu gucken: Was zeigt das Kind und was sehe ich, wenn ich Raum lasse und nicht zu schnell bin? Ich selber als Therapeutin hab' mich immer wieder ertappt, dass ich schnell bin. Entweder mit Gedanken, mit Ideen oder mit Interventionen. Doch dieses ›Immer-wieder-zurücktreten-und-Abstand-Gewinnen‹, das hilft sehr in der Beobachtung der Eltern mit dem Kind. Und das kann man zugleich auch als Intervention für die Eltern nutzen, dadurch erfahren sie ihr Kind nochmal ganz anders. Und ich merke, da entsteht etwas ganz Kostbares in diesem Abstand, tatsächlich! Daher ist das ein Kernstück meiner Arbeit, durch das ich mich gut bremsen kann, schnell zu sein. Weil ja Gefühl auch

Zeit braucht. Das geht nicht so schnell. Die Arbeit braucht ein Tempo, mit dem man auf der Gefühlsebene mit einsteigen kann.«

Die therapeutische Arbeit der ESKP-f erfolgt nach dem Prinzip »Wir sind hier, um zu spielen und zu erzählen«. Sie integriert nonverbale und verbale Interventionen, nimmt Themen und Konfliktsituationen spielerisch auf, bekräftigt empathisches Zuhören und feinfühliges Verhalten oder gibt sparsam Support oder Informationen, Ratschläge und Anleitung im Sinne eines protektiven Hilfs-Ich bzw. intensiver Psychoedukation über physische und psychische Entwicklung von Babys und Kleinkindern. Eine Liste möglicher Behandlungstechniken findet sich im Anhang.

Interventionsprinzipien

Die ESKP-f verfolgt einen grundsätzlich positiven Ansatz, der es Eltern ermöglichen soll, gute Eltern zu sein, wenn sie erschöpft, belastet und ratlos sind. Therapeutinnen und Therapeuten fokussieren ihr Denken bei allen Schwierigkeiten auf Stärken der Eltern und Kinder im Entwicklungskontext. Die psychodynamische Denkweise wird mit integrativem therapeutischem Arbeiten verbunden, die psychoanalytische Tradition mit aktuellen entwicklungspsychologischen Ansätzen. Diese Herangehensweise soll Eltern helfen, den Blick auf die Motive und Kapazitäten des Kindes zu richten, ihr Kind in positivem Licht zu sehen und Geister der Vergangenheit, die ihre Wahrnehmung verzerren, zu bändigen (Emde & Robinson, 2011, S. 259). Die therapeutische Haltung ist von Empathie und Interesse getragen, anteilnehmend und nicht bewertend. Stützende und strukturierende Interventionen geben Halt und reduzieren Spannung. Krisensymptome werden in allgemein verständlicher Formulierung für alle Beteiligten, auch für das Kind, übersetzt. Dadurch können das Erleben und Geschehen kognitiv besser eingeordnet werden und die gedankliche Kontrolle über die Situation wird wiederhergestellt. Neben Entlastung und Soforthilfe werden Eltern dabei unterstützt, eigene leidvolle Erfahrungen anzuerkennen und zu verstehen. Sofern sich das meist hoch gestresste Familiensystem beruhigt und Einigkeit über die Bedeutung des Konfliktfokus besteht, ist es lohnenswert, unter dem Schutz des therapeutischen Rahmens an innerfamiliären Konflikten zu arbeiten, um ungewollte Wiederholungen wirksam zu unterbrechen. Bei der Umsetzung von Interventionen mit Eltern und Kind sollten Therapeutinnen und Therapeuten sich bewusst sein, dass

Ereignisse unvorhersehbar, Erfahrungen unzugänglich und Wissen immer ungewiss ist und multiple Fenster, Instrumente, Methoden und Sichtweisen die Ungewissheit minimieren sollen (ebd., S. 251). Daher gibt das Behandlungsmanual keine konkreten Interventionen vor, sondern skizziert Prinzipien der Intervention.

- *Beziehungsmuster verdeutlichen:* Eltern-Kind-Beziehung, Paarbeziehung, transgenerationale Beziehungsmuster, Familiensystem
- *Handlungsdialog nutzen:* Interventionen in unmittelbarer Interaktion zwischen Therapeutin/Therapeut, Eltern und Kind
- *Abgewehrtes vorsichtig benennen oder deuten:* zentrale Angst und Abwehrmechanismen benennen
- *Triangulierung stärken:* Väter/zweite Elternteile einbeziehen oder mitdenken
- *deutende, aufdeckende Techniken* vorsichtig einsetzen, aufmerksam machen, ohne Schuldgefühle zu wecken
- *Modell und Hilfs-Ich-Funktion:* Containment und mentalisierungsbasierter Dialog

Einbinden von Videoarbeit

Zur Exploration bedeutungsvoller Interaktionssequenzen und deren Verbindung mit biografischen Erfahrungen eignen sich vielfältige Videofeedback-Methoden. Videoarbeit ist fester Bestandteil der ESKP-f, sie bietet die Möglichkeit, gemeinsam Erlebtes zu reflektieren und in Sprache zu bringen. Sie zeigt auf, wie Eltern über ihre Kinder denken und sie verbindet durch das gemeinsame retrospektive Betrachten und Verstehen bedeutsamer Momente zwischen Eltern und Kind. Besonders bei Eltern mit niedrigem Strukturniveau sollte die Arbeit mit Video einen festen Platz in der Behandlungsplanung haben, da Eltern an konkreten Videobeispielen eigener Interaktionen mit ihrem Kind relativ entspannt Einsichten gewinnen können. Dabei sollte eine Rückspiegelung positiver Interaktionssequenzen beim Füttern, in Pflegeroutinen sowie im freien Spiel erfolgen, um das elterliche Selbstvertrauen zu stärken. Besonders bei schwer lesbaren Signalen des Säuglings bildet das Videofeedback eine Möglichkeit, Eltern im Verstehen der kindlichen Signale und in der Perspektivübernahme zu unterstützen (vgl. »seeing is believing«; Erickson & Egeland, 2006). Die Videoarbeit schult, die kindlichen Signale wahrzunehmen sowie mit Bedeutung zu versehen und sich eigene Affekte und Verhaltensweisen zu vergegenwärtigen.

Durch die aktuelle Eltern-Kind-Interaktion werden unwillkürlich und vorsprachlich Erinnerungen der vorsprachlichen Beziehungserfahrung mit den eigenen Eltern aus dem episodischen Gedächtnis abgerufen. So wird in der Kommunikation und dem Austausch mit dem Baby nicht nur das intuitive Wissen der Eltern aktiviert, sondern auch das implizite Beziehungswissen der vorsprachlichen Kommunikationserfahrung (Stern, 1989). Damit haben wir ein Dreieck von unbewussten vorsprachlichen Bindungserfahrungen der Eltern, der aktuellen Verhaltensebene und der bewussten Repräsentationsebene der Eltern-Säuglings-Interaktion. Bei Hinweisen auf kritisches Material muss sichergestellt sein, dass eine positive Übertragung besteht. Bei verunsicherten Eltern kann ein »negatives« Videofeedback das bereits vorhandene verminderte Selbstwertgefühl tief verletzen und die therapeutische Beziehung belasten. ESKP-f als psychoanalytische Behandlungsmethode nutzt den videogestützten Ansatz, um die gegenwärtig im Video sichtbare Schwierigkeit mit der früheren Geschichte des eigenen Aufwachsens in Verbindung zu bringen. Anhand des Videomaterials werden spezifische Repräsentationen über das Kind identifiziert und es wird deutlich, wie stark ausgeprägt die elterlichen Fähigkeiten zu beobachten und adäquat zu reagieren sind. Der Säugling inszeniert einen Beziehungsentwurf mit seiner Mutter/seinem Vater und mit uns. Auch wenn er dabei (noch) nicht auf symbolisch repräsentierte Beziehungsfantasien zurückgreift, zeigt er seine »internal working models«, in denen seine Beziehungserfahrungen aufgehoben sind. In ihnen erscheinen auch die Fantasien der Mutter/des Vaters über sich selbst und ihr Kind (Ludwig-Körner, 2014). Bei Müttern, die Erfahrung mit interpersoneller Gewalt haben und die routinemäßig auftretenden Disstress ihres Kindes als posttraumatischen Trigger erleben, kann das Verfahren CAVES zur Anwendung kommen (Schechter et al., 2015).

7.3.3 Abschluss- und Transferphase (11. und 12. Sitzung)

Die Abschlussphase ist wichtig, um die Verbindung und Beziehung zur Therapeutin/zum Therapeuten langsam zu lösen, das Ende der hilfreichen Beziehung anzukündigen, einen Ausblick auf die Zukunft und eventuelle weitere Hilfen zu geben. Zusätzlich sollte sie genutzt werden, um Konsolidierungsprozesse zu fördern. Gegenüber dem Baby und auch den Eltern sollte das konkrete Thema des Abschiedes direkt angesprochen werden und dem Kind auch erklärt werden, wie Abschied in den Gedanken der

Therapeutin/des Therapeuten zu verstehen ist. Ziel ist es, den Abschied und das Ende der Therapie vorzubereiten, den Fokus noch einmal zusammenzufassen, zu bilanzieren, welche Entwicklungen und Erfahrungen die sechs Wochen erbracht haben, Enttäuschung, Verlust, Ärger und Wut der Eltern oder des Kindes zu benennen und über den gemeinsamen Rückblick einen Ausblick in die Zukunft zu erarbeiten. Wichtig ist dabei gegebenenfalls die Vorbereitung eines Netzwerkes. Zum Ende einer Kurzzeitbehandlung hatte eine Therapeutin beispielsweise folgende abschließende Gedanken:

> »Das Abschiednehmen fühlte sich an wie ein ›Alleinlassen‹, denn Trennung war ein starkes Thema in der Familie. Am liebsten hätte die Mutter noch weitergearbeitet. Der Vater war gar nicht mehr dabei, aber die Mutter hat noch ganz viel angesprochen, wollte ganz viel mitnehmen, ganz viel aufsaugen. Das war traurig für uns beide, aber es war eine gute Zeit. Die Mutter hat viel gearbeitet, hat selbst viel formuliert. Es waren manche Sätze dabei, die ich am Anfang gesagt habe. Was für ein Unterschied das ist, wenn die Eltern das selber formulieren! Das war so kostbar.«

Aus einer anderen Behandlung wird berichtet:

> »Bis zum Schluss hatte die Mutter Skrupel, meine Hilfe anzunehmen, denn andere könnten es ja dringender benötigen. Die Hinweise zum Schlafen, zum Essen, zum Kontakt mit anderen. Dieses Sich-Zurücknehmen, dieses ›Nein, da nehme ich jemandem etwas weg‹ hat ihr vieles unmöglich gemacht. Ich habe am Ende immer wieder ermutigt: ›Sie dürfen alles mitnehmen, was Sie brauchen. Jede Idee, auf die Sie kommen, ist wunderbar. Nehmen Sie alle Leute mit ins Boot, die Sie brauchen.‹«

Eine andere Therapeutin resümiert: »Der Fokus hat sich bis zum Ende durchgezogen, aber mit Veränderung. Der Fokus hat sich entwickelt, mitentwickelt. Durch das Wachstum des Fokus ist Entwicklung spürbar, es entsteht etwas völlig Neues in der Familie.« Und abschließend:

> »Insgesamt war ich beeindruckt, wie das in den zwölf Stunden gelingt. Das hätte ich mir vorher nicht vorstellen können. Wie findet man den Fokus, wie schafft man es, sowohl in die Tiefe zu gehen und auch, das wieder abzuschließen. Dass man in so kurzer Zeit etwas mitgeben oder anstoßen kann,

womit die Familie weitergeht und ihre eigenen Wünsche von Familie auch leben kann. Das ist ein Geschenk.«

7.4 Erfahrungen aus ESKP-f-Behandlungen im Hausbesuch

Bei der aufsuchenden Eltern-Säugling-Kleinkind-Psychotherapie kommen einige Fragen und Überlegungen zur therapeutischen Arbeit im Hausbesuch auf: Verändert das Setting im Hausbesuch den Handlungsdialog zwischen Therapeutin/Therapeut, Eltern und Kind? Wird im Hausbesuch die reflektierende, auf das Innenleben der Patienten ausgerichtete Haltung bewahrt? Wie werden die Kinder im vertrauten Umfeld erlebt? Wo findet die therapeutische Sitzung statt? Wie verändern sich Art und Inhalt der therapeutischen Beziehung? Was zeigt sich in Übertragung/Gegenübertragung? Inwiefern wird das Erleben der häuslichen Situation zum Thema, und trägt es zur Klärung, Deutung und Begleitung interpersoneller und intrapsychischer Konflikte bei? Zeigt sich die Paardynamik in besonderer Weise, wenn beide Elternteile mit einbezogen sind? Noch gibt es dazu kaum Forschungsarbeit, doch wurden im Rahmen der SKKIPPI-Studie in explorativen Experteninterviews Expertenwissen und Erfahrungsberichte in Hinblick auf Fokussetzung, Zeitbegrenzung und die Besonderheiten des Hausbesuchssettings zusammengetragen (Drude, 2021), woraus wir im Folgenden auszugsweise berichten, um einige Besonderheiten der aufsuchenden Arbeit herauszustellen.

Zu Gast im therapeutischen Raum

»Auf einmal wurde mir klar, dass ja ich zu Gast war und die Mutter Gastgeberin! Wir mussten überhaupt erst einen passenden Ort für die therapeutische Arbeit finden. Zu Beginn saßen wir zu zweit am Tisch. Dann auf dem Boden. Die beiden Ebenen hatten wir. Die Mutter hat mir nie einen Platz angeboten, sie hat sich gesetzt und ich hab' mich dazugesetzt. Wenn ich merkte, uns rutscht das Kind weg, hab' ich den Spieß umgedreht und mich auf den Boden gesetzt. Sie kam dann dazu. Das war ähnlich wie das Führen und Folgen in ihrer Interaktion zum Kind. Wann gebe ich etwas vor und wann ziehe ich mich zurück? Ich habe die Mutter bestärkt, mehr ins Führen zu gehen. Welchen Rhythmus möchte sie? Nicht nur dem Kind folgen und sich ohnmächtig fühlen. Was sich in der Platzwahl inszeniert hat, war entscheidend auch für die Eltern-Kind-Interaktion.«

In die Familienatmosphäre eintauchen

»Im Hausbesuch habe ich erlebt, dass ich ganz schnell in die Geschichte der Eltern eintauche. Das ist anders als im neutralen Raum einer Praxis. Da übermitteln sich natürlich auch Gefühle, Atmosphären, Räume, wie die Familie ist. Man ist näher, dichter. Man kann die Atmosphäre viel deutlicher spüren und bekommt auch ein Gefühl, wie ist die Mutter der Mutter, wie ist der Vater des Vaters. Es ist wirklich ein Eintauchen in die Familie. Dem kann man sich gar nicht entziehen. Sich da einzufühlen, das geht sehr schnell.«

Bedeutsame Momente erkennen

»In der ersten Situation steckt schon alles drin. Da ist die Aufregung groß. Auch ich war aufgeregt vor der ersten Begegnung im Hausbesuch. Wie ist es da? Wie wird das werden? Wie wird diese Familie sein? Die Familie war natürlich auch aufgeregt und neugierig auf mich. Und in diesem so besonderen ersten Moment hat sich schon ganz viel gezeigt. Bei der Familie, bei der ich war, waren Vater, Mutter und Kind zusammen und ich merkte: Den dreien ist es wichtig, zusammen zu sein! Dieses Zusammensein, eine Familie sein wollen, das ist wichtig, auch wenn es Schwierigkeiten gibt und alles nicht so rund läuft. Da ist ein großes Bedürfnis, das zusammen zu schaffen. Das war das Erste, was ich gemerkt habe. Und was sich dann auch inszeniert hat, war diese Geschwindigkeit, dass die Eltern ganz schnell reagiert haben auf das Kind. Alles, was das Kind gemacht hat, wurde sofort kommentiert, es wurde sofort eingegriffen, aus diesem Willen heraus, alles wunderbar zu machen. Aber dadurch passierte genau das Gegenteil. Es entstand ein wahnsinniges Tempo, das die Familie eigentlich gar nicht halten konnte. Und die Eltern haben von sich gesagt: ›Eigentlich passt dieses Kind gar nicht zu uns, weil, wir sind beide so ruhig und dieses Kind ist so schnell.‹ Ich aber spürte, dass das Kind genau zu den Eltern passt, denn das Kind braucht auch die Ruhe der Eltern. Also eigentlich war schon in der ersten Stunde klar, worum es geht. Das Kind lag auf dem Boden, hat gestrampelt und sich bewegt. Der Vater hat dann auch immer wieder probiert, das Kind zu bremsen. Er hat die Beine festgehalten, um eine Pause zu haben und sie dann erst wieder losgelassen. Das führt aber zu wahnsinnigen Einschränkungen, zu wenig Freiheit. Und diese Freiheit habe ich mir für die Familie gewünscht. Dass sie wieder frei miteinander umgehen können, mit dem Empfinden, dass sie die Ruhe finden, ohne dass sie sozusagen Pausen erzwingen, denn das hatte auch etwas Brutales. Da hat sich mir in den ersten Momenten gezeigt, wohin es mit dieser Familie gehen kann und was die Familie sich eigentlich wünscht.«

Szenen sich entfalten lassen

»Wenn der Vater da war, war er mit im Raum, aber im Homeoffice und hatte andere Aufgaben. Ich hätte am liebsten alle zusammen gehabt wie am Anfang. Der Vater war da und auch nicht da, beides, das war genau seine Rolle. Dass er da sein wollte, aber nicht da war, geflüchtet war. Da hat sich was inszeniert. Da habe ich mich als Therapeutin unsicher gefühlt, spreche ich es an, spreche ich es nicht an? Lasse ich es einfach nur so als Bild oder gehe ich da tiefer rein?«

In die Tiefe fragen

»Die Mutter wollte von der Therapie eigentlich nur Hilfe, wie sie ihren neun Monate alten Sohn besser beim Ein- und Durchschlafen unterstützen könne. Die ganze erste Stunde über hat er ruhig geschlafen, so konnte ich von der Mutter erfahren: Schon am ersten Tag nach der Geburt sei ihr alles zu viel gewesen. ›Ich will nicht mehr. Ich kann nicht mehr. Geht nicht …‹ Sie habe sich in der Klinik sehr unter Druck gesetzt gefühlt. Alles sei kontrolliert worden, ständig habe ihr jemand gesagt, was sie alles falsch gemacht habe, das Kind habe nicht lang genug getrunken, der Druck habe sie wahnsinnig überfordert. Zu Beginn sei ihr alles unnatürlich vorgekommen, teilweise habe sie gar nicht mehr gewusst, was sie mit ihrem Kind machen solle. In den ersten zwei Monaten hatte ihr Mann Elternzeit, da habe sie sich langsam an alles gewöhnt und sei in die Situation hineingewachsen. Kurz vor dem Tag, an dem ihr Mann wieder arbeiten gehen musste, bekam sie wahnsinnige Angst, ob sie es überhaupt schaffe, über einen langen Zeitraum mit dem Kind alleine zu sein. Nach dem ersten Tag merkte sie, dass es gut ging. Aber sie hatte irgendwie Angst. ›Also eine ganz starke unbegründete Angst hatte ich immer vor diesem plötzlichen Kindstod, weil ich davon irgendwie in der Schwangerschaft gelesen hatte und da konnte ich das Kind auch nicht alleine schlafen lassen. Ich hatte ganz große Angst davor, dass das passiert. Ich weiß nicht, warum. Also es gab jetzt auch nicht in meinem Umfeld irgendwie mal einen Fall oder auch bei uns in der Familie, wo man sagt, da gab es eine Vorgeschichte ...‹ Ich fragte nach: ›Ist Ihrem Kind schon einmal etwas zugestoßen?‹ Die Mutter erinnert sich an eine Situation, in der ihr der Kleine von der Couch gerutscht war. ›Er war glücklicherweise unverletzt. Aber für mich natürlich, ich dachte im ersten Moment, oh mein Gott, das ganze Kind ist kaputt!‹ Das klang nach einem dramatischen Moment. Ich interessierte mich an dieser Stelle, wie immer, wenn ich das Gespräch in Richtung Schwangerschafts- und Geburtsanamnese lenke, weiter dafür, wie die Mutter die Geburt erlebt hatte. Die Mutter berichtet, dass die Entbindung eigentlich entspannt war, ›bis es dann irgendwie von der einen auf die andere Sekunde dramatisch wurde‹. Sie wäre nur darauf hingewiesen worden, dass sie aus Versicherungsgründen etwas unterschreiben müsse: ›Sie könnten hier sterben, Sie müssen das unterschreiben.‹ In der Rückschau empfindet sie ihre panische Reaktion übertrieben: ›Bitte was, was, was? Was ist jetzt los?‹ Ich begreife ihre tiefe Verstörung und frage ruhig und interessiert weiter: ›Was wissen Sie über Ihre eigene Geburt?‹ ›Über meine eigene Geburt weiß ich von meiner Mutter, dass es das schlimmste Erlebnis war, uns auf die Welt zu bringen. Geburt war für mich von klein auf als komplett negatives Thema belegt, weil, in unserer Familiengeschichte ist es so, dass meine Oma, die Mutter meiner Mutter, damals bei der Geburt verstorben ist ...‹ Für die Mutter hat sich die Verbindung zwischen den alten und aktuellen Gefühlen hergestellt. Die tiefen Überlebensängste in der Beziehung zum Kind zu halten, wurde zum Kernthema der ESKP-f.«

Auf Unausgesprochenes bauen

»Das Therapeutische ist ja immer wieder in Sprache eingebettet: aufgreifen, kommentieren, zusammenfassen. *Aber:* Ganz viel findet auch ohne Sprache statt, ganz viel übermittelt sich nonverbal. Das zu merken ist einerseits irgendwie erschreckend, weil ich aufpassen muss, wie ich auftrete. Aber andererseits finde ich es auch wunderbar, dass sich eine Haltung alleine vermitteln kann und Dinge dann auch so passieren. Zum Beispiel habe ich bei einer Familie nie wirklich angesprochen, dass es zu viele Spielsachen gibt und alles zu voll ist. Das hat sich so zwischendurch vermittelt und irgendwann kam ich in die Wohnung und es waren Schutzräume da, sowohl für das Kind als auch für die Eltern. Und es entstanden Rückzugsmöglichkeiten für alle. Das Kind konnte freier explorieren, die Mutter kurz durchatmen. Die Begegnungen waren für Mutter und Kind plötzlich ganz selbstverständlich, es wurde Raum gelassen. Das war ein Moment, der mich schon sehr fasziniert hat. Wie viel eigentlich im Unbewussten passiert und sich teilweise auch löst, wenn die Beziehung zueinander eine vertrauensvolle ist. Da merke ich, wie wichtig es ist, eine vertrauensvolle Beziehung zu den Eltern und zu dem Kind zu schaffen. Das ist etwas, was sich von Anfang an immer durchgezogen hat. Manche Punkte haben sich geändert, aber das hat sich durchgezogen.«

Beunruhigendes aufkommen lassen

»Fasziniert hat mich, dass Raum entstanden ist, in dem die Mutter zwischendurch vieles von sich erzählt hat und das gut in Verbindung bringen konnte zu der Geschichte mit dem Kind. Da tauchte vieles auf, ohne dass ich viel initiiert hätte, sondern quasi den Raum gelassen habe. An einem Punkt wurde ich unruhig und habe mich gefragt, ob es da noch mehr Hilfe braucht. Nämlich als die Mutter erzählte, dass sie beim Beruhigen des Kindes auch Monster sieht. Wenn sie im Kinderzimmer sitzt und es ihr schwerfällt, wie sie mit dem Kind umgehen soll, tauchen die ›Gespenster im Kinderzimmer‹ auf. Doch, es gab diesen Moment, in dem ich Angst hatte. Geht das zu halten? Was gebe ich ihr konkret mit? Da habe ich das auch mit ihr angesprochen und wir sind konkret in dieses Bild hineingegangen und haben es nicht weggeschoben, sondern wirklich angeschaut. Die Mutter konnte genau beschreiben, warum und wo das in ihrer eigenen Kindheit auch aufgetaucht ist. Da habe ich gemerkt, eigentlich braucht die Mutter auch noch etwas anderes. Das habe ich dann auch angesprochen, sowohl bei der Mutter als auch beim Vater, dass sie beide etwas Bedürftiges haben, wofür eine eigene Begleitung sinnvoll ist. Da war ich mir unsicher: Brauchen die das jetzt sofort, wo es auftaucht? Reicht es aus, wenn es bei mir auftaucht? Mache ich mit großem Alarm das Ganze größer? Ist es ausreichend, das anzuschauen und darüber zu sprechen und zu gucken, wie ist der Verlauf? Und da war es für mich schwierig, das Wochenende auszuhalten. Da hätte ich mir gewünscht, dass man da etwas dichter noch sein kann, alle zwei Tage vielleicht, wenn solche Momente auftreten. Ich habe der Mutter angeboten, wir können telefonieren, wenn was ist. Sie könne mich anrufen. Es hat sich gut entwickelt. Die Mutter meinte tatsächlich, die Bilder und Fantasien seien dann weniger geworden. Sie hat sie sich konkreter angeguckt. Diese Intervention hat im Moment ausgereicht, andererseits waren wir damit auch am Kern, darum ging es ja auch.«

Einen klaren Rahmen flexibel gestalten

»Ich war sehr neugierig, was in zwölf Sitzungen geht oder nicht geht. Im kurzen Zeitrahmen zu arbeiten, das kannte ich nicht. Ich war erstaunt, wie sich das Psychische auf diesen kurzen Zeitraum einstellt und wie viel wirklich passiert. Meine Frage war: Wenn wir sehr schnell in die Tiefe gehen, wie kriege ich das wieder geschlossen? Wie kriegt man das rund, dass man auch wieder gehen kann? Wie kriegt man die letzten Stunden hin? Es hat geklappt! Zwischendurch habe ich immer wieder Angst bekommen, denn das ist ein enormes Tempo in diesen zwölf Stunden. Aber es geht, den ganzen Verlauf hinzubekommen. Wenn alle etwas wollen, etwas herausziehen wollen, stellt sich das Psychische darauf ein. Es ist interessant, im Nachhinein den Verlauf zu sehen. Man kann erkennen, wann im Rahmen des Beziehungsaufbaus welche Intervention sinnvoll war. Es ist ja Spielraum zu entscheiden, es muss ja nicht alles abgehakt werden. Bestimmte Dinge, die eine vertrauensvolle Beziehung brauchen, kann man nicht am Anfang machen, nicht gleich konfrontieren oder in den Konflikt gehen, das geht erst an einer bestimmten Stelle dieses Verlaufs. Aber anfangs dachte ich, vielleicht geht es gar nicht in dieser kurzen Zeit. Manche Punkte kehren zu unterschiedlichen Zeitpunkten des Therapieverlaufs wieder. Ich war mir auch nicht sicher, wie es ist, den formalen Rahmen zu halten. Ich habe gemerkt, dass das Setting manchmal auch zu starr für die Familien war, dann haben wir auch etwas verändert oder verschoben. Mit Familien, die nicht am Rahmen rütteln, konnte ich sehr gut inhaltlich arbeiten, gerade weil der Rahmen feststand. Das waren gute Bedingungen.«

Zeitrahmen einhalten

»Das Zeitmanagement ist besonders wichtig, wenn man im Hausbesuch ist. Anfangs habe ich immer geguckt, ob ich eine Uhr sehe, dann habe ich mir eine eigene mitgenommen. Später habe ich mir auch den Timer am Handy fünf Minuten vor Ende gestellt, das hat mich freier gemacht. Wenn man weiß, dass die Zeit begrenzt ist, ist es am Anfang schwerer, sich auf die Beziehung einzulassen oder man bleibt an der Oberfläche. Wenn man die

50 Minuten von Anfang an einhält, dann passiert tatsächlich in dieser Zeit das Wesentliche. Es ist eingerahmt. Man geht nicht darüber hinaus. Wenn ein schwerwiegendes Thema ganz spät in der Stunde aufkommt, kann man es in der nächsten Sitzung ansprechen. Wir konnten in den zwölf Sitzungen Dinge gemeinsam anreißen, ansprechen, sie kamen ins Bewusstsein, aber wirklich in die Tiefe gehen und auch Veränderung begleiten, das gelingt da nicht. Dafür ist es zu kurz. Um schwierige Punkte genauer anzusprechen, brauche ich mehr Vertrauen, das Gefühl, eine Beziehung zu den Eltern und zum Kind hat sich etabliert. In Konflikt zu gehen, das ging nicht, weil ich keine Möglichkeit sah, das in einem größeren Zeitraum zu behandeln. Dann sind wir eher an der Oberfläche geblieben, aber ich hätte mir gewünscht, weiterzumachen. Eigentlich war es wie ein Anfang.«

Schutz gewähren

»Eine Familie in ihrem Lebensumfeld zu erfahren, zu erleben, macht einen großen Unterschied. Ich kann die Umgebung mit einbeziehen in den Beziehungsprozess, ich bin vorsichtiger, weil ich mich nicht ›zu Hause‹ fühle, taste mich heran. Irgendwie haben Eltern Heimvorteil. Sie sind bei sich zu Hause und können sich so zeigen, wie sie sind. Aber sie sind auch schutzloser, weil sie sich nicht verstecken können. Alles wird offensichtlicher, sie offenbaren sich noch mehr. Bei Familien mit so kleinen Kindern, da läuft alles drunter und drüber. Die Mutter hätte gerne alles in Ordnung gehabt, das ging aber nicht. Sie war verletzbar, weil es nicht so perfekt war und jemand anderer sieht das. Es wird schnell dicht im Hausbesuch. Ich bin da vorsichtig und schaue, wie das so ist, miteinander.«

Gefährdungen ausbalancieren

»Man bekommt schon sehr intime Einblicke. Häufig war die Wohnung nicht aufgeräumt oder es gab keine Schamgrenze. Es ist gar nicht einfach auszuhalten, wenn Verwahrlosung oder auch Aggression im Raum steht. Wenn die Eltern feindselig oder grob mit dem Kind sind, muss ich mich ganz bewusst mit einem positiven Teil in ihnen verbinden, sonst geht das nicht. Aber es gibt auch Momente, wo ich meine therapeutische Rolle verlassen muss.«

Gemeinsam abwarten und schauen

»Wenn das Kind am Boden ist, setze ich mich mit den Eltern dazu. Wir sind auf gleicher Ebene und nehmen uns Zeit, um gemeinsam zu gucken und zu sprechen. Da macht die Mutter auch nichts nebenher wie sonst. Ich beschreibe dann, wohin das Kind möchte: ›Oh, was macht er? Wo will er hin, was interessiert ihn?‹ Die Mutter hat dann aufgehört, immer wieder neue Sachen anzubieten und hat abgewartet. Abwarten. ›Oh ... was macht er? Mal schauen, ob er das erreicht oder nicht. Was meinen Sie?‹ Zusammen in der Situation sein und neugierig sein, was kommt denn als Nächstes? ›Schafft er das, braucht er Hilfe, wie geht's Ihnen jetzt ...?‹ Und: ›Erreicht er dieses Klötzchen ...? – Spannend. Spannend. – Wie bei einem Film, in dem man aber selber mitspielt. Es ist so schwierig, das auszuhalten und zu warten. Ich muss das auch immer wieder neu lernen. Warten und schauen. Wie geht's Ihnen?‹ Die Mutter konnte dann sagen: ›Bei mir kommen sofort die Zweifel auf. Vielleicht schafft er's nicht, vielleicht geht es nicht, vielleicht fällt er um, nein, nein, und ... was mach ich dann, dann verletzt er sich, und, und, und ... ja, und dann zu merken, all das tritt gar nicht so ein, und selbst wenn er umkippt, sehen Sie, er hat sich gut fallen lassen, er ist ganz sicher.‹ Das konnte ich dann bestätigen: ›Ja, er macht das wunderbar und es passiert überhaupt gar nichts Schlimmes, wenn er nicht abgelenkt ist. Wenn er schaut, was Sie machen, dann passiert das Unglück, aber nicht, wenn er selber die Verantwortung dafür übernehmen kann. Das ist auch ein Lernprozess.‹«

Leitgedanken für die Arbeit im Hausbesuchssetting

- Bietet das häusliche Umfeld für Familien eine größere Chance, Hilfe zu erleben?
- Wir erleben alle Themen in der Lebenswelt der Eltern unter realen Bedingungen.
- Wo ist Unterstützung der Eltern möglich? Wo können sie ihr inneres Kind nachnähren, um gut genug in der Lage zu sein, den Stress im Außen zu meistern? Wo und wie passt die Anwesenheit einer Person im eigenen Lebensraum, die beruhigt? Wie können Entwicklungsschritte und Stressregulation im eigenen Lebensraum vorbereitet, vollzogen und verankert werden?

- Das Kommen der Therapeutin/des Therapeuten kann Schuldkonflikte aufkommen lassen: »Ich brauche selbst so viel! Ich will meinem Kind alles geben. Ich kann das nicht.« Die Intensität des Settings kann Kränkung hervorrufen: »Wieso brauche ich so viel Hilfe?«
- Wie kann ich als Therapeutin/Therapeut im häuslichen Umfeld professionell bleiben? »Ich weiß nicht, was mich erwartet! Wovon mache ich mich frei? Ich muss innerlich total offen und flexibel sein.«
- Sobald die Tür aufgeht, beginnt die Therapie. Was inszeniert sich in der Begrüßungsszene?
- Ich schaue mich in der Wohnung nicht um. Eltern spüren jede Irritation im Gegenüber. Es kann schnell kippen. Ich bin schnell in Gefahr, zu intrusiv zu sein.
- Wo platziere ich meine Sachen? Ziehe ich meine Schuhe aus? Was ist ein guter Ort für die therapeutische Arbeit?
- Offenes Setting klar ansprechen: »Ich freue mich, Sie kennenzulernen, Sie entscheiden, wohin wir gehen. Was ist ein guter Ort, eine gute Position für Eltern und Kind? Was wird gebraucht, um zur Ruhe zu kommen? Wenn Sie meinen, etwas anderes sei stimmiger, dann können wir schauen, was wir machen können.«
- Wenn Tee oder Kaffee angeboten wird, überprüfe ich, was es im Kontext der Dynamik des Versorgens in dieser Familie bedeutet und entscheide individuell. Im Zweifelsfall lehne ich eher dankend ab, um das therapeutische Setting nicht zu verlassen.
- Wo ist das Kind? Die Eltern bestimmen das Tempo, in dem ich das Kind kennenlernen darf. Wer braucht wie viel Raum? Ich bleibe bei den Eltern und stürze mich nicht auf das Kind.
- Oft ist es ein »Nichtstun«. Anwesend sein. Neben den Eltern stehen. Benennen, was geschieht. Bestärken. Das Gute hören.
- Meine Aufgabe ist die Co-Regulation in Stressmomenten. Beim Einschlafen, in Trennungsmomenten kommen tief verstörende Geschichten hoch und das Stresssystem ist hoch aktiviert. Eltern erleben, in Stress- und Frustmomenten nicht allein (gelassen) zu sein.
- Was darf in diesen vier Wänden nicht sein? Dürfen negative Gefühle, Bedrohliches angesprochen werden? Was kann innerlich nicht gehalten werden?

7.5 Arbeitsmaterialien

Abschließend stellen wir Arbeitsmaterialien zur Verfügung, die den Prozess der psychodynamischen Hypothesenbildung begleiten. Sie unterstützen die Therapeutin/den Therapeuten darin, das breite klinische Material systematisch zusammenzufassen und sind für folgende Arbeitsschritte hilfreich:

1. Aktualkonflikte zu erkennen und zu benennen,
2. psychodynamische Hypothesen zu interpersonellen und intrapsychischen Konflikten herauszuarbeiten,
3. die elterliche Persönlichkeitsstruktur und Elternfunktionalität einzuschätzen,
4. die diagnostische Einschätzung der Qualität der Eltern-Kind-Beziehung und des Fürsorgeumfeldes nach DC:0–5-Achse II vorzunehmen,
5. das Konzept des Triangle of Psychodynamic constellation (ToP) in der besonderen klinischen Situation der ESKP-f anzuwenden,
6. die Formulierung eines Fokalsatzes oder mehrerer personenzentrierter Fokalsätze vorzunehmen und
7. anhand einer Liste von möglichen Behandlungstechniken eine Auswahl zu treffen bzw. die Interventionen im Behandlungsprozess zu dokumentieren.

Darüber hinaus empfehlen wir allen Therapeutinnen/Therapeuten, die sich auf Grundlage ihrer Approbationsausbildung und spezifischen Weiterbildung sowie Supervision im Eltern-Säugling-Kleinkind-Psychotherapie-Bereich in die psychodynamisch fokusbasierte Kurzzeittherapie ESKP-f einarbeiten, immer wieder Bezug zu störungs- und behandlungsspezifischer Basisliteratur zu nehmen. Fundament und Basiswissen stellen Fachbücher mit Lehrbuchcharakter bereit (Baradon, 2011; Cierpka & Windaus, 2007; Cierpka, 2012; 2015; Gontard, 2018; Häußler, 2020; Lieberman & van Horn, 2015; Ludwig-Körner, 2016; Pedrina, 2020; Sarimski, 2020; Sarimski et al., 2021; Stern et al., 2000; Stern, 1995; Zero to Three, 2019). Besonderes Augenmerk sollte im vertiefenden Literaturstudium auf dem Fachwissen zu Affektregulierung und der Fähigkeit zu Mentalisieren liegen (Fonagy et al., 2004; Schore, 2007; Schultz-Venrath, 2015 [2013]; Taubner, 2015). Eine Hinführung zu den Themen der ESKP-f bieten die Standard- und Praxiswerke der Säuglings- und Bindungsforschung (Cramer &

Palacio-Espasa, 2009; Dornes, 1993; Hédervári-Heller, 2011; Stern, 1998; Stern et al., 2000; Trautmann-Voigt & Moll, 2011). Besondere Bedeutung für die Behandlungspraxis nehmen die Erfahrungen mit traumatisierten Müttern und ihren Kinder ein (Schechter & Rusconi Serpa, 2013), aber auch interkulturelle Perspektiven (Keller, 2011) und der Umgang mit familiärer Gewalt (Lieberman & van Horn, 2005) sollten berücksichtigt werden. Fachliteratur zu möglicherweise besonders komplizierten Bedingungen bei reproduktionsmedizinisch assistierter Konzeption (Marx & Scheerer, 2019), Frühgeburtlichkeit (Sarimski, 2020; Wense & Bindt, 2021) und chronischen Erkrankungen, Behinderungen und Frühförderbedarf (Eckert, 2012 [2008]; Kaiser, 2016; Sarimski, 2017; Sarimski et al., 2021; Sohlmann, 2009; Solomon, 2013) gehört ebenso zur Einarbeitung. Als hilfreich und praxisrelevant hat sich auch die Praxisliteratur zu Fütterstörungen erwiesen (Biber, 2014; Chatoor, 2021; Schwarz-Gerö, 2012; Thiel-Bonney & Hofacker, 2012; van den Engel-Hoek, 2008). Weitere wichtige Grundlage für die ESKP-f ist das Wissen um Kinder psychisch kranker Eltern (Kölch et al., 2014; Lawson, 2006).

8 Anwendung in klinischer Praxis und Forschung

Fachkundeübergreifender Dialog und Resümee der Autorinnen

Eine psychodynamische Behandlungsmethode im Kurzzeitsetting zu manualisieren, wirft viele Fragen auf: Wie vollzieht sich psychodynamisches Verstehen im eng umschriebenen Setting? Wie können Interventionen unter Zeitbegrenzung wirksam werden? Bei allen Bedenken und nachvollziehbarer Skepsis sehen die Autorinnen die Chancen einer gezielten Frühbehandlung in Form der ESKP-f. In diesem abschließenden Kapitel werden Möglichkeiten, Grenzen und Wert des vorliegenden Behandlungsmanuals in einem gemeinsamen Gespräch aus kinder- bzw. erwachsenentherapeutischer sowie aus Forschungsperspektive beleuchtet. Das Behandlungsmanual wird in dreierlei Hinsicht als nützlich angesehen: 1. als Leitfaden für das therapeutische Vorgehen und Unterstützung für Therapeutinnen und Therapeuten beim Erlernen sowie in der Vorbereitung und Durchführung der Behandlung umschriebener Probleme und Störungsbilder, 2. als Instrument des Selbst-Monitorings, das den Prozess des Fallverstehens anregt und die Dokumentation des Behandlungsverlaufes strukturiert, 3. als Grundlage evidenzbasierter Evaluationsinstrumente für Wirksamkeitsstudien zur Evaluation der Eltern-Säugling-Kleinkind-Psychotherapie. Die bisherigen klinischen Praxiserfahrungen mit der ESKP-f, die im Rahmen einer randomisierten klinischen Studie (SKKIPPI; 2018–2022; Sprengeler et al., 2021; Mattheß et al., 2023) erhoben wurden, resümierten die Autorinnen in einem Interview, dessen Inhalte nachfolgend zusammengefasst werden.

Frage: Was motiviert ESKP-Therapeutinnen oder -Therapeuten, ein Manual für fokusbasierte Kurzzeittherapie anzuwenden?

Es besteht das Problem, dass eine Langzeit-Eltern-Säugling-Kleinkind-Psychotherapie die übliche Dauer einer stationären Behandlung überschreiten würde. Mit insgesamt zwölf Stunden und zwei Sitzungen pro Woche bieten wir eine Sechs-Wochen-Intervention, die an die durchschnittliche Belegungszeit in diesem Altersspektrum angepasst ist. Das ist in der Regel ein Zeitraum von sechs bis zwölf Wochen. Mit diesem Manual wollen wir versuchen, auch in der stationären Behandlung einen höheren Qualitätsstandard in der Psychotherapie mit Säuglingen und Kleinkindern zu ermöglichen. Oft bringen Kinderpsychiater oder Kinderpsychotherapeuten zu Beginn ihrer klinischen/stationären Tätigkeit wenig Erfahrung mit Säuglingen und Kleinkindern mit. Ihr Herangehen reicht von »Ich mache nur Beratung« über »Ich führe Gespräche« bis hin zu »Was genau ist hier Psychotherapie?« Mit dem Manual wollen wir verdeutlichen, was fokusbasierte psychodynamische Kurzzeitpsychotherapie ist und wie sie funktioniert.

Im ambulanten Bereich sehen wir, dass Eltern kommen, die sehr viel Druck haben. Die Kinder schreien viel oder schlafen schlecht. Die Eltern wollen eine Lösung, und wenn dann die erste Entlastung nach drei bis vier Gesprächen eintritt, kommen sie nicht mehr gerne oder beenden den begonnenen Prozess. Für diese Eltern, die keine 20 Stunden Therapie brauchen oder möchten, bieten wir mit der Kurzintervention einen Rahmen an, in dem wir die zugrunde liegenden Themen zumindest erkennen und verdeutlichen oder auch Paarthemen behandeln können. Denn diese Themen erscheinen ja meist beim nächsten Entwicklungsschritt des Kindes und der Elternschaft wieder. Die ESKP-f ist sozusagen eine Klammer, ein fester Rahmen, in den die relevanten Themen eingebunden werden können, wenn das erforderlich ist. Wenn Eltern nur verunsichert sind, ist das natürlich nicht immer notwendig, dann wäre das ein unnötiges Zwangskorsett. Für andere wird jedoch die Gefahr verringert, dass nur das Symptom, nicht aber die zugrunde liegende Beziehungsstörung behandelt wird.

Frage: Was müssen ESKP-Therapeutinnen oder -Therapeuten mitbringen, um gut mit diesem Manual arbeiten zu können?

Möglichst viel Erfahrung, denn Eltern-Säugling-Kleinkind-Psychotherapie gehört zu den kompliziertesten Behandlungsmethoden und ist nicht unbedingt etwas für Anfänger. Durch das Manual soll auf keinen Fall die Illusion entstehen: »Jetzt mach' ich mal schnell.« Es ist ja kein Baukastensystem im Sinne von: »Jetzt nehme ich diese Intervention und dann kommt das Ergebnis gut heraus.« Das ist nicht der Fall. Aus unserer Sicht ist viel Expertise vonnöten.

Frage: Was müsste eine Person, die noch nicht viel Berufserfahrung hat, mitbringen, um gut damit arbeiten zu können?

Ein gutes Netzwerk. Kolleginnen und Kollegen, die sich gemeinsam in Fallkonferenzen treffen, sich die Psychotherapiefälle zusammen anschauen und den Fokus besprechen. Es ist sehr ratsam, ein dichtes Netz zu haben, das auch in die Hilfesysteme übergeht. Natürlich gibt es auch jüngere Kolleginnen und Kollegen mit wenig Berufserfahrung, die über ein intuitives Wissen verfügen. Es ist anzunehmen, dass sie im Säuglings- und Kleinkindalter selbst gute Erfahrungen mit ihren Bezugspersonen sammeln konnten und so auf ein sicheres Bindungsmuster zurückgreifen können. Dann gibt es auch Kolleginnen und Kollegen, die bringen sehr gute Selbsterfahrung mit. Sie sind sich der Themen in diesem Altersspektrum von null bis drei Jahren sehr bewusst und wissen, welche Schwierigkeiten es in ihrem Leben gegeben hat, deshalb sind sie resilienter für die umfangreichen Ängste, die besonders aufkommen, wenn man mit so kleinen Kindern arbeitet. Und dann gibt es auch Therapeutinnen und Therapeuten, die extrem gute triadische Kompetenzen haben, die in großen Netzwerken gut arbeiten können und nicht nur im Eins-zu-eins-Kontakt. Die sind für diese Arbeit natürlich sehr gut geeignet. Was man aber wirklich sicher mitbringen muss, ist eine Idee von Psychodynamik: »Wie erkläre ich mir, was da entsteht oder entstanden ist?« Und eine Neugierde für diese frühe Entwicklungsphase sowie die Fähigkeit zu sagen: »Ich halte auch Ängste und Bedrohungserleben aus, die sehr viel stärker sind als mit größeren Kindern, und sitze trotzdem ruhig da.« Es wird unbedingt ein großes Urvertrauen gebraucht, die Sicherheit, dass man sich nicht anstecken lässt und geängstigt wird, was das ganze System noch komplizierter machen würde. Vorerfahrungen mit Familientherapie, also mit der Triade zu arbeiten, sind auch sehr hilfreich. Analytikerinnen/Analytiker lernen in der Ausbildung meist, in der Dyade zu arbeiten, auch wenn im kindertherapeutischen Setting Elterngespräche immer Bestandteil dieses Prozesses sind. Da ist es gut zu wissen, wie damit umzugehen ist, wenn da ein Vater, eine Mutter und ein Kind sind. Man muss auch eine Offenheit haben, die Verfahren ein wenig zu mischen. Wer *nur* Analyse machen möchte, wird die interaktionszentrierten Interventionen nicht verwenden, die brauchen wir aber für diese jungen Kinder und unerfahrenen Eltern. Wer *nur* auf Verhaltenstherapie setzt, versucht vermutlich nicht, generationenübergreifende Ursachen zu erkennen, zu verstehen und in seiner Arbeit zu berücksichtigen.

Die Arbeit mit dem Manual braucht also Verfahrensoffenheit, die Bereitschaft, neugierig zu sein, Neues dazuzulernen, sich immer wieder auf Neues einzustellen. Also kein zwanghaftes: »Wie mache ich das jetzt und wie habe ich das zu verstehen?« Das funktioniert nicht. Vom Persönlichkeitshintergrund und der Selbsterfahrung her sollten ESKP-f-Therapeutinnen und -Therapeuten möglichst frei, sicher und »nicht in sich verkantet« sein. Es gibt immer wieder unvorhersehbare Situationen, auf die man sich einstellen muss: Babys, die einschlafen oder schlafen, obwohl man Therapie machen will: Babys, die gestillt werden wollen, obwohl man eigentlich gerade am wichtigen Thema ist, und damit sagen: »Ich habe jetzt einfach keine Zeit dafür.« Als Therapeutin oder Therapeut überlegt man dann: »Gehe ich jetzt raus? Lasse ich die Dyade allein?« Gerade für männliche Therapeuten ist das anspruchsvoll, wenn die Brust zum Stillen rausgeholt wird und Schamgefühle aufkommen. Oder es kommt ein Papa unerwartet mit, der Papa ist plötzlich nicht mehr da, es kommt eine Mama ohne Kind. Es ist also ein ständiger Wechsel – typisch für diese Lebensphase. Man kann die Therapiesitzung nicht so planen, wie man das mit älteren Patientinnen/Patienten manchmal macht, und beim nächsten Mal an einem bestimmten Punkt weiterarbeiten. Man muss auch eine gewisse Flexibilität haben und die Stunde so legen, dass am Ende der Stunde Raum ist und man nicht unter Druck gerät, weil die nächste Patientin, der nächste Patient schon vor der Türe steht.

Frage: Welche Bedeutung hat die Psychohygiene in der ESKP-f?

Die Wahrscheinlichkeit, dass die Kurzzeitbehandlung sozusagen »schön rund wird«, wie man es sich als Therapeutin oder Therapeut vorstellt, ist nicht so hoch. Es braucht also auch Frustrationstoleranz und die Zuversicht, dass kleine Veränderungen auch schon große Veränderungen sein können. Und man braucht Ausdauer weiterzumachen. Therapeutinnen oder Therapeuten starten oft begeistert, finden den Ansatz toll und merken hinterher, »Hoppla, die Arbeit ist gar nicht so leicht!« Es ist eine schwierige Arbeit, die sehr viel Kraft kostet, in die man sehr viel investiert und nicht die Vorstellung hat, danach ist alles gut. Es ist anders als bei den Erwachsenen. Da hat man mal eine Patientin/einen Patienten, die/der sehr schwierig ist, aber dann sind doch größere Befriedigungselemente erlebbar. Im Fall der ESKP-f ist in dem Moment, in dem sich nichts bessert, die Behandlung zu Ende – oder die Patienten geben auf, weil ihnen alles zu viel ist. Das heißt, ein richtig dickes Erfolgserlebnis, das man gemeinsam mit der betreuten Familie genießen kann, gibt es nicht so oft.

Frage: Was hilft Therapeutinnen und Therapeuten, bei Frustration weiterzumachen und dabeizubleiben?

Es hilft, wenn man in sich selbst einen großen Spannungsbogen hat, das heißt, nicht auf schnelle unmittelbare Befriedigung angewiesen ist, und man die Gewissheit in sich trägt, dass manche Dinge sehr, sehr lange brauchen, zum Beispiel um elterliche Strukturen zu verändern. Auf den Fokus zu achten und zu schauen, ob sich das Kind verändert, es beim Kind besser wird, das hilft immer. Dann bekommt man auch die Erfolgs- und Befriedigungsmomente. Man darf den Blick nicht zu sehr auf die Eltern legen, erwarten, dass Eltern sich schnell verändern, denn das dauert viel länger. Advokat des Babys zu sein, das steht im Vordergrund; wenn man das verinnerlicht, bekommt man auch Befriedigung. Das ist oft Thema in den Supervisionen oder Teambesprechungen. Wenn alle verzweifelt sind, dass die Eltern sich nicht ändern, sollte man wirklich auf das Kind schauen: »Was kann dieses Kind anders als vor vier Wochen? Was hat es gelernt, wo ist es flexibler, wo fängt es an, wieder in Entwicklung zu gehen, wo es eigentlich vorher stehengeblieben ist?« Und wenn man diese kleinen Veränderungen genauer wahrnimmt, dann hat man auch eher dieses Gefühl: »Ja, es ergibt doch einen Sinn, auch wenn ich verzweifelt bin.« Wir sind dann in so großen Verzweiflungsschleifen, dass wir diese Sicht auf die Kinder schnell vergessen. Aber bei einem Kind, das bislang nur gestillt wurde und plötzlich anfängt, sich ein bisschen für Essen zu interessieren, selbst wenn es noch nicht einmal isst, wird eigentlich klar: »Ich habe eine neue Welt für dieses Kind eröffnet, nämlich die außerhalb der Mutter, und die ist interessant, auch wenn es noch Angst hat und sehr vorsichtig ist.« Es braucht oft jemanden, ein Team oder eine Supervision, der diese ganz kleinen Zeichen übersetzt oder den anderen seine Beobachtung mitteilt – jemand, der sagt: »Ich laufe einmal in der Woche im Wartebereich an diesem Kind vorbei und habe gesehen: Jetzt hat es eine Waffel in der Hand.«

Außerdem braucht man einen Weg, sich zu beruhigen, wenn man aus den Sitzungen kommt und merkt: »Es ist so viel Material und so dicht gewesen, ich finde überhaupt keine Ordnung.« Man schwingt einfach lange mit, gerade bei den Kindern, die nicht essen. Da ist man so aktiviert in Ängsten; die Eltern sind aktiviert und der ganze Raum ist voller Angst. Um dann zu sagen: »Ich schaffe es, mir die Ängste vom Hals zu halten, wieder einen Denk-Raum und einen Fühl-Raum zu schaffen, in denen es nicht nur um Angst geht.« Die Supervisionen, in denen man zusammensitzt, beruhigen sehr und sind auch Teil der Psychohygiene. Man kann diese Art der Psychotherapie nur schlecht allein machen, man braucht wirklich eine Gruppe, mit der man spricht.

Frage: Gibt es äußere Rahmenbedingungen, die notwendig sind, um das Manual gut umzusetzen?

Wir brauchen einen etwas anderen Therapieraum. Der muss viel wärmer sein, das ist zunächst eine räumliche Bedingung. Der Raum muss weicheres Material als Fußboden haben, sodass man viel auf dem Fußboden arbeiten kann, wo ein Kind sich gut drehen, krabbeln und sich bewegen kann, aber auch Spielzeug zur Verfügung hat. Vor allem muss der Raum sicher sein und die Kinder dürfen dort nicht an kleine Gegenstände (wie Lego-Teile) kommen, die sie sich schnell in den Mund stecken oder verschlucken könnten, oder ungesicherte Steckdosen. Ihr Spielzeug soll auf einer solchen Höhe sein, dass sie es holen können, aber das Gefährliche darf nicht erreichbar sein. Auch der Kinderwagen muss irgendwo stehen können; draußen muss es eine Überdachung geben, unter der man bei Regen stehen kann. Treppen sind ein Hindernis; befindet sich die Praxis in einer oberen Etage, sollte ein Fahrstuhl vorhanden sein. Oder man bietet Hausbesuche an. Dann kann man auch arbeiten, wenn das Kind etwas krank ist und die Eltern eigentlich nicht zur Therapie kommen würden. ESKP-f kann auch gut in aufsuchendem Setting umgesetzt werden.

Frage: Wann wäre von einer Umsetzung des Manuals abzuraten?

Dies gilt für Therapeutinnen und Therapeuten, die wenig Erfahrung haben, zu ängstlich sind oder kein Interesse an psychodynamischem Denken haben – oder für solche, die sich von vornherein nicht auf das psychodynamische Kurzzeittherapieformat einlassen können. Es gibt Kolleginnen und Kollegen, die sagen: »Zwölf Stunden, das ist viel zu kurz, das ergibt überhaupt keinen Sinn.« Wer also sehr mit diesem Format hadert und sich nicht vorstellen kann, in zwölf Stunden ein Themengebiet »rund zu kriegen«, sollte es besser lassen. Auch wer weniger strukturiert denkt und eher damit arbeitet, was im Prozess kommt. Es sollten also schon Persönlichkeiten sein, die gerne strukturiert arbeiten. Es ist sicher eine Herausforderung für all jene, die ausschließlich das typisch analytische Arbeiten und eine Haltung des Abwartens für sich verinnerlicht haben. Die ESKP-f hat schon vom Ansatz her eine andere Zielsetzung, sie ist strukturiert. Manche Kolleginnen und Kollegen können umschalten, können sowohl das eine als auch das andere. Andere machen darum einen Bogen und sagen sicherlich auch: »Das ist doch keine Analyse mehr!« Am anderen Ende des Spektrums gibt es Kolleginnen und Kollegen, die sehr viel Beratung für diesen Patientenkreis anbieten. Diese müssen sich darauf einlassen, dass sie das Material sich mehr entfalten lassen, dass sie mehr assoziieren, dass sie genauere Anamnese erheben, sich intensiver um Ursachen Gedanken machen und überlegen, warum das Problem entstanden ist. Und sie müssen auch gelegentlich das Nichtwissen im Raum ertragen; dass sie keine Lösung finden und gemeinsam eine Lösung erarbeiten müssen.

Frage: Inwieweit kann die ESKP-f durch Verhaltenstherapeutinnen und -therapeuten umgesetzt werden?

Es gibt doch sehr viele Verhaltenstherapeutinnen und -therapeuten, die der Tiefenpsychologie inhaltlich ziemlich nahe sind. Besonders in den multidisziplinären stationären Teams gibt es Verhaltenstherapeutinnen/-therapeuten, die in diesem Verfahren wirklich geübt sind. Wer sich mit dem psychodynamischen Ansatz aber unsicher ist, hat mit dem Manual etwas an der Hand, um sich diesem Denken zu nähern, vielleicht die Unsicherheit zu überwinden, mehr über die Arbeit mit bedrohlichen Themen zu lernen. Es ist zu hoffen, dass in gemischten Teams das psychodynamische Denken der ESKP-f eine gegenseitige Bereicherung ist. Ohne ein Team ist es weniger vorstellbar, dass sich Verhaltenstherapeutinnen/-therapeuten diesem Verfahren sicher nähern und es umsetzen.

Frage: Was dürfen ESKP-Therapeutinnen und -therapeuten von Fokuskonferenz oder Supervision erwarten?

Große Erleichterung und Bereicherung! Sie lernen unglaublich viel und es werden sehr viele Anstöße gegeben. Die Erfahrung zeigt, dass die Fokalkonferenzen helfen, das Material zu sortieren, gemeinsam durchzugehen und einen Pfad in dieser Unmenge an Material zu finden. Nach den Besprechungen/Konferenzen sagen die Kolleginnen und Kollegen häufig: »Jetzt habe ich eine Idee und ich fühle mich irgendwie strukturierter, vorher war es so dicht, dass ich einfach keine richtige Idee entwickeln konnte.« In den Supervisionen achtet man genauer aufs Detail, sieht mehr und nimmt gleichzeitig auch Abstand – also eine Draufsicht und Einsicht, wie ein Fernglas und ein Mikroskop. Man schaut, versteht, dann macht man wieder weiter. Das erleben die Kolleginnen und Kollegen immer als sehr hilfreich. Jüngere Kolleginnen und Kollegen, die im ESKP-Bereich gerade anfangen, sind oft sehr aufgeregt, ihre Fälle vorzustellen. Sie erleben dann, dass die Gruppe derer, die alle diese Therapien machen, gemeinsam nachdenkt und überlegt, was für diese Dyade oder Triade gut passen könnte. Dabei geht es nicht darum, jemanden zu bewerten, sondern einen gemeinsamen Denk-Raum und ein Stück Führung zu haben, und zu bemerken, dass man als Therapeutin oder Therapeut auch nicht die oder der Einzige ist. Es kann auch hilfreich sein, den Eltern aufzuzeigen, welche Hilfen es draußen noch gibt. Wenn sie beispielsweise zu sehr an ihrem Kind »kleben«, bleibt man nicht darauf fixiert, diesen Eltern und Kindern zu helfen, sondern man ermöglicht ihnen, in eine Gemeinschaft zu gehen, wo andere das Kind auch anders sehen. Es gibt ja diesen Spruch, dass ein Kind von einem ganzen Dorf erzogen wird. Wenn wir dann in den Fokalkonferenzen in solchen großen Gruppen sitzen und über einen Menschen und dessen Eltern nachdenken, fühlt man auch immer diese Atmosphäre von: »Eine große Gruppe denkt nach, wie dieses Kind gut aufwachsen kann.« Für die Eltern ist das manchmal auch sehr eindrücklich, wenn wir dann erzählen: »Wir saßen zusammen und haben nochmal drüber nachgedacht und wir sind zu dem und dem Ergebnis gekommen.« Dann eröffnet sich den Eltern die Dimension: »Oh Gott, da saßen zehn Therapeutinnen und Therapeuten und haben darüber nachgedacht, was uns helfen könnte.« Das macht es umso wichtiger, dass wir – auch wenn wir »nur« im kurzen Format arbeiten – trotzdem große Anstrengung unternehmen, um in diesem Format gut helfen zu können. Die ESKP-f zeichnet sich eben auch durch gemeinsames Nachdenken und Nachfühlen aus.

Frage: Wie genau gestaltet sich das gemeinsame Nachdenken?

In Leipzig bleibt mittwochs von 11 bis 12.30 Uhr in der KJP (Klinik und Poliklinik für Psychiatrie und Psychotherapie des Kindes- und Jugendalters) des Uniklinikums »alles stehen und liegen«, damit in der Fokalkonferenz gesessen und die Fälle durchdacht werden können. Das ist zentral;

alle Therapeutinnen und Therapeuten versuchen in diese Konferenzen zu ziehen – und die Eltern bekommen natürlich auch mit, dass sich eine Riesengruppe zum Nachdenken zurückzieht. Im ambulanten Setting ist dieser Prozess nicht so offensichtlich, aber es bildet sich als Entwicklung in uns ab. Die Supervision ist so wichtig, dass wir uns außerhalb der Therapiestunde Zeit nehmen und in eine Gruppe gehen. Es verändert uns, dass wir dort gesessen und über die Situation nachgedacht haben. Wir müssen es gar nicht erzählen, es ist einfach eine andere Haltung. In der Kassenpraxis ist dieser Sachverhalt aktuell in seiner Komplexität noch unterschätzt und unterfinanziert, sollte aber umbewertet und organisatorisch eingeordnet werden mit dem Ziel, dass diese fokaltherapeutischen Supervisionen regelmäßig und zum richtigen Zeitpunkt im Behandlungsprozess stattfinden. Da diese Thematik leider bisher noch nicht ausreichend geklärt ist, gehen wir davon aus, dass sich die Behandlungsmethode stärker in der Klinik durchsetzen wird; im stationären Bereich oder in den Institutsambulanzen. Das wäre schon eine Qualitätsverbesserung, weil wir in vielen Kliniken in Deutschland im Säuglingsbereich noch weit von guter Psychotherapie entfernt sind. Auf jeden Fall könnte die ESKP-f auch gut in Mutter-Kind-Einrichtungen eingebunden werden.

Frage: Wie kommt die ESKP-f mit ihrem klar definierten Rahmen bei den Familien an?

Wenn Eltern im ambulanten Bereich mit sehr viel Druck kommen und ganz schnelle Lösungen wollen, sind sie erst einmal erleichtert, wenn wir sagen: »Wir fangen jetzt an und sehen uns zweimal in der Woche.« Sie merken, jetzt geht ganz schnell etwas los, und steigen auch mit den Terminen gut ein. Die Schwierigkeit ist eher, sie bis zur zwölften Sitzung zu halten, auch wenn sich schon einiges beruhigt hat. Daher ist uns wichtig, von vornherein zu sagen, dass die Behandlung sowohl auf ein Abklingen der Symptomatik als auch auf eine Stabilisierung der zukünftigen Entwicklung ausgerichtet ist. Wenn der Zeitrahmen als »Zwangsjacke« erlebt und abgelehnt wird, ist es wichtig, mögliche Widerstände zu verstehen.

Bei Patienten, die stationär behandelt werden, sind zwei Sitzungen in der Woche in der Regel gut möglich, weil die Familie ja vor Ort bzw. ohnehin in der Klinik ist. Aber manchmal brauchen wir nicht nur sechs Wochen, sondern acht bis zehn Wochen, weil irgendetwas dazwischengekommen ist und wir die zwölf Sitzungen in den sechs Wochen nicht schaffen. Im Hometreatment melden die Eltern manchmal zurück, dass zwei Hausbesuche pro Woche zu dicht sind, und wünschen sich fallweise nur einen Termin pro Woche. Wir sollten auch nicht so sehr am Zeitraum der sechs Wochen hängen, sondern daran, dass der Prozess insgesamt zwölf Sitzungen umfasst. Auch wenn manche Behandlungen zwölf Wochen dauern sollten, sollte es diesen Kreis von zwölf Sitzungen geben. Es gibt auch Eltern, die ab Stunde 10 sagen: »Jetzt bin ich richtig drin, warum muss es jetzt zu Ende sein? Warum können wir nicht weitermachen?« Dann ist es an uns zu überlegen: Was braucht die Familie jetzt wirklich noch? Und was kann dafür empfohlen werden? Man muss sich klarmachen, dass am Ende der zwölf Sitzungen die Themen in einer offenen Therapie weitergeführt werden können. Die ESKP-f bietet erst einmal einen Rahmen, der Halt gibt. Danach kann es auch weitergehen, je nachdem, was die spezifische Familie ethisch und medizinisch benötigt, das sollte man auch von Anfang an in Aussicht stellen.

Frage: Wie genau wird der Rahmen von 12 Sitzungen in 6 Wochen eingehalten?

Erfahrungsgemäß sind weniger als 50 Prozent der ESKP-f-Behandlungen hinsichtlich des Settingrahmens »manualtreu«, weniger als die Hälfte der behandelten Familien schöpft also den Rahmen vollständig aus bzw. schafft die zwölf Sitzungen in der vorgegebenen Zeit. Das sind überwiegend Behandlungen mit Konfliktfokus, also Eltern mit mäßig bis gut integriertem psychischen Strukturniveau. Nur ganz wenige Eltern mit niedrigerem Strukturniveau können die vorgegebenen Settingbedingungen als haltgebenden Rahmen nutzen. Und es gibt alltägliche Hürden: Mal sind Familien oder Behandelnde im Urlaub, mal sind Eltern oder Therapeutinnen/Therapeuten krank. Dann dehnt sich der Zeitrahmen aus, aber man kann die Behandlung natürlich weiterführen, auch wenn Zeit zwischen den Sitzungen vergangen ist.

Frage: Wie werden die Eltern über das Verfahren aufgeklärt?

Die Eltern kommen in der Regel unter einem enormen Druck, trotzdem sollte man zu Rahmen und Arbeitsweise gleich etwas sagen: »Ich habe … Minuten Zeit für Sie.« »Ich schlage vor, wir machen eine Behandlung von … Sitzungen.« Das wird vielleicht nicht gleich ankommen, aber man hat es gesagt. Manchmal muss man es noch einmal konkretisieren: »Was halten Sie davon, wenn wir uns jetzt weitersehen? Möchten Sie das? Dann schlage ich vor ...« Wenigstens beim Verabschieden nach der ersten Sitzung müssen die Umgebungsbedingungen der Therapie noch einmal angesprochen werden. In der Klinik ist es anders, da ist der Rahmen vorgegeben. Im stationären Bereich sind die Patientinnen und Patienten zunächst für ein bis zwei Wochen aufgenommen und es erfolgen alle notwendigen Untersuchungen. Den Eltern werden die psychotherapeutische Methode sowie die somatischen und psychiatrischen Behandlungen vorgeschlagen. Die Entscheidung für oder gegen ESKP-f wird im Team getroffen. Die zuständige Therapeutin oder der Therapeut klärt die Eltern dann darüber auf. Das muss nicht in der ersten Stunde sein, weil da alle sehr aufgeregt sind und »wenig ankommt«. Aber in der zweiten Sitzung wird schon gesagt: »Jetzt brauchen wir noch ein Anamnesegespräch und nach der dritten Sitzung überlegen wir uns, woran wir arbeiten wollen. Insgesamt hat das Verfahren zwölf Sitzungen und geht jetzt über den Zeitraum von sechs bis zehn Wochen.«

Frage: Welche Erfahrungen gibt es mit den Hausbesuchstherapien?

Für die Therapeutinnen und Therapeuten ist die aufsuchende Arbeit aufgrund der ungewohnten Situation im Zuhause der Familien zum Teil noch schwerer. Man ist mit so viel mehr an Störungen konfrontiert. Dieses Setting erfordert in sich ruhende Personen, die offen sind für Neues; dass da plötzlich auch ein Hund anwesend ist oder eine Katze und Geschwisterkinder; man wird gestört, dann platzt jemand herein. Man braucht auch viel Humor. Man muss es mögen, so nah bei den Familien zu sein. Es gibt Kolleginnen und Kollegen, die sagen: »Nee, das ist mir zu viel, da habe ich viel zu viele Informationen, ich kann dann gar nicht mehr klar denken.« Andere wiederum finden: »Ich will sehen, wie die Familie wohnt, das finde ich total spannend, es hilft mir zu sehen, wie sie wirklich leben.« Man muss die Zeit gut einhalten können, sie aber flexibler handhaben als in der psychotherapeutischen Ambulanz oder Praxis. Man muss darüber nachdenken: »Darf ich hier etwas essen und trinken? Was mache ich, wenn der Papa gerade aufgestanden ist und jetzt durch die Wohnung läuft oder mit dem Kind noch schläft? Wie dokumentiere ich? Schreibe ich die ganze Zeit mit? Wo parke ich mein Auto?« Also ganz basale Fragen, die man sich so sonst nicht stellen muss. Die Abstinenzregel muss im Hausbesuch anders gehandhabt werden und auch die Übertragungsprozesse stellen sich anders ein. Wenn die Mutter sagt: »Mein Kind will jetzt was zu essen haben und ich kann jetzt keine Therapie machen«, verlegt man die Psychotherapie auf die Zeit während des Kochens oder Essens oder auf den Gang zum Spielplatz. Es ist also sehr, sehr spannend und wir wissen noch viel zu wenig, was da genau wirksam ist, aber es scheint wirksam zu sein. Es werden neugierige Therapeutinnen und Therapeuten gebraucht!

Frage: Welche Forschungsperspektiven eröffnen sich durch all diese Erfahrungen mit dem Kurzzeitmanual?

Besonders die Forschung zum Hometreatment ist sehr interessant, weil die Babys da wesentlich entspannter sind, als wenn sie in die Praxis kommen. Psychotherapie könnte wirksamer sein und vielleicht auch schneller wirken. Das müsste man sich genauer anschauen, zum Beispiel indem man Herzfrequenzvariabilität und Stresslevel des Babys im Hausbesuch versus in der Ambulanz misst und schaut, ob die Symptomatik schneller oder langsamer abnimmt, oder ob die Eltern auch langfristiger profitieren, sich vielleicht nachhaltiger erinnern und besser abrufen und umsetzen können, was sie im therapeutischen Prozess erlebt und erfahren haben. Interessant wäre auch, die ESKP-f im Kontext von Mutter-Kind-Einrichtungen zu beforschen. Auch das ist eine Form der aufsuchenden Psychotherapie.

Frage: Wird sich die ESKP-f im Versorgungssystem durchsetzen?

Das Manual wird eine Grundlage für die nächsten Projekte sein, beispielsweise im Bereich der adoleszenten Elternschaft, wo die Kinder in ihrer Entwicklung häufig hochgefährdet sind und in der Folge oft aus den Familien herausgenommen werden. Und es wird ein Standard für Forschung im stationären Sektor sein. Damit ist die/eine Basis für Praxis und Forschung geschaffen. Jetzt brauchen wir Bereiche, die das Manual/die Methode übernehmen, praktizieren und uns hoffentlich Rückmeldung geben, damit es/sie angepasst werden kann.

Frage: Was soll das Manual den Therapeutinnen und Therapeuten sowie den Forschenden mit auf den Weg geben?

Ausprobieren wollen! Neugierde! Nicht erschrecken, wenn es sich als kompliziert erweist! Weiter dranbleiben! Die Installation von Fokalkonferenzen, die auch wirklich fest und sicher stattfinden und unangreifbar sind, ist essenziell. Und dass erfahrene Kolleginnen und Kollegen die Supervision übernehmen, die mit dem Fokusgedanken vertraut sind. Die Arbeitsblätter mit dem Filterprinzip sind extrem hilfreich, um sich am Anfang heranzutasten, Material zu filtern, nochmals zu straffen und wiederholt durchzusehen. Die Arbeitsblätter sollte man so lange nutzen, bis der Filtermechanismus ein Automatismus wird. Vor allem jüngere Kolleginnen und Kollegen sollten sich für jeden Fall ein Arbeitsblatt anlegen, weil das wie eine persönliche Fokalkonferenz ist. Idealerweise aber sollte man ein Team im Hintergrund haben. ESKP-f sollte nur dort durchgeführt werden, wo es schon ausgebildete Eltern-Säuglings-Kleinkind-Psychotherapeutinnen und -Psychotherapeuten gibt, die Kompetenz und Kraft haben. Und in Forschung wie Praxis sollte immer gefragt werden: »Was ist eigentlich mit den Vätern in der Psychotherapie?« Was ihre Wirkfaktoren sind, ist nach wie vor wenig erforscht, obwohl Väter in der ESKP-f und vor allem auch in der aufsuchenden Therapie mittlerweile und zum Glück für ihre Kinder und Partnerinnen und Partner sehr präsent sind.

Anhang: Arbeitsblätter

Arbeitsblatt 1: Erkennen und Beschreiben von Aktualkonflikten in der Eltern-Kind-Beziehung

Initiale Szene

Was passiert in den ersten Minuten? Wer hat was gesagt und getan?
Welche Gefühle, Gedanken und Impulse habe ich in mir wahrgenommen?
Welche Affekte induzieren das Kind, die Eltern, die Interaktionen bei mir?
Welche Fantasien und Handlungsimpulse kommen bei mir auf?

....

....

....

Tiefenpsychologisch-biografische Anamnese und Ressourcen bzw. Belastungen in der aktuellen Lebenssituation (objektive, subjektive, szenische Informationen)

Was habe ich über Kinderwunsch erfahren, über Schwangerschaft, (traumatische) Geburtserfahrungen, Stillen, allgemeine Lebensumstände, psychosoziale Ressourcen und Stressoren (vgl. Achse IV DC:0–5) und selbstregulative Kräfte im familiären/sozialen Netz,
Anamnese der Eltern (frühe Verluste, unbewältigte Traumata, Migration, Krankheit), sowie die aktuelle Wohnsituation, materielle Situation, Arbeitsteilung und Paarbeziehung?

....

....

....

....

....

Aktualkonflikte

Welche (dysfunktionale) Beziehung inszenieren die Eltern miteinander und mit dem Kind?

....

....

....

Arbeitsblatt 2: Herausarbeiten psychodynamischer Hypothesen zu interpersonellen oder intrapsychischen Konflikten

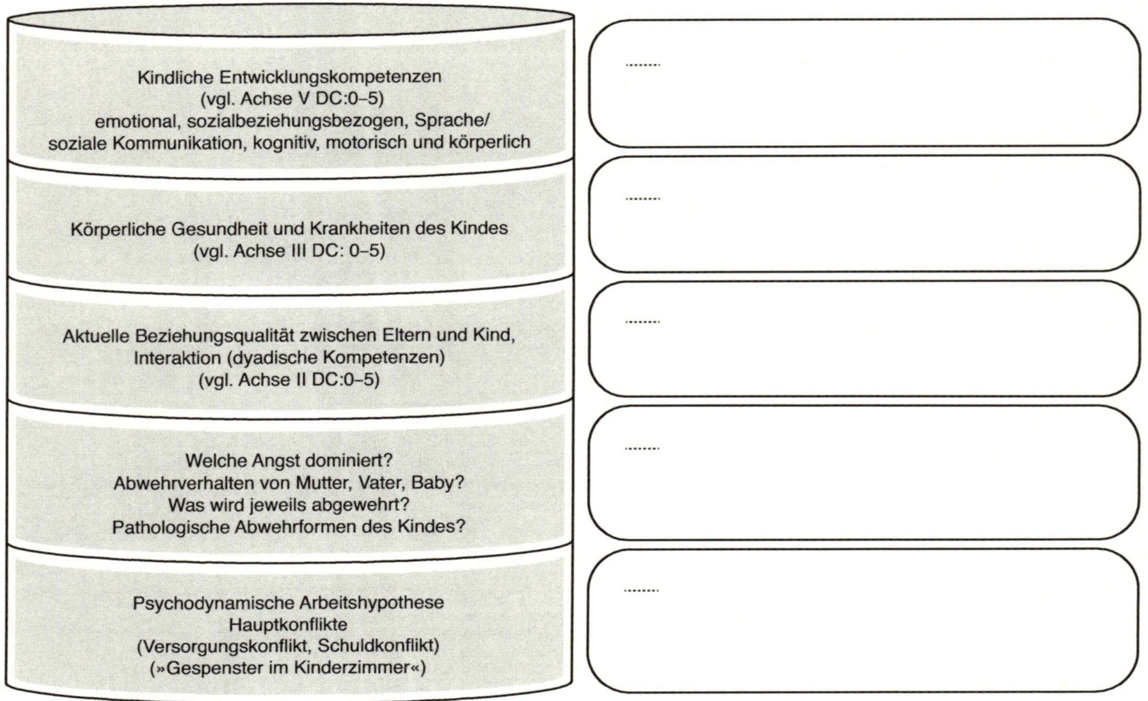

Arbeitsblatt 3: Einschätzen der elterlichen Persönlichkeitsstruktur und Elternfunktionalität

Elterliche Symptomatik, Persönlichkeitsstruktur und psychisches Strukturniveau

Welche psychischen Symptome zeigen die Eltern aktuell?
Welche Merkmale der elterlichen Persönlichkeit sind erkennbar (depressiv, zwanghaft, hysterisch, narzisstisch)?
Wie schätze ich das elterliche Strukturniveau ein (gut, mäßig, gering integriert, desintegriert)?
Wie sind die Fähigkeiten der Eltern zu mentalisieren, reflektieren und zum Perspektivwechsel (allen Beteiligten gegenüber)?

Elternteil 1: ...

Elternteil 2: ...

Elternfunktionalität

Welches innere Bild haben die Eltern von sich als Mutter oder Vater?
Wie gut haben sich Mutter oder Vater schon an die Rolle als Eltern, an die neue Identität angepasst?
Welche spezifischen Ängste, Sensibilitäten, Fantasien und Wünsche sind mit der Verantwortung für das Kind verbunden?
Welches innere Bild haben Mutter oder Vater von ihrer sozialen Umwelt?

Wie schätze ich das elterliche Funktionsniveau ein (gut, mäßig, gering, desorganisiert)?

Elternteil 1: ...

Elternteil 2: ...

Emotionale Steuerungsfähigkeit: ...

Berücksichtigung von Bedürfnislagen anderer: ...

Kommunikationsverhalten: ...

Arbeitsblatt 4: Erhebungsbogen Diagnostische Einschätzung nach DC:0-5-Achse II (Hagemann et al., 2019)

Tabelle 1: Merkmale der Bezugsperson/en (BP) (»caregiving dimensions«)	
a	Die Bezugsperson (BP) sorgt zuverlässig für die körperliche Unversehrtheit des Kindes.
b	Die BP sorgt zuverlässig dafür, dass basale Bedürfnisse des Kindes (z. B. Essen, Hygiene, Kleidung, Unterkunft, Krankenversicherung) erfüllt sind.
c	Die BP vermittelt Bereitschaft zur zuverlässigen, sicheren Bindung an das Kind und zu emotionaler Fürsorge.
d	Die BP führt Strukturen und Routinen ein.
e	Die BP nimmt kindlich-emotionale Bedürfnisse und Signale wahr und reagiert in Bezug darauf.
f	Die BP kann das Kind bei Kummer und Leid beruhigen.
g	Die BP gibt soziale Anreize sowie Lernanreize.
h	Die BP unterstützt und ermöglicht das Knüpfen von Kontakten.
i	Die BP kann disziplinieren, zur Einhaltung von Regeln veranlassen, kritisieren, korrigieren und Konsequenzen aufzeigen.
j	Die BP beteiligt sich am Spiel und unterhaltsamen Aktivitäten.
k	Die BP zeigt Interesse an den individuellen Erlebnissen und Sichtweisen des Kindes.
l	Die BP ist fähig, die Verlaufsmuster der Entwicklung des Kindes wahrzunehmen/ bzw. zu reflektieren.
m	Die BP bezieht die kindliche Sichtweise in entwicklungsgemäß angebrachter Form ein.
n	Die BP kann Ambivalenzen in der Beziehung zwischen sich und dem Kind tolerieren.

Tabelle 2: Merkmale des Kindes	
a	kindliches Temperament (Intensität des Gefühlsausdrucks: intensives Auf und Ab vs. flexibel-gelassen), Aktivität (sehr aktiv vs. ruhig), Anpassungsfähigkeit, Ausdauer (geduldig vs. schnell frustriert)
b	sensorische Abgrenzung (Abgrenzung von Außenreizen): Reaktion auf externe Reize (Kind hat Freude an externer Stimulierung vs. ist davon schnell überfordert)

c	körperliches Erscheinungsbild
d	körperliche/somatische Gesundheit
e	Entwicklungsstatus
f	psychische Gesundheit
g	Lerntyp/-stil

Tabelle 3: Merkmale des Fürsorgeumfeldes	
a	Problemlösen
b	Konfliktlösen
c	elterliche Rollenverteilung
d	elterliche Kommunikation: Förderung
e	elterliche Kommunikation: emotional
f	emotionale Beteiligung
g	Verhaltensregulation und -abstimmung
h	Harmonie zwischen den Geschwistern

Teil A: Einschätzung der Beziehungsqualität zwischen Eltern und Kind

In Teil A beurteilen die Therapeutinnen/Therapeuten die Beziehungsqualität zwischen Eltern und Kind. Dies erfolgt in zwei Schritten (Beschreibung und Bewertung):

1 Beschreibung des Beziehungsbeitrags der primären Bezugsperson/en und des Kindes

Therapeutinnen/Therapeuten können bei der Beschreibung ihrer diagnostischen Eindrücke, die für die Behandlung von Belang sind, auf die Kriterien der oben angeführten Tabellen 1 und 2 Bezug nehmen. Sollte der Vater bzw. eine zweite wichtige Bezugsperson des Kindes in die Behandlung einbezogen sein, wird auch dessen/deren Beziehungsbeitrag berücksichtigt.

2 Bewertung der adaptiven Beziehungsqualität

Im Erhebungsbogen halten die Therapeutinnen/Therapeuten in dem dafür vorgesehenen Feld die Zuordnung der Beziehungsqualität zu dem entsprechenden Level (adaptives Funktionsniveau) fest. Die Therapeutinnen und Therapeuten nehmen dabei Bezug auf die Kriterien, die in den untenstehenden Tabellen für jedes Level (1–4) angegeben sind. Durch Ankreuzen der zutreffenden Kriterien (Checkbox) wird eruiert, welches Level auf das Eltern-Kind-Paar zutrifft. Für die Zuordnung zu einem bestimmten Level ist keine Mindestzahl an Kriterien erforderlich. Die Therapeutinnen/Therapeuten wählen das Level, das den Gegebenheiten am ehesten entspricht (»best fit«).

Level 1 keine klinische Bedeutung

Level 2 subklinisch – (mind.) sorgfältiges Monitoring; Intervention eventuell angezeigt

Level 3 klinisch auffällig – Intervention angezeigt

Level 4 klinisch auffällig – Intervention dringend erforderlich

Sollte der Vater bzw. eine zweite wichtige Bezugsperson des Kindes in die Behandlung einbezogen sein, können die Therapeutinnen/Therapeuten auch für diese Beziehung das entsprechende Level angeben. In diesem Fall werden die zutreffenden Kriterien in der Checkbox nicht durch Ankreuzen wie bei der Mutter (»X«), sondern durch einen Kreis (»O«) markiert und das zutreffende Level mit dem Hinweis (KV) bzw. (wBP) versehen.

Folgende Kriterien werden für die Bewertung des Levels (adaptives Funktionsniveau) herangezogen:

Level 1 (gut angepasste bis ausreichend gute Beziehung)	**Checkbox**
keine klinische Relevanz/nicht besorgniserregend	
Die Beziehung ist größtenteils funktionstüchtig (trotz Hochs und Tiefs).	
Das Kind wird zuverlässig von der Bezugsperson vor Gefahren geschützt.	
Das Kind hat die Erwartung, dass es sich auf die primäre Bezugsperson verlassen kann.	
Die Beziehung ermöglicht dem Kind, seine Emotionen frei auszudrücken und regulieren zu lernen.	
Das Kind fühlt sich geborgen und empfindet Nähe.	
Das Kind hat den Raum zu explorieren, die Umwelt zu erforschen.	

Die Beziehung ist nicht durch Konflikte gekennzeichnet.	
Wenn Konflikte auftreten, wird die Beziehung angemessen repariert.	
Es herrscht eine gesunde Asymmetrie in der Beziehung. (Die Bezugsperson ist für das Wohlergehen des Kindes verantwortlich, das Kind jedoch nicht für das der Bezugsperson.)	
Level 2 (angespannte bis besorgniserregende Beziehung)	**Checkbox**
beunruhigende Muster der Interaktion/der subjektiven Erfahrung vorhanden	
Die Beziehung ist konflikthaft oder ungleich gewichtet (z. B. Rollenumkehr) oder unzureichend wechselseitig.	
Einige wichtige Eigenschaften der elterlichen Anpassungsfähigkeit an die Bedürfnisse des Kindes sind gegeben.	
Es ist zweifelhaft, ob Bedürfnisse nach Geborgenheit und Schutz in der Beziehung ausreichend ausgedrückt werden und ob ausreichend darauf eingegangen wird – *oder:* fehlender Wille zur Unterstützung der kindlichen Exploration.	
Die wechselseitige Freude an Aktivitäten wirkt eingeschränkt *oder* die Äußerung von Zuneigung wirkt eingeschränkt und die Regulation von Emotionen wirkt problematisch.	
Der Umgang miteinander (z. B. gemeinsames Spiel) ist nicht durchgehend aufeinander abgestimmt/eingehend.	
Elternteil oder Kind teils unzureichend in die Interaktionen eingebunden	
Manche Interaktionen versuchen den anderen zu kontrollieren.	
Das Ausmaß der im Durchschnitt erwarteten Schwierigkeiten in Eltern-Kind-Beziehungen wird übertroffen.	
Die Unterstützung der primären Bezugsperson durch soziale Hilfesysteme kann indiziert sein.	
Level 3 (beeinträchtigte bis gestörte Beziehung)	**Checkbox**
deutliche klinische Relevanz, Intervention aufgrund des hohen Risikos für das Kind indiziert (aktuell schwerwiegende Beeinträchtigungen, Sicherheitsrisiko, anhaltendes Leid, Risiko für negative Folgen)	
Anpassungsfähigkeit der Eltern kann teilweise vorhanden sein, diese ist jedoch inkonsistent oder meist mangelhaft.	
Es gibt eindeutige Probleme der emotionalen Kommunikation und die Bezugsperson und das Kind gehen unzureichend aufeinander ein.	
Das Äußern von und Eingehen auf Bedürfnisse nach Geborgenheit und Schutz wirken eingeschränkt und/oder eine altersangemessene Sozialisation wird nicht ausreichend unterstützt und/oder fehlender Wille zur Unterstützung des kindlichen Spiels und Exploration.	

Die Beziehung ist stark belastet durch ein inakzeptables Sicherheitsrisiko des Kindes und/oder ausgeprägte Konflikthaftigkeit und/oder mangelhaften diskontinuierlichen Einsatz für die Beziehung und/oder ausgeprägte Rollenumkehr.	
Das Ausmaß der Beeinträchtigungen lässt annehmen, dass das Kind in seiner sozialen und emotionalen Entwicklung aktuell oder zukünftig stark negativ beeinflusst wird.	
Level 4 (gestörte bis gefährliche Beziehung)	**Checkbox**
unweigerliche Dringlichkeit der Intervention, um schweren und potenziell gefährlichen Beziehungsmustern zu entgegnen	
Nicht nur das Anpassungsvermögen ist unzureichend, auch die Pathologie der Beziehung ist schwerwiegend und oft allgegenwärtig (Beeinträchtigungen der Dyade in emotionaler Verfügbarkeit, Emotionsregulation, im Äußern und Reagieren auf Bedürfnisse der Geborgenheit und des Schutzes wie auch fehlender Wille der Unterstützung im Spiel und in altersgemäßer Exploration).	
Die Beziehung kann durch schwerwiegende offene Konflikte, häufig ernsthaft unzureichenden Einsatz für die Beziehung oder erhebliche Rollenumkehr gekennzeichnet sein.	
Elterliche Erwartungen und Zuschreibungen sind negativ und zeigen deutlich übersteigerte Entwicklungserwartungen. Überzeugungen bleiben auch bei Hinterfragung starr und unangetastet.	
Die Belastungen gefährden die kindliche Entwicklung und körperliche Sicherheit/Unversehrtheit enorm.	

Teil B: Einschätzung der Qualität des Fürsorgeumfeldes

In Teil B beurteilen die Therapeutinnen/Therapeuten die Qualität des Fürsorgeumfeldes. Sie berücksichtigen dabei die ihnen bekannt gewordenen Personen, die dem Fürsorgeumfeld angehören. Diese Personen (erweiterter Familien-, Freundes-, Bekanntenkreis) müssen nicht im Haushalt wohnen, haben gegebenenfalls Co-Elternfunktion oder (indirekt) Einfluss auf die Qualität der Elternfunktion, beeinflussen die affektive Qualität der Interaktionen zwischen den Erwachsenen. Das Kind macht in diesem Netz aus Beziehungen Erfahrungen, die dazu beitragen, ob es Vertrauen in Beziehungen, die Fähigkeit zur Emotionsregulation und Explorationsfreude entwickelt.

Bewertung der Qualität des Fürsorgeumfeldes

Im Erhebungsbogen halten die Therapeutinnen/Therapeuten in dem dafür vorgesehenen Feld die Zuordnung der Qualität des Fürsorgeumfeldes zu dem entsprechenden Level (adaptives Funktionsniveau) fest. Sie nehmen dabei Bezug auf die Kriterien zur Einschätzung der Qualität des Fürsorgeumfeldes, die in den Tabellen für jedes Level (1–4) angegeben sind. Durch Ankreuzen der zutreffenden Kriterien (Checkbox) wird eruiert, welches Level auf das Eltern-Kind-Paar zutrifft. Für die Zuordnung zu einem bestimmten Level ist keine Mindestzahl an Anhaltspunkten erforderlich. Die Therapeutinnen/Therapeuten wählen das Level, das den Gegebenheiten im Fürsorgeumfeld am ehesten entspricht (»best fit«).

Level 1 keine klinische Bedeutung

Level 2 (mind.) sorgfältiges Monitoring; Intervention eventuell angezeigt

Level 3 Störung im Fürsorgeumfeld klinisch auffällig – Intervention angezeigt

Level 4 Störung im Fürsorgeumfeld klinisch auffällig – Intervention dringend erforderlich

Level 1 (gut angepasstes bis ausreichendes Fürsorgeumfeld)	**Checkbox**
Beziehungen innerhalb des Familiensystems sind ausreichend bis ausgezeichnet.	
Im Alltag gibt es Höhen und Tiefen, in Stresssituationen kann gelegentlich auch Fehlverhalten auftreten, die Beziehungen funktionieren zwischen den primären Bezugspersonen bezüglich der Fürsorglichkeit gegenüber dem Kind weiterhin.	
Die Bezugspersonen haben ein solides Repertoire an Problemlösestrategien, welches sie normalerweise erfolgreich anwenden können.	
Das Kind zeigt Zufriedenheit und Behaglichkeit in der Interaktion mit den verschiedenen Bezugspersonen. Dem Kind gelingt es ohne weitere Probleme, sich situationsabhängig auf verschiedene Bezugspersonen zu beziehen.	
Meistens gelingt eine zufriedenstellende Aufteilung der Fürsorge und die Bezugspersonen unterstützen einander flexibel.	
Die Bezugspersonen arbeiten in der Kinderfürsorge angemessen zusammen, es gelingt ihnen, die Bedürfnisse des Kindes zu befriedigen (Emotionsregulation, Geborgenheit, Nähe, Entdecken und Erkundung von Neuem).	

Konflikte zwischen den Bezugspersonen sind nicht prägend für deren Beziehungen und die Belastungen und der Druck, die im Rahmen der gemeinsamen Fürsorge entstehen, werden angemessen ausgeglichen.	
Level 2 (belastetes bis besorgniserregendes Fürsorgeumfeld)	**Checkbox**
einige bedenkliche Interaktionsmuster zwischen den Bezugspersonen vorhanden	
Anzeichen von Konflikthaftigkeit und mangelnder Abstimmung zwischen	
den Bezugspersonen bezüglich Versorgung und Erziehung des Kindes vorhanden	
Das Kind ist besorgt, angespannt und unsicher darüber, wie es die Interaktionen mit den Bezugspersonen in Einklang bringen kann. → Kind entwickelt möglicherweise Präferenzen zu einer Bezugsperson → neue Konflikte zwischen den Bezugspersonen	
Level 3 (schädliches bis gestörtes Fürsorgeumfeld)	**Checkbox**
Beziehungen innerhalb des Familiensystems bedürfen klinischer Intervention, da von einem hohen Risiko für die Sicherheit, das Erleiden aktueller schwerwiegender Beeinträchtigungen oder von Folgeerkrankungen und überdauerndem Stresserleben des Kindes ausgegangen werden muss.	
Zusammenarbeit und Abstimmung sind manchmal gegeben, jedoch meistens nicht vorhanden. Den Bezugspersonen ist es nicht möglich, sich in Erziehung und Fürsorge abzustimmen und Konflikte, die das Kind betreffen, angemessen zu lösen.	
Es kommt zu besorgniserregenden Schwierigkeiten bezüglich • der emotionalen Verfügbarkeit der Bezugspersonen für das Kind sowie der Fähigkeit zur Emotionsregulation des Kindes, • der Rollenverteilung unter den Bezugspersonen, • der gegenseitigen Unterstützung hinsichtlich eines gesunden Ausdrucks und der Reaktion auf Bedürfnisse der Geborgenheit und Nähe des Kindes, • altersangemessener Sozialisation, • der gemeinsamen Unterstützung der kindlichen Exploration und des Spiels sowie der Bereitschaft, am Spiel und an der Exploration des Kindes teilzunehmen.	
Die Beziehungen sind durchzogen von starker Gefährdung, erheblichen Konflikten, mangelhafter oder unregelmäßiger Verbindlichkeit und Einsatz bezüglich der Fürsorge oder erheblicher Unausgeglichenheit.	
Das Ausmaß der Schwierigkeiten weist darauf hin, dass das Kind in seiner Entwicklung stark negativ beeinflusst ist oder zukünftig sein könnte.	

Level 4 (gestörtes bis gefährliches Fürsorgeumfeld)	**Checkbox**
unweigerliche Dringlichkeit der Intervention, da schwere und potenziell gefährliche Beziehungskonflikte vorliegen.	
Nicht nur die Bezogenheit aufeinander ist fehlend, auch die Beziehung der Bezugspersonen ist schwerwiegend und durchgehend pathologisch (Beeinträchtigungen der emotionalen Verfügbarkeit, Emotionsregulation, im Äußern und Reagieren auf Bedürfnisse der Geborgenheit und des Schutzes wie auch fehlender Wille der Unterstützung im Spiel und in altersgemäßer Exploration).	
Die Beziehungen innerhalb des Familiensystems sind die meiste Zeit durchzogen von schwerwiegenden, offenen Konflikten mit häufig ernsthaft unzureichendem Engagement oder erheblicher Rollenumkehr.	
Die Belastungen gefährden die kindliche Entwicklung und seine körperliche und/oder psychische Sicherheit.	

Arbeitsblatt 5: Triangle of Psychodynamic constellation (ToP) in der besonderen klinischen Situation der ESKP-f

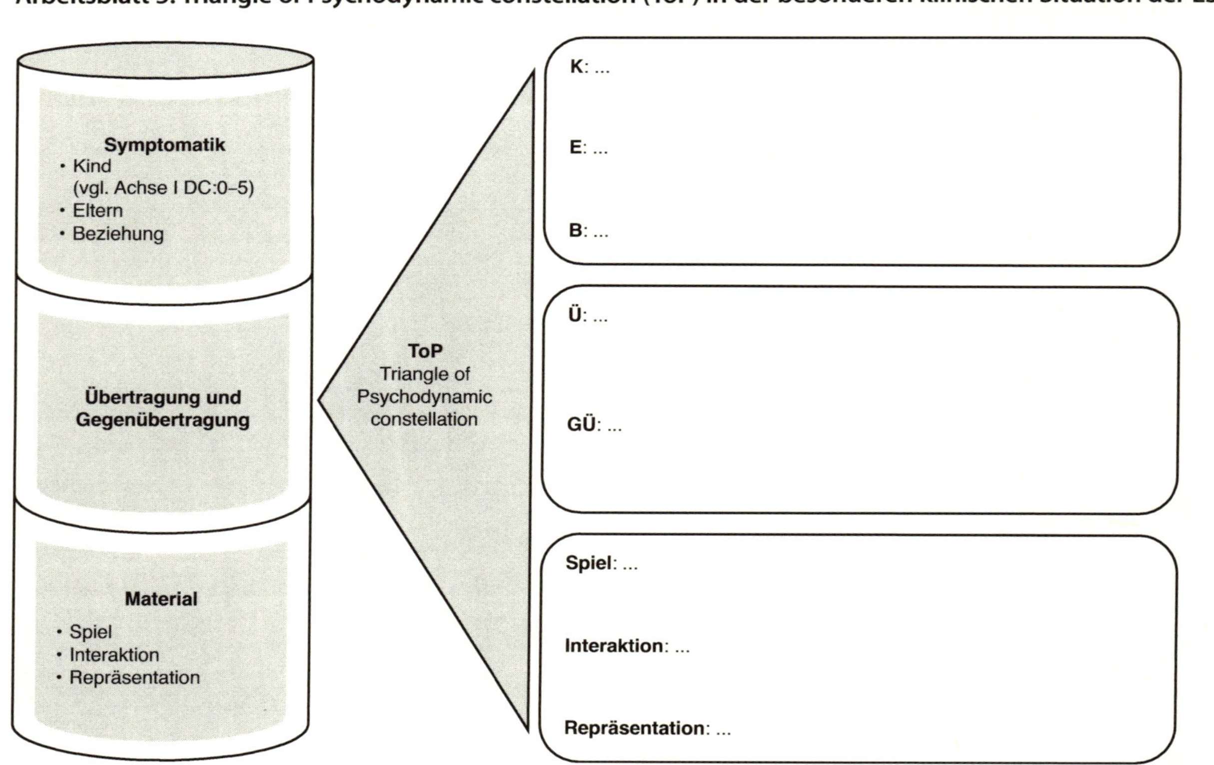

Arbeitsblatt 6: Formulierung eines Fokalsatzes oder mehrerer personenzentrierter Fokalsätze

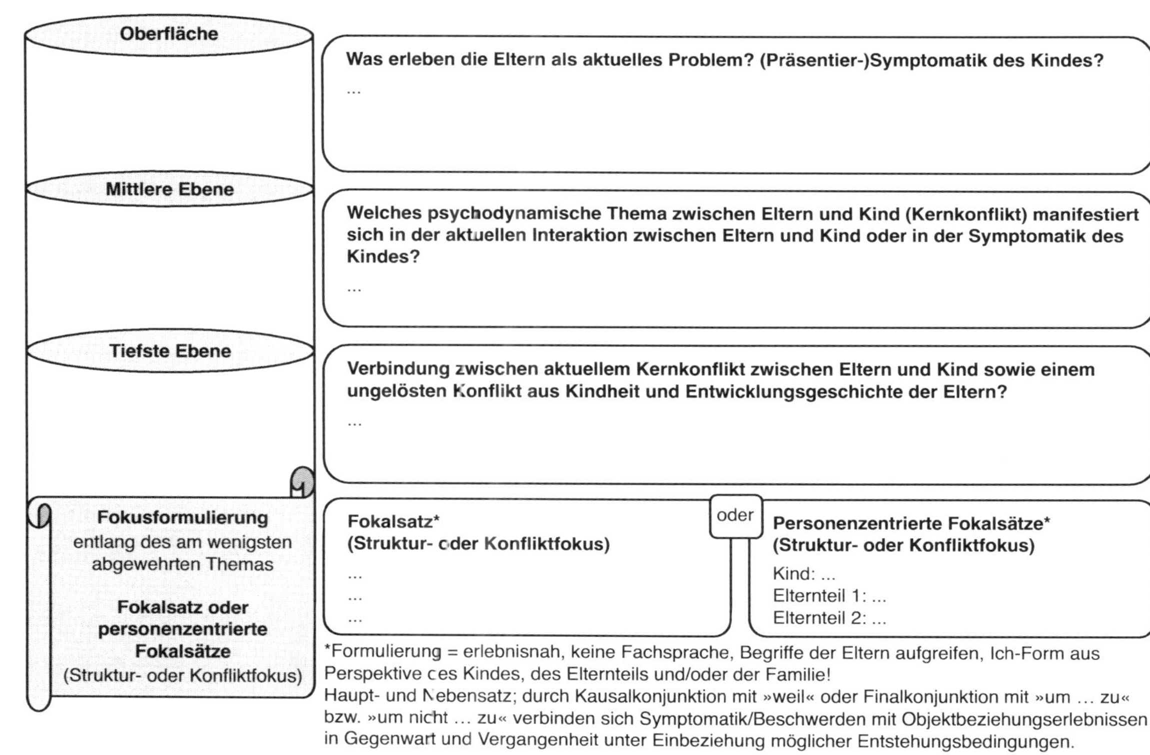

*Formulierung = erlebnisnah, keine Fachsprache, Begriffe der Eltern aufgreifen, Ich-Form aus Perspektive des Kindes, des Elternteils und/oder der Familie!
Haupt- und Nebensatz; durch Kausalkonjunktion mit »weil« oder Finalkonjunktion mit »um … zu« bzw. »um nicht … zu« verbinden sich Symptomatik/Beschwerden mit Objektbeziehungserlebnissen in Gegenwart und Vergangenheit unter Einbeziehung möglicher Entstehungsbedingungen.

Arbeitsblatt 7: Checkliste Behandlungstechniken[1]

1.	Schwerpunkt der Sitzung lag auf Konfliktthema der E-K-Beziehung	
2.	Mutter/Vater nahm eigene psychische Zustände sensibel wahr	
3.	Konflikttypische Affekte der Mutter/des Vaters wurden bearbeitet	
4.	Ressourcen zur elterlichen Affektregulierung wurden aktiviert	
5.	Mutter/Vater wurde in Containment-Funktion unterstützt	
6.	Haltung des Verstehen-Wollens wurde angeboten	
7.	Zwischen kindlichen und elterlichen Affekten wurde unterschieden	
8.	Elterliche Repräsentationen wurden besprochen	
9.	Mutter/Vater wurde eine mentalisierende Haltung angeboten	
10.	Ich-Funktionen der Mutter/des Vaters gestärkt	
11.	Zentrale abgewehrte Affekte wurden aufgegriffen	
12.	Probleme und Motive konnten klarifiziert werden	
13.	Triangulierende Sichtweisen wurden angeboten	
14.	Zentraler psychodynamischer Konfliktfokus wurde benannt	
15.	Hilfen zur kindlichen Affektregulation wurden gegeben	
16.	Selbstreflexion der Mutter/des Vaters wurde angeregt	
17.	Kindliches Abwehrverhalten wurde aufgezeigt	
18.	Es wurde aus Sicht des Kindes gesprochen	
19.	Perspektivübernahme wurde angeregt	
20.	Neue Sichtweise konnte eingebracht werden	

1 Zur Dokumentation und wissenschaftlichen Auswertung von ESKP-f-Behandlungsprozessen wurde im Rahmen der SKKIPPI-Studie ein Dokumentationsbogen zur Therapieadhärenz *(treatment adherence)* entwickelt. Der Bogen umfasst unter anderem in 30 Items jene Behandlungstechniken, die in den ESKP-f-Sitzungen wahlweise zur Anwendung kommen. Der Fragebogen dient als Selbstmonitoring-Instrument und dokumentiert die Manualtreue aus Sicht der Therapeutinnen/Therapeuten.

21.	Handlungsstrategien und Übungen für den Alltag wurden entwickelt	
22.	Psychoedukation über normale physische/psychische Entwicklung	
23.	Videotechnik wurde eingesetzt	
24.	Mutter/Vater wurde unterstützt, innezuhalten und zu beobachten	
25.	Abstimmung auf psychisches Funktionsniveau der Eltern passte	
26.	Stabile therapeutische Beziehung hat sich etabliert	
27.	Prozesse der Übertragung, Gegenübertragung, Projektion, Introjektion, projektiven Identifizierung mit Mutter/Vater bearbeitet	
28.	Ausgewogene Arbeit am/mit dem Widerstand der Eltern möglich	
29.	Therapie wurden bilanziert (Veränderungen, Entwicklungen, subjektiv bedeutsame Momente, Übertragung in den Alltag)	
30.	Weitere Unterstützungsangebote nach der Therapie besprochen	

Literatur

Alexander, F. & French, T.M. (1946). *Psychoanalytic therapy: Principles and application.* New York: Ronald Press.

Althoff, M.-L. (2019). *Rahmen und Rahmung. Bedeutung in der psychodynamischen Psychotherapie mit Kindern und Jugendlichen.* Stuttgart: Kohlhammer.

American Psychiatric Association (2013). *Diagnostic and statistical manual of mental disorders. DSM-5.* 5. Aufl. American Psychiatric Publishing. https://doi.org/10.1176/appi.books.9780890425596

Angermeyer, M.C., Matschinger, H., Carta, M.G. & Schomerus, G. (2014). Changes in the perception of mental illness stigma in Germany over the last two decades. *European Psychiatry: the Journal of the Association of European Psychiatrists, 29*(6), 390–395. https://doi.org/10.1016/j.eurpsy.2013.10.004.

Arbeitskreis OPD (Hrsg.). (1996). *Operationalisierte Psychodynamische Diagnostik. Grundlagen und Manual.* Bern: Huber.

Aschbacher, K., Hagan, M., Steine, I.M., Rivera, L., Cole, S., Baccarella, A., Epel, E.S., Lieberman, A. & Rush, N.B. (2021). Adversity in early life and pregnancy are immunologically distinct from total life adversity: Macrophage-associated phenotypes in women exposed to interpersonal violence. *Translational Psychiatry, 11*(1), 391. https://doi.org/10.1038/s41398-021-01498-1

Baée, J. & Jeyasingam, N. (2019). Short-term psychodynamic psychotherapy: A brief history. *Australasian Psychiatry: Bulletin of Royal Australian and New Zealand College of Psychiatrists, 27*(6), 581–583. https://doi.org/10.1177/1039856219859291

Bakermans-Kranenburg, M.J., van IJzendoorn, M.H. & Juffer, F. (2003). Less is more: Meta-analyses of sensitivity and attachment interventions in early childhood. *Psychological Bulletin, 129*(2), 195–215. https://doi.org/10.1037/0033-2909.129.2.195

Balint, M., Balint, E. & Ornstein, P.H. (1976). *Fokaltherapie. Ein Beispiel angewandter Psychoanalyse.* Übers. v.K. Hügel. Frankfurt a.M.: Suhrkamp.

Balint, M., Ornstein, P.H. & Balint, E. (1972). *Focal psychotherapy.* London: Tavistock.

Baradon, T. (2011). *Psychoanalytische Psychotherapie mit Eltern und Säuglingen: Grundlagen und Praxis früher therapeutischer Hilfe.* Stuttgart: Klett-Cotta.

Baradon, T. (2019). *Working with fathers in psychoanalytic parent-infant psychotherapy.* 1. Aufl. New York: Routledge. https://doi.org/10.4324/9781315106830

Baradon, T., Broughton, C., Biseo, M. & James, J. (2005). *The practice of psychoanalytic parent-infant psychotherapy. Claiming the baby.* New York: Routledge.

Baradon, T., Salomonsson, B. & Klitzing, K. von (2014). Diskussion – Wer ist der Patient in der Eltern-Kleinkind-Therapie? *Kinderanalyse, 22*(1), 71–87.

Barlow, J., Bennett, C., Midgley, N., Larkin, S.K. & Wei, Y. (2015). Parent-infant psychotherapy for improving parental and infant mental health. *The Cochrane Database of Systematic Reviews, 1*, CD010534. https://doi.org/10.1002/14651858.CD010534.pub2

Barlow, J., Bennett, C., Midgley, N., Larkin, S.K. & Wei, Y. (2016). Parent-infant psychotherapy: a systematic review of the evidence for improving parental and infant mental health. *Journal of Reproductive and Infant Psychology, 34*(5), 464–482. https://doi.org/10.1080/02646838.2016.1222357

Barth, R. (2000). »Baby-Lese-Stunden« für Eltern mit exzessiv schreienden Säuglingen – das Konzept der »angeleiteten Eltern-Säuglings-Übungssitzungen«. https://doi.org/10.23668/psycharchives.11400

Bateman, A. & Fonagy, P. (2006). Mentalizing and borderline personality disorder. In J.G. Allen & P. Fonagy (Hrsg.), *Handbook of mentalization-based treatment* (S. 183–200). Chichester: John Wiley & Sons. https://doi.org/10.1002/9780470712986.ch9

Beck, A.T., Rush, A.J., Shaw, E.B. & Emery, G. (1979). *Cognitive therapy of depression*. New York: Guilford Press.

Beebe, B., Cohen, P. & Lachmann, F. (2019). *Bindung im Werden: Mikroanalyse der Mutter-Kind-Interaktion – ein Bilderbuch*. Gießen: Psychosozial-Verlag.

Berger, M. (1991). Zu den Erfahrungen von und mit Eltern während der psychoanalytischen Behandlung ihrer Kinder. *Zeitschrift für Kinder- und Jugendpsychiatrie, 19*, 175–181.

Berger, M., Freiberger, E., Kalckreuth, B. von, Knott, M., Wiesler, C. & Windaus, E. (2006). Leitlinien Regulationsstörungen, psychische und psychosomatische Störungen im Säuglings- und frühen Kleinkindalter. *Analytische Kinder- und Jugendlichen-Psychotherapie, 37*(132), 545–576.

Berghöfer, A., Göckler, D.G., Sydow, J., Auschra, C., Wessel, L. & Gersch, M. (2020). The German health care Innovation Fund – An incentive for innovations to promote the integration of health care. *Journal of Health Organization and Management, 34*(8), 915–923. https://doi.org/10.1108/JHOM-05-2020-0180

Bernfeld, S. (1925). *Psychologie des Säuglings*. Wien: Springer. https://doi.org/10.1007/978-3-7091-5810-4

Beutel, M.E., Doering, S., Leichsenring, F. & Reich, G. (2010). *Psychodynamische Psychotherapie. Störungsorientierung und Manualisierung in der therapeutischen Praxis*. Göttingen: Hogrefe.

Beutler, L., Malik, M., Alimohamed, S., Harwood, T.M., Talebi, H., Noble, S. & Wong, E. (2004). Therapist variables. In M.J. Lambert (Hrsg.), *Bergin and Garfield's handbook of psychotherapy and behavior change* (S. 227–306). New York: Wiley.

Biber, D. (2014). *Frühkindliche Dysphagien und Trinkschwächen. Leitfaden für Diagnostik, Management und Therapie im klinischen Alltag*. Berlin u. Heidelberg: Springer. https://doi.org/10.1007/978-3-642-44982-6

Binder, P.-E., Holgersen, H. & Nielsen, G.H. (2010). What is a »good outcome« in psychotherapy? A qualitative exploration of former patients' point of view. *Psychotherapy Research: Journal of the Society for Psychotherapy Research, 20*(3), 285–294. https://doi.org/10.1080/10503300903376338

Bion, W.R. (1962a). The psycho-analytic study of thinking. A theory of thinking. *Int J Psychoanal, 43*, 306–310.

Bion, W.R. (1962b). *Learning from experience*. London: William Heinemann.

Bion, W.R. (1992). *Elemente der Psychoanalyse*. Frankfurt a.M.: Suhrkamp.

Boege, I., Corpus, N., Schepker, R., Kilian, R. & Fegert, J.M. (2015). Cost-effectiveness of intensive home treatment enhanced by inpatient treatment elements in child and adolescent psychiatry in Germany: A randomised trial. *European Psychiatry: the Journal of the Association of European Psychiatrists, 30*(5), 583–589. https://doi.org/10.1016/j.eurpsy.2015.01.009

Boege, I., Schepker, R. & Fegert, J.M. (2019). Aufsuchende Behandlungsformen für psychisch kranke Kinder und Jugendliche: Alternativen zur stationären Aufnahme. [Intensive psychiatric care of children and adolescents in their natural environment: Alternatives to inpatient treatment]. *Bundesgesundheitsblatt, Gesundheitsforschung, Gesundheitsschutz, 62*(2), 195–204. https://doi.org/10.1007/s00103-018-2874-0

Boothe, B. & Grimmer, B. (2004). Die therapeutische Beziehung aus psychoanalytischer Sicht. In W. Rössler (Hrsg.), *Die therapeutische Beziehung* (S. 37–58). Berlin: Springer.

Bowlby, J. (1951). Maternal care and mental health. *Bulletin of the World Health Organization, 3*(3), 355–533.

Bowlby, J. (1969). *Attachment and loss. Vol. 1. Attachment*. New York: Basic Books.

Bowlby, J. (1973). *Attachment and loss. Vol. 2. Separation: Anxiety and anger*. London: Hogarth Press.

Brodaty, H. (1983). Techniques in brief psychotherapy. *The Australian and New Zealand Journal of Psychiatry, 17*(2), 109–115. https://doi.org/10.3109/00048678309159995

Camoirano, A. (2017). Mentalizing makes parenting work: A review about parental reflective functioning and clinical interventions to improve it. *Frontiers in Psychology, 8*, 14. https://doi.org/10.3389/fpsyg.2017.00014

Castonguay, L.G., Boswell, J.F., Zack, S.E., Baker, S., Boutselis, M.A., Chiswick, N.R., Damer, D.D., Hemmelstein, N.A., Jackson, J.S., Morford, M., Ragusea, S.A., Roper, J.G., Spayd, C., Weiszer, T., Borkovec, T.D. & Holtforth, M.G. (2010). Helpful and hindering events in psychotherapy: A practice research network study. *Psychotherapy, 47*(3), 327–344. https://doi.org/10.1037/a0021164

Chatoor, I. (2021). *Fütterstörungen bei Säuglingen und Kleinkindern. Diagnose und Behandlungsmöglichkeiten*. Übers. v. M. Klostermann u. S. Hommel. 3. Aufl. Stuttgart: Klett-Cotta.

Cicchetti, D., Rogosch, F.A. & Toth, S.L. (2006). Fostering secure attachment in infants in maltreating families through preventive interventions. *Development and Psychopathology, 18*(3), 623–649. https://doi.org/10.1017/S0954579406060329

Cierpka, M. (Hrsg.). (2006). *Operationalisierte Psychodynamische Diagnostik OPD-2. Das Manual für Diagnostik und Therapieplanung*. 1. Aufl. Bern: Huber.

Cierpka, M. (Hrsg.). (2012). *Frühe Kindheit. 0–3 Jahre. Beratung und Psychotherapie für Eltern*. Berlin: Springer.

Cierpka, M. (Hrsg.). (2015). *Regulationsstörungen. Beratung und Psychotherapie für Eltern mit kleinen Kindern*. Berlin u. Heidelberg: Springer.

Cierpka, M., Scholtes-Spang, K., Kress, S. & Georg, A.K. (2017). Manualisierte psychoanalytische Fokalpsychotherapie der frühkindlichen Regulationsstörungen. *Kinderanalyse, 25*(3), 231–263. https://doi.org/10.21706/ka-25-3-231

Cierpka, M. & Windaus, E. (Hrsg.). (2007). *Psychoanalytische Säuglings-Kleinkind-Eltern-Psychotherapie. Konzepte – Leitlinien – Manual* [= Schriften zur Psychotherapie und Psychoanalyse von Kindern und Jugendlichen, Bd. 13]. 1. Aufl. Frankfurt a.M.: Brandes & Apsel.

Coates, S.W., Rosenthal, J. & Schechter, D.S. (2003). *September 11: Trauma and human bonds*. New York: Taylor and Francis.

Cohen, N., Lojkasek, M. & Muir, E. (2006). Watch, wait, and wonder: An infant-led approach to infant-parent psychotherapy. *The Signal, 14*(2), 1–4.

Cohen, N.J., Lojkasek, M., Muir, E., Muir, R. & Parker, C.J. (2002). Six-month follow-up of two mother-infant psychotherapies: Convergence of therapeutic outcomes. *Infant Mental Health Journal, 23*(4), 361–380. https://doi.org/10.1002/imhj.10023

Cohodes, E.M., Chen, S.H., Lieberman, A.F. & Bush, N.R. (2020). Examination of the associations between young children's trauma exposure, trauma-symptomatology, and executive function. *Child Abuse & Neglect, 108*, 104635. https://doi.org/10.1016/j.chiabu.2020.104635

Cramer, B. (1993). Are postpartum depressions a mother-infant relationship disorder? *Infant Mental Health Journal, 14*(4), 283–297.

Cramer, B. (1998). Mother-infant psychotherapies: A widening scope in technique. *Infant Mental Health Journal, 19*(2), 151–167. https://doi.org/10.1002/(SICI)1097-0355(199822)19:2<151::AID-IMHJ5>3.0.CO;2-R

Cramer, B. & Palacio-Espasa, F. (1994). Les bébés font-ils un transfert? Réponse à Serge Lebovici. *La Psychiatrie de l'enfant, 37*(2), 429–441.

Cramer, B. & Palacio-Espasa, F. (2009). *Psychotherapie mit Müttern und ihren Babys. Kurzzeitbehandlungen in Theorie und Praxis*. Gießen: Psychosozial-Verlag.

Cramer, B., Robert-Tissot, C., Stern, D.N., Serpa-Rusconi, S., Muralt, M. de, Besson, G., Palacio-Espasa, F., Bachmann, J.-P., Knauer, D., Berney, C. & D'Arcis, Ursula (1990). Outcome evaluation in brief mother-infant psychotherapy: A preliminary report. *Infant Mental Health Journal, 11*(3), 278–300. https://doi.org/10.1002/1097-0355(199023)11:3<278::AID-IMHJ2280110309>3.0.CO;2-H

Datler, W. (2009). Von der akademischen Entwicklungspsychologie zur psychoanalytischen Säuglingsbeobachtung: Über Esther Bick die Methode der Infant Observation und die Entwicklung von psychosozialer Kompetenz. In G. Diem-Wille & A. Turner (Hrsg.), *Ein-Blicke in die Tiefe. Die Methode der psychoanalytischen Säuglingsbeobachtung und ihre Anwendungen* (S. 41–66). Stuttgart: Klett-Cotta.

DeGangi, G.A., Breinbauer, C., Roosevelt, J.D., Porges, S. & Greenspan, S. (2000). Prediction of childhood problems at three years in children experiencing disorders of regulation during infancy. *Infant Mental Health Journal, 21*(3), 156–175. https://doi.org/10.1002/1097-0355(200007)21:3<156::AID-IMHJ2>3.0.CO;2-D

Dilling, H. & Freyberger, H.J. (2019). *Taschenführer zur ICD-10-Klassifikation psychischer Störungen. Mit Glossar und diagnostischen Kriterien sowie Referenztabellen ICD-10 vs. ICD-9 vs. DSM-IV-TR: Nach dem englischsprachigen Pocket Guide von J.E. Cooper*. 9., aktualis. Aufl. unter Berücksichtigung der Änderungen gemäß ICD-10 GM (German Modification). Bern: Hogrefe.

Dornes, M. (1993). *Der kompetente Säugling. Die präverbale Entwicklung des Menschen*. 1. Aufl. Frankfurt a.M.: Fischer.

Drude, D. (2021). Erfahrungsberichte von Psychotherapeuten der SKKIPPI-Studie zur manualisierten psychodynamisch fokussierten Kurzzeittherapie mit Eltern und

Kindern (0–3 Jahre) im Hometreatment. Masterarbeit (M.A.) Psychologie. International Psychoanalytic University (IPU), Berlin.

Eckert, A. (2012 [2008]). *Familie und Behinderung. Studien zur Lebenssituation von Familien mit einem behinderten Kind* [= Schriftenreihe Heilpädagogik in Forschung und Praxis, Bd. 2]. Hamburg: Kovač.

Eckert, M., Richter, K.M., Mattheß, J., Koch, G., Reinhold, T., Vienhues, P. Berghöfer, A., Roll, S., Keil, T., Schlensog-Schuster, F., Klitzing, K. von, Ludwig-Körner, C. & Kuchinke, L. (2020). Postpartale psychische Erkrankungen: Versorgungslage und Wirksamkeit der Eltern-Säugling-Kleinkind-Psychotherapie. Vorstellung des Innovationsfondprojektes SKKIPPI. [Postpartum mental health problems: healthcare service situation and effectiveness of parent-infant psychotherapy. Presentation of the SKKIPPI project funded by the German Innovationsfonds]. *Bundesgesundheitsblatt, Gesundheitsforschung, Gesundheitsschutz, 63*(12), 1538–1547. https://doi.org/10.1007/s00103-020-03242-4

Eliachef, C. (1997). *Das Kind, das eine Katze sein wollte. Psychoanalytische Arbeit mit Säuglingen und Kleinkindern.* Übers. v. S. Farin. München: dtv.

Elkins, D.N. (2012). Toward a common focus in psychotherapy research. *Psychotherapy, 49*(4), 450–454. https://doi.org/10.1037/a0027797

Emde, R.N. (1983). The prerepresentational self and its affective core. *The Psychoanalytic Study of the Child, 38*(1), 165–192. https://doi.org/10.1080/00797308.1983.11823388

Emde, R.N. (1988). Developmental terminable and interminable II. Recent psychoanalytic theory and therapeutic considerations. *Int J Psychoanal, 69*(2), 283–296.

Emde R.N., Biringen Z., Clyman, R.B. & Oppenheim, D. (1991). The moral self of infancy: Affective core and procedural knowledge. *Developmental Review, 11*(3), 251–270.

Emde, R.N. & Hewitt, J.K. (Hrsg.). (2001). *Infancy to early childhood. Genetic and environmental influences on developmental change.* Oxford: Oxford University Press.

Emde, R.N., Osofsky, J.D. & Butterfield, P.M. (Hrsg.). (1993). *The IFEEL pictures: A new instrument for interpreting emotions.* Madison, CT: International Universities Press.

Emde, R.N. & Robinson, J. (2011). Richtlinien für eine Theorie der frühen Intervention. Eine entwicklungs-psychoanalytische Perspektive. In M. Leuziger-Bohleber & R. Haubl (Hrsg.), *Psychoanalyse: interdisziplinär – international – intergenerationell: Zum 50-jährigen Bestehen des Sigmund-Freud-Instituts. Schriften des Sigmund-Freud-Instituts* (S. 250–294). Göttingen: Vandenhoeck & Ruprecht.

Emde, R.N. & Sameroff, A.J. (1989). Understanding early relationship disturbances. In A.J. Sameroff & R.N. Emde (Hrsg.), *Relationship disturbances in early childhood: A developmental approach.* New York: Basic Books.

Emde, R.N., Wolf, D. & Oppenheim, D. (Hrsg.). (2003). *Revealing the inner worlds of young children. The MacArthur story stem battery and parent-child narratives.* Oxford: Oxford University Press.

Erickson, M.F. & Egeland, B.R. (2006). *Die Stärkung der Eltern-Kind-Bindung. Frühe Hilfen für die Arbeit mit Eltern von der Schwangerschaft bis zum zweiten Lebensjahr des Kindes durch das STEEP™-Programm.* Stuttgart: Klett-Cotta.

Feldman, R. (2000). Parents' convergence on sharing and marital satisfaction, father involvement, and parent-child relationship at the transition to parenthood. *Infant Mental Health Journal, 21*(3), 176–191. https://doi.org/10.1002/1097-0355(200007)21:3<176::AID-IMHJ3>3.0.CO;2-4

Ferenczi, S. & Rank, O. (1924). *Entwicklungsziele der Psychoanalyse. Zur Wechselbeziehung von Theorie und Praxis*. Wien, Leipzig u. Zürich: Internationaler psychoanalytischer Verlag.

Fonagy, P., Gergely, G., Jurist, E. L. & Target, M. (2004). *Affektregulierung, Mentalisierung und die Entwicklung des Selbst*. Übers. v. E. Vorspohl. 1. Aufl. Stuttgart: Klett-Cotta.

Fonagy, P., Gergely, G., Jurist, E. L. & Target, M. (2011). *Affektregulierung, Mentalisierung und die Entwicklung des Selbst*. 4. Aufl. Stuttgart: Klett-Cotta.

Fonagy, P., Sleed, M. & Baradon, T. (2016). Randomized controlled trial of parent-infant psychotherapy for parents with mental health problems and young infants. *Infant Mental Health Journal, 37*(2), 97–114. https://doi.org/10.1002/imhj.21553

Fonagy, P., Target, M., Cottrell, D., Phillips, J. & Kurtz, Z. (2015). Problems of evidence in child mental health outcomes. In P. Fonagy (Hrsg.), *What works for whom? A critical review of treatments for children and adolescents* (S. 16–37). 2. Aufl. New York: Guilford Press.

Fraiberg, S. H. (1980). *Die magischen Jahre in der Persönlichkeitsentwicklung des Vorschulkindes. Psychoanalytische Erziehungsberatung*. Hamburg: Rowohlt.

Fraiberg, S. H. (1987). *Selected writings of Selma Fraiberg*. Hrsg. v. L. Fraiberg. Mit einem Vorwort von E. M. Emde. Columbus: Ohio State University Press.

Fraiberg, S. H. (Hrsg.). (2011). *Seelische Gesundheit in den ersten Lebensjahren. Studien aus einer psychoanalytischen Klinik für Babys und ihre Eltern*. Gießen: Psychosozial-Verlag.

Fraiberg, S. H., Adelson, E. & Shapiro, V. (1975). Ghosts in the nursery. *Journal of the American Academy of Child Psychiatry, 14*(3), 387–421. https://doi.org/10.1016/s0002-7138(09)61442-4

Fraiberg, S. H., Adelson, E. & Shapiro, V. (2011). Gespenster im Kinderzimmer: Probleme gestörter Mutter-Säugling-Beziehung aus psychoanalytischer Sicht. In S. H. Fraiberg (Hrsg.), *Seelische Gesundheit in den ersten Lebensjahren. Studien aus einer psychoanalytischen Klinik für Babys und ihre Eltern* (S. 227–271). Gießen: Psychosozial-Verlag. [Orig. 2003 in *Zeitschrift Therapie und Praxis der Kinder- und Jugendpsychoanalyse und der tiefenpsychologisch fundierten Psychotherapie, 34*(4), 465–504].

Frei, L. (2018). Die therapeutische Beziehung als zentraler Wirkfaktor der Psychotherapie. https://www.klaus-grawe-institut.ch/blog/die-therapeutische-beziehung-als-zentraler-wirkfaktor-der-psychotherapie/ (18.02.2021).

Freud, S. (1909b). Analyse der Phobie eines fünfjährigen Knaben. *GW VII* (S. 241–377).

Freud, W. E. (1976). Die Beobachtung der frühkindlichen Entwicklung im Rahmen der psychoanalytischen Ausbildung. *Psyche – Z Psychoanal, 30*(8), 723–743.

Freud, W. E. (1980). Notes on some psychological aspects of neonatal intensive care. In National Institute of Mental Health (U. S.), Greenspan, S. I. & Pollock G. H. (Hrsg.), *The course of life. Vol. 1: Infancy and early childhood. Psychoanalytic contributions toward understanding personality development* (S. 257–270). Adelphi: Mental Health Study Center.

Freud, W. E. (2003). *Remaining in touch. Zur Bedeutung der Kontinuität früher Beziehungserfahrungen: Konsequenzen aus der psychoanalytischen Entwicklungspsychologie für die Prophylaxe. Gesammelte Schriften 1965–2000*. Frankfurt a. M.: Ed. Déjà-vu.

Frevert, G., Cierpka, M. & Joraschky, P. (2008). Familiäre Lebenszyklen. In M. Cierpka (Hrsg.), *Handbuch der Familiendiagnostik* (S. 171–197). Berlin u. Heidelberg: Springer. https://doi.org/10.1007/978-3-540-78475-3_12

Frey, B., Nakhale, D. & Cierpka, M. (2011). Zur Arbeit von Familienhebammen im Hausbesuchsprogramm »Keiner fällt durchs Netz« unter besonderer Berücksichtigung der Erfahrung von Vätern im Projekt. *Psychologie in Erziehung und Unterricht, 59*(4), 303–310.

Fukkink, R.G. (2008). Video feedback in widescreen: A meta-analysis of family programs. *Clinical Psychology Review, 28*(6), 904–916. https://doi.org/10.1016/j.cpr.2008.01.003

Georg, A.K., Cierpka, M., Schröder-Pfeifer, P., Kress, S. & Taubner, S. (2021a). The efficacy of brief parent-infant psychotherapy for treating early regulatory disorders: A randomized controlled trial. *Journal of the American Academy of Child and Adolescent Psychiatry, 60*(6), 723–733. https://doi.org/10.1016/j.jaac.2020.06.016

Georg, A.K., Dewett, P. & Taubner, S. (2022). Learning from mothers who received focused parent-infant psychotherapy for the treatment of their child's regulatory disorders. *Psychotherapy Research: Journal of the Society for Psychotherapy Research, 32*(6), 805–819. https://doi.org/10.1080/10503307.2021.2023778

Georg, A.K., Kress, S. & Taubner, S. (2019). Strengthening mentalizing in a depressed mother of an infant with sleep disorders. *Journal of Clinical Psychology, 75*(5), 859–873. https://doi.org/10.1002/jclp.22762

Georg, A.K., Schröder-Pfeifer, P., Cierpka, M. & Taubner, S. (2021b). Maternal parenting stress in the face of early regulatory disorders in infancy: A machine learning approach to identify what matters most. *Frontiers in Psychiatry, 12*, 663285. https://doi.org/10.3389/fpsyt.2021.663285

Giannotti, M., Gemignani, M., Rigo, P., Venuti, P. & Falco, S. de (2022). The role of paternal involvement on behavioral sensitive responses and neurobiological activations in fathers: A systematic review. *Frontiers in Behavioral Neuroscience, 16*, 820884. https://doi.org/10.3389/fnbeh.2022.820884

Gontard, A. von (2018). *Psychische Störungen bei Säuglingen, Klein- und Vorschulkindern. Ein praxisorientiertes Lehrbuch*. 1. Aufl. Stuttgart: Kohlhammer.

Gontard, A. von, Möhler, E. & Bindt, C. (2015). Leitlinien zu psychischen Störungen im Säuglings-, Kleinkind- und Vorschulalter. S2k_Psychische_Stoerungen_Saeugling_Kleinkind_Vorschulalter_2013-10. https://silo.tips/download/awmf-register-nr-028-041-klasse-s2k-2 (23.06.2023).

Gontard, A. von & Zero to Three: national center for infants, t.a.f. (2019). *DC: 0–5. Diagnostische Klassifikation seelischer Gesundheit und Entwicklungsstörungen der frühen Kindheit.* 1. Aufl. Stuttgart: Kohlhammer.

Goodman, J.H., Prager, J., Goldstein, R. & Freeman, M. (2015). Perinatal dyadic psychotherapy for postpartum depression: A randomized controlled pilot trial. *Archives of Women's Mental Health, 18*(3), 493–506. https://doi.org/10.1007/s00737-014-0483-y

Goodyer, I.M., Reynolds, S., Barrett, B., Byford, S., Dubicka, B., Hill, J., Holland, F., Kelvin, R., Midgley, N.; Roberts, C., Senior, R., Target, M., Widmer, B., Wilkinson, P. & Fonagy, P. (2017). Cognitive-behavioural therapy and short-term psychoanalytic psychotherapy versus brief psychosocial intervention in adolescents with unipolar major depression (IMPACT): a multicentre, pragmatic, observer-blind, randomised controlled trial. *Health Technology Assessment, 21*(12), 1–94. https://doi.org/10.3310/hta21120

Göttken, T. & Klitzing, K. von (2015). *Psychoanalytische Kurzzeittherapie mit Kindern (PaKT). Ein Behandlungsmanual*. Stuttgart: Klett-Cotta.

Gottwik, G. (Hrsg.). (2009). *Intensive psychodynamische Kurzzeittherapie nach Davanloo*. 1. Aufl. Berlin u. a.: Springer.

Grande, T. (2014). Ziele der Psychoanalyse. In W. Mertens (Hrsg.), *Handbuch psychoanalytischer Grundbegriffe* (S. 1108–1112). 5. Aufl. Stuttgart: Kohlhammer.

Green, A. (2004). *Die tote Mutter. Psychoanalytische Studien zu Lebensnarzissmus und Todesnarzissmus*. Übers. v. E. Wolff u. E. Kittler. Gießen: Psychosozial-Verlag.

Greenacre, P. (1950). The prepuberty trauma in girls. *Psychoanalytic Quarterly, 19*(3), 298–317.

Grieser, J. (2018). *Elternarbeit in der Psychotherapie von Kindern und Jugendlichen*. Göttingen: Vandenhoeck & Ruprecht.

Gumz, A. & Hörz-Sagstetter, S. (2018). Psychodynamische Psychotherapie in der Praxis. Weinheim u. Basel: Beltz.

Hagemann, E., Galeris, M.-G. & Sprengeler, M. K. & Schlensog-Schuster, F. (2019). *Erhebungsbogen DC: 0–5, Achse II*. Leipzig. [Unveröffentlicht].

Harris, M. & Bick, E. (1987). *Collected papers of Martha Harris and Esther Bick*. Strath Tay: Clunie Press.

Häußler, G. (2020). *Psychodynamische Psychotherapie mit Säuglingen und Kleinkindern*. 1. Aufl. Stuttgart: Kohlhammer.

Hédervári-Heller, É. (2011). *Emotionen und Bindung bei Kleinkindern. Entwicklung verstehen und Störungen behandeln*. Weinheim: Beltz.

Hermer, M., Hirsch, O. & Röhrle, B. (2015). Inventar zur therapeutischen Beziehung (ITB): Entwicklung und teststatistische Überprüfung. *Zeitschrift für klinische Theorie & Praxis, 31*(1), 89–107.

Hermer, M. & Röhrle, B. (2008). *Handbuch der therapeutischen Beziehung*. Tübingen: dgtv-Verlag.

Hoffer, W. (1952). The mutual influences in the development of ego and id: Earliest stages. *Psychoanalytic Study of the Child, 7*(1), 31–41.

Hollmann, H. & Mendes, U. (2020). Mehrdimensionale Bereichsdiagnostik und Behandlung in der Sozialpädiatrie. https://www.dgspj.de/wp-content/uploads/qualitaetssicherung-mbs-glossar-2020.pdf (23.06.2023).

Horn, A. (2017). Erfahrungen mit und Standortbestimmung von Home Treatment oder »Die Enthospitalisierung des multiprofessionellen Teams« am Krankenhaus Maria-Hilf Krefeld durch Integrative Psychiatrische Behandlung (IPB). https://www.zfp-web.de/fileadmin/Freigabe_ZfP_Suedwuerttemberg/Dokumente/Anhaenge_zu_Pressemitteilungen/Zf P_Horn_06_10_2017.pdf (18.02.2021).

Horvath, A. O. & Symonds, B. D. (1991). Relation between working alliance and outcome in psychotherapy: A meta-analysis. *Journal of Counseling Psychology, 38*, 139–149.

Housby, H., Thackeray, L. & Midgley, N. (2021). What contributes to good outcomes? The perspective of young people on short-term psychoanalytic psychotherapy for depressed adolescents. *PloS One, 16*(9), e0257334. https://doi.org/10.1371/journal.pone.0257334

Huang, R., Yang, D., Lei, B., Yan, C., Tian, Y., Huang, X. & Lei, J. (2020). The short- and long-term effectiveness of mother-infant psychotherapy on postpartum depression: A systematic review and meta-analysis. *Journal of Affective Disorders, 260*, 670–679. https://doi.org/10.1016/j.jad.2019.09.056

Jackson, E.B. (1946). Should mother and baby room together? The American *Journal of Nursing, 46*(1), 17. https://doi.org/10.2307/3457406

Jackson, E.B. (1948a). General reactions of mothers and nurses to rooming-in. *American Journal of Public Health, 38*(5), 689–695.

Jackson, E.B. (1948b). »Rooming-in« gives baby a good start. *The Child,* April 1948. Federal Security Agency, Children's Bureau.

Kaiser, M. (2016). *Alles inklusive. Aus dem Leben mit meiner behinderten Tochter.* Frankfurt a.M.: Fischer.

Keller, H. (2011). *Kinderalltag. Kulturen der Kindheit und ihre Bedeutung für Bindung, Bildung und Erziehung.* Berlin u. Heidelberg: Springer.

Kestenberg, J.S. (1975). *Children and parents. Psychoanalytic studies in development.* New York: Aronson.

Kestenberg, J.S. (1987). Empathy for the fetus. In T.R. Verny (Hrsg.), *Pre-and perinatal psychology. An introduction.* New York, N.Y.: Human Sciences Press.

Kestenberg, J.S., Kestenberg, A.J. & Sieberer-Kefer, A. (1991). *Kinder zeigen, was sie brauchen: Wie Eltern kindliche Signale richtig deuten.* Salzburg: Anton Pustet.

Kestenberg, J.S., Marcus, H., Robbins, E., Berlowe, J. & Buelte, A. (1971). Development of the young child as expressed through bodily movement. *Journal of the American Psychoanalytic Association, 19*(4), 746–764. https://doi.org/10.1177/000306517101900408

King, V. (2010). Bedingungen der Elternschaftskonstellation. Umgestaltung der Identität von der Adoleszenz zur väterlichen und mütterlichen Kompetenzen. *Kinderanalyse, 18*(1), 1–27.

Klein, A.M., Bergmann, S., Keitel-Korndörfer, A., Midgley, N., Müller-Göttken, T., Klitzing, K. von & White, L.O. (2021). Evaluation der Psychoanalytischen Kurzzeittherapie (PaKT) für junge Kinder mit depressiven Störungen: Ergebnisse der Pilotstudie. [Evaluation of Short-term Psychoanalytic Child Therapy (PaCT) for Young Children with Depressive Disorders: Results from a Pilot Study]. *Praxis der Kinderpsychologie und Kinderpsychiatrie, 70*(5), 445–464. https://doi.org/10.13109/prkk.2021.70.5.445

Klein, A.M., Müller-Göttken, T., White, L.O., Keitel-Korndörfer, A. & Klitzing, K. von (2015). Evaluation der Psychoanalytischen Kurzzeittherapie für Kinder von 4–10 Jahren mit Angststörungen (PaKT): Zusammenfassung der Pilotstudie. [Summary of the Pilot Study Short-term Psychoanalytic Child Therapy (PaCT) of Anxious Children]. *Praxis der Kinderpsychologie und Kinderpsychiatrie, 64*(7), 563–571. https://doi.org/10.13109/prkk.2015.64.7.563

Klein, M. (1934). *Die Psychoanalyse des Kindes.* Wien: Internationaler psychoanalytischer Verlag.

Klein, M. (1962). *Das Seelenleben des Kleinkindes und andere psychoanalytische Beiträge.* Stuttgart: Klett-Cotta.

Klitzing, K. von (Hrsg.). (1998). *Psychotherapie in der frühen Kindheit.* Göttingen: Vandenhoeck & Ruprecht.

Klitzing, K. von (2002). Frühe Entwicklung im Längsschnitt. Von der Beziehungswelt der Eltern zur Vorstellungswelt des Kindes. *Psyche – Z Psychoanal, 56*(9–10), 863–887.

Klitzing, K. von (2019). Die psychoanalytische Haltung in der Eltern-Säugling-Kleinkind-Psychotherapie. SKKIPPI-Fachtagung, 15. November 2019. Berlin.

Klitzing, K. von, Kelsay, K. & Emde, R.N. (2003). The structure of 5-years old children's play narratives within the MacArthur Story stem methodology. In R.N. Emde, D. Wolf &

D. Oppenheim (Hrsg.), *Revealing the inner worlds of young children. The MacArthur story stem battery and parent-child narratives* (S. 106–128). Oxford: Oxford University Press.

Klitzing, K. von, Simoni, H. & Bürgin, D. (1999). Infant development and early triadic family relationships. *Int J Psychoanal, 80*(1), 71–89.

Klitzing, K. von & Stadelmann, S. (2011). Das Kind in der triadischen Beziehungswelt. *Psyche – Z Psychoanal, 65*(9–10), 953–972.

Klüwer, R. (1995). *Studien zur Fokaltherapie*. Frankfurt a. M.: Suhrkamp.

Klüwer, R. (2000). Fokus – Fokaltherapie – Fokalkonferenz. *Psyche – Z Psychoanal, 54*(4), 299–321.

Klüwer, R. (2005). *Erweiterte Studien zur Fokaltherapie*. Stark erw. und erg. Neuausg. der Ausg. von 1995 (Suhrkamp). Gießen: Psychosozial-Verlag.

Knoche, L. L., Edwards, C. P., Sheridan, S. M., Kupzyk, K. A., Marvin, C. A., Cline, K. D. & Clarke, B. L. (2012). Getting ready: Results of a randomized trial of a relationship-focused intervention on the parent-infant relationship in rural early head start. *Infant Mental Health Journal, 33*(6), 669. https://doi.org/10.1002/imhj.21377

Koch, S. V., Andersson, M., Hvelplund, C. & Skovgaard, A. M. (2021). Mental disorders in referred 0–3-year-old children: A population-based study of incidence, comorbidity and perinatal risk factors. *European Child & Adolescent Psychiatry, 30*(8), 1251–1262. https://doi.org/10.1007/s00787-020-01616-2

Kölch, M. & Ziegenhain, U. & Fegert, J. M. (Hrsg.). (2014). *Kinder psychisch kranker Eltern. Herausforderungen für eine interdisziplinäre Kooperation in Betreuung und Versorgung*. 1. Aufl. Weinheim: Beltz Juventa.

Körner, J. (2017). *Die Psychodynamik von Übertragung und Gegenübertragung*. Göttingen: Vandenhoeck & Ruprecht.

Koutra, K., Chatzi, L., Bagkeris, M., Vassilaki, M., Bitsios, P. & Kogevinas, M. (2013). Antenatal and postnatal maternal mental health as determinants of infant neurodevelopment at 18 months of age in a mother-child cohort (Rhea Study) in Crete, Greece. *Social Psychiatry and Psychiatric Epidemiology, 48*(8), 1335–1345. https://doi.org/10.1007/s00127-012-0636-0

Kris, E. (1956). The recovery of childhood memories in psychoanalysis. *Psychoanalytic Study of the Child, 11*(1), 54–88.

Küchenhoff, J. (2018). *Psychodynamische Kurz- und Fokaltherapie. Theorie und Praxis*. Stuttgart: Schattauer.

Künkel, F. (1939). *Das Wir: Die Grundbegriffe der Wir-Psychologie*. Schwerin: Bahn.

Lachauer, R. (2012). Die Erarbeitung eines Fokus als kreative Hilfe bei Behandlungskrisen. *Psyche – Z Psychoanal, 66*(1), 34–60.

Lawson, C. A. (2006). *Borderline-Mütter und ihre Kinder. Wege zur Bewältigung einer schwierigen Beziehung*. Gießen: Psychosozial-Verlag.

Lebovici, S. (1990). *Der Säugling, die Mutter und der Psychoanalytiker. Die frühen Formen der Kommunikation*. Stuttgart: Klett-Cotta.

Leichsenring, F., Rabung, S. & Leibing, E. (2004). The efficacy of short-term psychodynamic psychotherapy in specific psychiatric disorders: A meta-analysis. *Archives of General Psychiatry, 61*(12), 1208–1216. https://doi.org/10.1001/archpsyc.61.12.1208

Leonidaki, V., Lemma, A. & Hobbis, I. (2018). The active ingredients of dynamic interpersonal therapy (DIT): an exploration of clients' experiences. *Psychoanalytic Psychotherapy, 32*(2), 140–156. https://doi.org/10.1080/02668734.2017.1418761

Letourneau, N., Tryphonopoulos, P., Giesbrecht, G., Dennis, C.-L., Bhogal, S. & Watson, B. (2015). Narrative and meta-analytic review of interventions aiming to improve maternal-child attachment security. *Infant Mental Health Journal, 36*(4), 366–387. https://doi.org/10.1002/imhj.21525

Leuzinger-Bohleber, M. (2002). *Frühe Kindheit als Schicksal? Trauma, Embodiment, Soziale Desintegration. Psychoanalytische Perspektiven*. Stuttgart: Kohlhammer.

Lichtenberg, J.D. (1991). *Psychoanalyse und Säuglingsforschung*. Berlin u. Heidelberg: Springer.

Lieberman, A.F. (1991). Attachment theory and infant-parent psychotherapy: Some conceptual, clinical and research considerations. In D. Cicchetti & S.L. Toth (Hrsg.), *Rochester symposium on developmental psychopathology: Models and integrations*. Rochester, NY: University of Rochester Press.

Lieberman, A.F., Ghosh Ippen, C. & van Horn, P. (2006). Child-parent psychotherapy: 6-month follow-up of a randomized controlled trial. *Journal of the American Academy of Child and Adolescent Psychiatry, 45*(8), 913–918. https://doi.org/10.1097/01.chi.0000222784.03735.92

Lieberman, A.F. & Pawl, J.H. (1993). Infant-parent psychotherapy. In C.H. Zeanah (Hrsg.), *Handbook of infant mental health* (S. 427–442). New York: Guilford Press.

Lieberman, A.F., Silverman, R. & Pawl, J.H. (2000). Infant-parent-psychotherapy: Core concepts and contemporary trends. In C.H. Zeanah (Hrsg.), *Handbook of infant mental health* (S. 472–484). New York: Guilford Press.

Lieberman, A.F. & van Horn, P. (2005). *Don't hit my mommy! A manual for child-parent psychotherapy with young witnesses of family violence*. Washington, DC: Zero to Three.

Lieberman, A.F., van Horn, P. (2008). *Psychotherapy with infants and young children: Repairing the effects of stress and trauma on early attachment*. New York: Guilford Press.

Lieberman, A.F. & van Horn, P. (2015). *Psychotherapie mit Babys und Kleinkindern. Die psychodynamische Behandlung der Auswirkungen von Stress und Trauma auf die frühe Bindung*. 1. Aufl. Frankfurt a.M.: Brandes & Apsel.

Ludwig-Körner, C. (1992). *Der Selbstbegriff in Psychologie und Psychotherapie. Eine Wissenschaftshistorische Untersuchung*. Wiesbaden: Deutscher Universitäts-Verlag.

Ludwig-Körner, C. (2000). Wegbereiter der Kinderanalyse. Die Arbeit in der »Jackson Kinderkrippe« und den »Kriegskinderheimen«. *Luzifer-Amor: Zeitschrift zur Geschichte der Psychoanalyse, 25*, 78–104.

Ludwig-Körner, C. (2003). Parent-infant-psychotherapy and psychoanalytic treatment: contradiction or mutual inspiration? *International Forum of Psychoanalysis, 12*(4), 252–258. https://doi.org/10.1080/08037060310018229

Ludwig-Körner, C. (2012). Psychoanalytische Entwicklungstheorien. In M. Cierpka (Hrsg.), *Frühe Kindheit. 0–3 Jahre. Beratung und Psychotherapie für Eltern* (S. 81–102). Berlin: Springer.

Ludwig-Körner, C. (2013). Nachruf auf Daniel Stern. Ein Stern ist erloschen. *Psychotherapeutenjournal, 2*, 121–123.

Ludwig-Körner, C. (2014). *Frühe Hilfen und Frühförderung. Eine Einführung aus psychoanalytischer Sicht*. 1. Aufl. Stuttgart: Kohlhammer.

Ludwig-Körner, C. (2015). Und wer denkt an das Baby? Überlegungen zur Methode der Säuglingsbeobachtung. *Psyche – Z Psychoanal, 69*(12), 1162–1184.

Ludwig-Körner, C. (2016). *Eltern-Säuglings-Kleinkind-Psychotherapie.* Göttingen: Vandenhoeck & Ruprecht.

Ludwig-Körner, C. (2017). Infant Observation nutzt dem Beobachter, nicht dem Säugling. Eine Antwort auf die Replik von Maria Knott »Alle denken an das Baby«. *Psyche – Z Psychoanal, 71*(3), 260–262.

Ludwig-Körner, C. (2022). *Und sie fanden eine Heimat. Leben und Wirken der Mitarbeiterinnen von Anna Freud in den Kriegskinderheimen und deren Nachfolgeeinrichtungen.* 1. Aufl. Stuttgart: frommann-holzboog.

Ludwig-Körner, C. & Derksen, B. (2010). Wie Elternschaft gelingt (WIEGE – STEEP™). In Nationales Zentrum Frühe Hilfen (Hrsg.), *Frühe Hilfen. Modellprojekte in den Ländern* (S. 18–20). Köln: Eigenverlag.

Ludwig-Körner, C., Derksen, B. & Schöberl, G. (2011). WiEge – Wie Elternschaft gelingt: Passgenaue Anwendung des STEEP™-Programms bei jungen Müttern in belastenden Lebenssituationen und eine mögliche Implementierung in die Jugendhilfe. *Kindesmisshandlung und -vernachlässigung, 14*(1), 50–59.

Ludwig-Körner, C., Kuchinke, L., Koch, G., Mattheß, J. & Eckert, M. (2018). Eltern-Säugling-Kleinkind-Psychotherapie auf dem Prüfstand. *Psychotherapeutenjournal, 17*(4).

Ludwig-Körner C. & Schöberl, G. (2010). STEEP™ Berlin/Brandenburg: Die helfende Beziehung in der STEEP™-Arbeit. In I. Renner & A. Sann & Nationales Zentrum Frühe Hilfen (NZFH) (Hrsg.), *Forschung und Praxisentwicklung Früher Hilfen. Modellprojekte begleitet vom Nationalen Zentrum Frühe Hilfen* (S. 163–179). Köln: Eigenverlag.

Machleidt, W., Bauer, M., Lamprecht, F. & Rose, H.K. & Rohde-Dachser, C. (2004). *Psychiatrie, Psychosomatik und Psychotherapie. Ein Lehrbuch.* Stuttgart u. New York: Thieme.

Mahler, M.S., Pine, F. & Bergman, A. (1975). *The psychological birth of the human infant. Symbiosis and individuation.* New York: Basic Books.

Malan, D.H. (2013). *A Study of Brief Psychotherapy.* Hoboken: Taylor and Francis.

Malberg, N. & Raphael-Leff, J. (2012). *The Anna Freud tradition: Lines of development – evolution and theory and practice over the decades.* London: Karnac Books.

Marx, R. & Scheerer, A.-K. (Hrsg.). (2019). *Auf neuen Wegen zum Kind. Chancen und Probleme der Reproduktionsmedizin aus ethischer, soziologischer und psychoanalytischer Sicht.* Gießen: Psychosozial-Verlag.

Mattejat, F., Hirt, B.R., Wilken, J., Schmidt, M.H. & Remschmidt, H. (2001). Efficacy of inpatient and home treatment in psychiatrically disturbed children and adolescents. Follow-up assessment of the results of a controlled treatment study. *European Child & Adolescent Psychiatry, 10*(Suppl. 1), 71–79. https://doi.org/10.1007/s007870170008

Mattheß, J., Eckert, M., Richter, K., Koch, G., Reinhold, T., Vienhues, P., Berghöfer, A., Roll, S., Keil, T., Schlensog-Schuster, F., Klitzing, K. von, Ludwig-Körner, C. & Kuchinke, L. (2020). Efficacy of parent-infant-psychotherapy with mothers with postpartum mental disorder: Study protocol of the randomized controlled trial as part of the SKKIPPI project. *Trials, 21*(1), 490. https://doi.org/10.1186/s13063-020-04443-7

Mattheß, J., Koch, G., Keil, T., Roll, S., Berghöfer, A., Ludwig-Körner, C., Schlensog-Schuster, F., Sprengeler, M.K., Klitzing, K. von & Kuchinke, L. (2023). Past attachment experiences, the potential link of mentalization and the transmission of behavior to the child by mothers with mental health problems: cross-sectional analysis of a clinical sample. *European Child & Adolescent Psychiatry.* https://doi.org/10.21203/rs.3.rs-2634696/v1

McDonough, S.C. (1995). Promoting positive early parent-infant relationships through interaction guidance. *Child and Adolescent Psychiatric Clinics of North America, 4*(3), 661–672.

Mertens, W. (Hrsg.). (2014). *Handbuch psychoanalytischer Grundbegriffe.* 5. Aufl. Stuttgart: Kohlhammer.

Mihelic, M., Morawska, A. & Filus, A. (2017). Effects of early parenting interventions on parents and infants: A meta-analytic review. *Journal of child and family studies, 26*(6), 1507–1526. https://doi.org/10.1007/s10826-017-0675-y

Molinski, H. (1972). *Die unbewußte Angst vor dem Kind. Als Ursache von Schwangerschaftsbeschwerden und Depressionen nach der Geburt mit zwölf anschließenden Falldarstellungen*. München: Kindler.

Moser, D.A., Aue, T., Suardi, F., Kutlikova, H., Cordero, M.I., Rossignol, A.S., Favez, N., Rusconi Serpa, S. & Schechter, D.S. (2015). Violence-related PTSD and neural activation when seeing emotionally charged male-female interactions. *Social Cognitive and Affective Neuroscience, 10*(5), 645–653.

Mountain, G., Cahill, J. & Thorpe, H. (2017). Sensitivity and attachment interventions in early childhood: A systematic review and meta-analysis. *Infant Behavior & Development, 46*, 14–32. https://doi.org/10.1016/j.infbeh.2016.10.006

Müller, B. (1997). *Sozialpädagogisches Können. Ein Lehrbuch zur multiperspektivischen Fallarbeit.* 3. Aufl. Freiburg: Lambertus.

Müller-Braunschweig, H. (1975). *Die Wirkung der frühen Erfahrung. Das erste Lebensjahr und seine Bedeutung für die psychische Entwicklung. Ergebnisse und Probleme.* Stuttgart: Ernst Klett.

Müller-Göttken, T., White, L.O., Klein, A.M. & Klitzing, K. von (2014). Short-term psychoanalytic child therapy for anxious children: A pilot study. *Psychotherapy, 51*(1), 148–158. https://doi.org/10.1037/a0036026

Murray, L., Cooper, P.J., Wilson, A. & Romaniuk, H. (2003). Controlled trial of the short- and long-term effect of psychological treatment of post-partum depression. *British Journal of Psychiatry, 182*(5), 420–427. https://doi.org/10.1192/bjp.182.5.420

Narayan, A.J., Ippen, C.G., Harris, W.W. & Lieberman, A.F. (2019). Protective factors that buffer against the intergenerational transmission of trauma from mothers to young children: A replication study of angels in the nursery. *Development and Psychopathology, 31*(1), 173–187. https://doi.org/10.1017/S0954579418001530

Narayan, A.J., Lieberman, A.F. & Masten, A.S. (2021). Intergenerational transmission and prevention of adverse childhood experiences (ACEs). *Clinical Psychology Review, 85*, 101997. https://doi.org/10.1016/j.cpr.2021.101997

Norcross, J.C. & Wampold, B.E. (2011). Evidence-based therapy relationships: Research conclusions and clinical practices. In J.C. Norcross (Hrsg.), *Psychotherapy relationships that work* (S. 423–430). Oxford: Oxford University Press. https://doi.org/10.1093/acprof:oso/9780199737208.003.0021

Novick, K.K. & Novick, J. (2005). *Working with parents makes therapy work.* Lanham: Jason Aronson.

O'Keeffe, S., Martin, P. & Midgley, N. (2020). When adolescents stop psychological therapy: Rupture-repair in the therapeutic alliance and association with therapy ending. *Psychotherapy, 57*(4), 471–490. https://doi.org/10.1037/pst0000279

Orlinsky, D.E., Grawe, K. & Parks, B.K. (Hrsg.). (1994). Process and outcome in psychotherapy. In A.E. Bergin & S.L. Garfield (Hrsg.), *Handbook of psychotherapy and behavior change* (S. 270–376). 2. Aufl. New Jersey: John Wiley & Sons.

Palacio-Espasa F. & Manzano, J. (1982). La consultation thérapeutique des très jeunes enfants et leur mère. *La psychiatrie de l'enfant, 25*, 5–25.

Papoušek, M. (1994). *Vom ersten Schrei zum ersten Wort. Anfänge der Sprachentwicklung in der vorsprachlichen Kommunikation*. Bern: Hans Huber.

Papoušek, M. & Schieche, M. & Wurmser, H. (Hrsg.). (2004). *Regulationsstörungen der frühen Kindheit. Frühe Risiken und Hilfen im Entwicklungskontext der Eltern-Kind-Beziehungen*. Bern: Huber.

Pedrina, F. (1991). Zum Kind sprechen. Mutter und Säugling in der psychoanalytischen Praxis. *Arbeitshefte Kinderanalyse, 13*, 33–48.

Pedrina, F. (1992). Psychotherapien mit Säuglingen und Eltern: Gedanken zu frühen Symbolisierungsprozessen. *Kinderanalyse, 1*, 46–67.

Pedrina, F. (2020). *Babys und Kleinkinder in Not. Psychopathologie und Behandlung*. 1. Aufl. Frankfurt a.M.: Brandes & Apsel.

Pedrina, F. & Hauser, S. (Hrsg.). (2015). *Babys und Kleinkinder. Praxis und Forschung im Dialog* [= Jahrbuch der Kinder- und Jugendlichen-Psychoanalyse, Bd. 2]. 1. Aufl. Frankfurt a.M.: Brandes & Apsel.

Petzold, H.G. (1992). *Integrative Therapie. Ausgewählte Werke. Bd. II/2: Klinische Theorie*. Paderborn: Junfermann.

Pflichthofer, D. (2011). Zwischen Gesetz und Freiheit. Die Suche nach dem Rahmen und dem Objekt. *Psyche – Z Psychoanal, 65*(1), 30–62.

Preyer, W. (1882). *Die Seele des Kindes*. Leipzig: Schäfer.

Raikes, H.H. & Emde, R.N. (2006). Early head start: A bold new program for low income infants and toddlers. In N.F. Watt, C. Ayoub, H.R. Bradley, J.E. Puma & W.A. LeBoeuf (Hrsg.), *Early intervention programs and policies* (S. 181–206) [= Child psychology and mental health, Bd. 4]. Westport, Conn.: Praeger.

Remschmidt, H., Schmidt, M. & Poustka, F. (Hrsg.). (2011). *Multiaxiales Klassifikationsschema für psychische Störungen des Kindes- und Jugendalters nach ICD-10 der WHO. Mit einem synoptischen Vergleich von ICD-10 mit DSM-IV*. 1. unveränd. Nachdr. der 5., vollständ. überarb. u.erw. Aufl. 2006. Bern: Huber.

Ringler, M. (1995). Das Setting in der Psychotherapie. In O. Frischenschlager, M. Hexel, W. Kantner Rumplmair, M. Ringle, W. Söllner & U.V. Wisiak (Hrsg.), *Lehrbuch der psychosozialen Medizin. Grundlagen der Medizinischen Psychologie, Psychosomatik, Psychotherapie und Medizinischen Soziologie* (S. 758–760). Wiesbaden: Springer.

Robertson, J. & Robertson, J. (1998). *Separation and the very young*. London: London Free Associations Books.

Robert-Tissot, C., Cramer, B., Stern, D.N., Serpa, S.R., Bachmann, J.-P., Palacio-Espasa, F., Knauer, D., De Muralt, M., Berney, C. & Mendiguren, G. (1996). Outcome evaluation in brief mother-infant psychotherapies: Report on 75 cases. *Infant Mental Health Journal, 17*(2), 97–114. https://doi.org/10.1002/(SICI)1097-0355(199622)17:2<97::AID-IMHJ1>3.0.CO;2-Y

Robinson, J.L., Mantz-Simmons, L., MacFie, J. & Emde, R.N. & MacArthur Narrative Working Group (1999). MacArthur narrative coding manual. Translated into German by Erwin Lemche as MacArthur Narrative Coding Manual, Deutsche Version 1.0.

Rössler, W. (2005). *Die therapeutische Beziehung*. Heidelberg: Springer.

Rudolf, G. (1991). *Die therapeutische Arbeitsbeziehung*. Berlin u. Heidelberg: Springer.

Sahin, Z., Barber, J.P. & Luborsky, L. (2017). Supportive-expressive dynamic psychotherapy. In *Reference module in neuroscience and biobehavioral psychology*. https://doi.org/10.1016/B978-0-12-809324-5.05426-2

Salomonsson, B. (2014). *Psychoanalytic therapy with infants and parents. Practice, theory, and results*. Hove, East Sussex: Routledge.

Salomonsson, B. & Sandell, R. (2011a). A randomized controlled trial of mother-infant psychoanalytic treatment: I. Outcomes on self-report questionnaires and external ratings. *Infant Mental Health Journal, 32*(2), 207–231. https://doi.org/10.1002/imhj.20291

Salomonsson, B. & Sandell, R. (2011b). A randomized controlled trial of mother-infant psychoanalytic treatment. II. Predictive and moderating influences of qualitative patient factors. *Infant Mental Health Journal, 32*(3), 377–404. https://doi.org/10.1002/imhj.20302

Salomonsson, M.W. (2017). *Long-term effects of mother-infant psychoanalysis*. Stockholm: Karolinska Institutet. https://doi.org/10.1002/imhj.21478

Salomonsson, M.W. & Barimani, M. (2017). Mothers' experiences of mother-infant psychoanalytic treatment – A quality study. *Infant Mental Health Journal, 38*(4), 486–498. https://doi.org/10.1002/imhj.21649

Salomonsson, M.W., Sorjonen, K. & Salomonsson, B. (2015). A long-term follow-up study of a radomized controlled trial of mother-infant-psychoanalytic treatment: Outcomes on mothers and interactions. *Infant Mental Health Journal, 36*(6), 542–555. https://doi.org/10.1002/imhj.21536

Sameroff, A.J., McDonough, S.C. & Rosenblum, K.L. (Hrsg.). (2004). *Treating parent-infant relationship problems. Strategies for intervention*. New York: Guilford Press.

Sander, L.W. (2009). *Die Entwicklung des Säuglings, das Werden der Person und die Entstehung des Bewusstseins*. Stuttgart: Klett-Cotta.

Sarimski, K. (2017). *Handbuch interdisziplinäre Frühförderung*. Mit 22 Abbildungen und 10 Tabellen [= Beiträge zur Frühförderung interdisziplinär, Band 19]. München u. Basel: Ernst Reinhardt Verlag.

Sarimski, K. (2020). *Frühgeburt als Herausforderung. Psychologische Beratung als Bewältigungshilfe* [= Klinische Kinderpsychologie, Band 1]. 2. Aufl. Göttingen: Hogrefe. https://doi.org/10.1026/02989-000

Sarimski, K., Hintermair, M. & Lang, M. (2021). *Familienorientierte Frühförderung von Kindern mit Behinderung* [= Beiträge zur Frühförderung interdisziplinär, Band 17]. 2., aktualisierte Aufl. München: Ernst Reinhardt Verlag.

Schechter, D.S., Moser, D.A., Reliford, A., McCaw, J.E., Coates, S.W., Turner, J.B., Rusconi Serpa, S. & Wilheim, E. (2015). Negative and distorted attributions towards child, self, and primary attachment figure among posttraumatically stressed mothers: what changes with Clinician Assisted Videofeedback Exposure Sessions (CAVES). *Child Psychiatry and Human Development, 46*(1), 10–20. https://doi.org/10.1007/s10578-014-0447-5

Schechter, D.S. & Rusconi Serpa, S. (2011). Applying clinically-relevant developmental neuroscience towards interventions that better target intergenerational transmission of violent trauma. *The Signal: Newsletter of the World Association of Infant Mental Health, 19*(3), 9–16.

Schechter, D.S. & Rusconi Serpa, S. (2013). Affektive Kommunikation traumatisierter Mütter mit ihren Kleinkindern. In R.N. Emde, M. Leuzinger-Bohleber & R. Pfeifer (Hrsg.), *Embodiment – Ein innovatives Konzept für Entwicklungsforschung und Psychoanalyse* (S. 230–263). Göttingen: Vandenhoeck & Ruprecht. https://doi.org/10.13109/9783666451300.230

Schechter, D.S. & Rusconi Serpa, S. (2021). Neugierde, Staunen und Reflektieren bei traumatisierten Müttern und ihren Kleinkindern anregen. Arbeiten mit Clinician-Assisted Videofeedback Exposure Sessions (CAVES) und Clinician-Assisted Videofeedback Exposure Approach Therapy (CAVEAT). *Frühförderung interdisziplinär, 40*(4), 187–200.

Schechter D.S. & Willheim, E. (2009). Disturbances of attachment and parental psychopathology in early childhood. *Child and Adolescent Psychiatric Clinics of North America, 18*(3), 665–686.

Schneider, G. (2003). Die Zukunft? Plädoyer für eine atopische Grundhaltung in der Psychoanalyse – mit einem Exkurs zu Melvilles Bartleby. *Psyche – Z Psychoanal, 57*(3), 226–249.

Schnoor, H. (Hrsg.). (2012). *Psychodynamische Beratung*. Göttingen: Vandenhoeck & Ruprecht.

Schore, A.N. (2007). *Affektregulation und die Reorganisation des Selbst*. 1. Aufl. Stuttgart: Klett-Cotta.

Schultz-Venrath, U. (2015 [2013]). *Lehrbuch Mentalisieren. Psychotherapien wirksam gestalten*. 3., überarb. Aufl. Stuttgart: Klett-Cotta.

Schultz-Venrath, U. (2021). *Mentalisieren des Körpers* [= Mentalisieren in Klinik und Praxis, Bd. 4]. Stuttgart: Klett-Cotta.

Schwarz-Gerö, J. (2012). *Baby, warum isst du nicht? Essprobleme verstehen und lösen*. 1. Aufl. Ostfildern: Patmos Verlag.

Senf, W., Broda, M., Voos, D. & Neher, M. (2019). *Praxis der Psychotherapie. Ein integratives Lehrbuch*. Stuttgart: Thieme.

Senf, W., Broda, M. & Wilms, B. (2012). Therapeutische Beziehung. In W. Senf & M. Broda (Hrsg.), *Praxis der Psychotherapie* (S. 105–108). Stuttgart: Georg Thieme Verlag. https://doi.org/10.1055/b-0033-1026

Shai, D. & Belsky, J. (2011). When words just won't do: Introducing parental embodied mentalizing. *Child Development Perspectives, 5*(3), 173–180. https://doi.org/10.1111/j.1750-8606.2011.00181.x

Shan, H., Li, F., Zhang, J., Wang, H. & Li, J. (2021). Feeding and eating disorder and risk of subsequent neurodevelopmental disorders: A population-based cohort study. *Frontiers in Pediatrics, 9*, 671631. https://doi.org/10.3389/fped.2021.671631

Sidor, A., Kunz, E., Eickhorst, A. & Cierpka, M. (2016). Wirksamkeit des Präventionsprojekts »Keiner fällt durch Netz« (KfdN) in Modellprojektstandort im Saarland. *Zeitschrift für Entwicklungspsychologie und Pädagogische Psychologie, 48*(1), 1–13.

Sifneos, P.E. (1987). *Short-term dynamic psychotherapy. Evaluation and technique*. 2. Aufl. Boston, MA: Springer US. https://doi.org/10.1007/978-1-4899-0843-8

Skovgaard, A.M., Houmann, T., Christiansen, E., Landorph, S., Jørgensen, T., Olsen, E.M., Heering, K., Kaas-Nielsen, S., Samberg, V. & Lichtenberg, A. (2007). The prevalence of mental health problems in children 1(1/2) years of age – the Copenhagen Child

Cohort 2000. *Journal of Child Psychology and Psychiatry, and Allied Disciplines, 48*(1), 62–70. https://doi.org/10.1111/j.1469-7610.2006.01659.x

Slade, A., Sadler, L., Dios-Kenn, C. de, Webb, D., Currier-Ezepchick, J. & Mayes, L. (2005). Minding the baby a reflective parenting program. *The Psychoanalytic Study of the Child, 60*(1), 74–100. https://doi.org/10.1080/00797308.2005.11800747

Sleed, M., Baradon, T. & Fonagy, P. (2013). New Beginnings for mothers and babies in prison: a cluster randomized controlled trial. *Attachment & Human Development, 15*(4), 349–367. https://doi.org/10.1080/14616734.2013.782651

Sohlmann, S. (2009). *Behinderung bei Kindern und Jugendlichen. Hilfe für Eltern, Therapeuten und Pädagogen*. 1. Aufl. Wien: facultas.

Solomon, A. (2013). *Weit vom Stamm. Wenn Kinder ganz anders als ihre Eltern sind*. Frankfurt a.M.: S. Fischer.

Spillius, E.B., Milton, J., Garvey, P., Couve, C. & Steiner, D. (2011). *The new dictionary of Kleinian thought*. London u. New York: Routledge.

Spinelli, M.G., Endicott, J., Goetz, R.R. & Segre, L.S. (2016). Reanalysis of efficacy of interpersonal psychotherapy for antepartum depression versus parenting education program: initial severity of depression as a predictor of treatment outcome. *The Journal of Clinical Psychiatry, 77*(4), 535–540. https://doi.org/10.4088/JCP.15m09787

Sprengeler, M.K., Mattheß, J., Eckert, M., Richter, K., Koch, G., Reinhold, T., Vienhues, P., Berghöfer, A., Fricke, J., Roll, S., Keil, T., Ludwig-Körner, C., Kuchinke, L., Klitzing, K. von & Schlensog-Schuster, F. (2021). Efficacy of parent-infant psychotherapy compared to care as usual in children with regulatory disorders in clinical and outpatient settings: Study protocol of a randomised controlled trial as part of the SKKIPPI project. *BMC Psychiatry, 21*(1), 118. https://doi.org/10.1186/s12888-021-03112-6

Stepansky, P.E. (1988). *Margaret S. Mahler. Mein Leben, mein Werk*. München: Kösel.

Stern, D.N. (1977). *The first relationship: Infant and mother*. Cambridge, MA: Harvard University Press. [Dt. 1979: *Mutter und Kind. Die erste Beziehung*. Stuttgart: Klett Cotta].

Stern, D.N. (1985). *The interpersonal world of the infant: A view from psychoanalysis and developmental psychology*. New York: Basic Books. [Dt. 1992: *Die Lebenserfahrung des Säuglings*. Stuttgart: Klett-Cotta].

Stern, D.N. (1989). The representation of relational patterns. In A.J. Sameroff & R.N. Emde (Hrsg.), *Relationship disturbances in early childhood. A developmental approach* (S. 52–69). New York: Basic Books.

Stern, D.N. (1992). The »Pre-Narrative Envelope«: An alternative view of »unconscious phantasy« in infancy. *Bulletin of the Anna Freud Centre 15*, 291–318.

Stern, D.N. (1995). *The motherhood constellation. A unified view of parent-infant psychotherapy*. New York: Basic Books. [Dt. 1998: *Die Mutterschaftskonstellation*. Stuttgart: Klett-Cotta].

Stern, D.N. (2004). *The present moment in psychotherapy and everyday life*. New York: W.W. Norton. [Dt. 2005: *Der Gegenwartsmoment. Veränderungsprozesse in Psychoanalyse, Psychotherapie und Alltag*. Frankfurt a.M.: Brandes & Apsel].

Stern, D.N., Freeland, A. & Bruschweiler-Stern, N. (2000). Geburt einer Mutter. Die Erfahrung, die das Leben einer Frau für immer verändert. München u. Zürich: Piper.

Strotzka, H. (1975). *Psychotherapie: Grundlagen, Verfahren, Indikationen*. München: Urban & Schwarzenberg.

Suess, G.J., Bohlen, U., Carlson, E. & Spangler, G. & Frumentia Maier, M. (2016). Effectiveness of attachment based STEEP™ intervention in a German high risk sample. *Attachment and Human Development, 18*(5), 443–460.

Taubner, S. (2015). *Konzept Mentalisieren. Eine Einführung in Forschung und Praxis.* Gießen: Psychosozial-Verlag.

Thiel-Bonney, C. & Hofacker, N. von (2012). Frühkindliche Fütterstörungen. In M. Cierpka (Hrsg.), *Frühe Kindheit. 0–3 Jahre. Beratung und Psychotherapie für Eltern* (S. 219–248). Berlin: Springer.

Thomä, H. & Kächele, H. (2006). *Psychoanalytische Therapie*. Berlin u.a.: Springer.

Trautmann-Voigt, S. & Moll, M. (2011). *Bindung in Bewegung. Konzept und Leitlinien für eine psychodynamisch fundierte Eltern-Säuglings-Kleinkind-Psychotherapie*. Gießen: Psychosozial-Verlag.

Tronick, E.Z., Brazelton, T.B. & Als, H. (1978). The structure of face-to-face interaction and its developmental functions. *Sign Language Studies, 18*, 1–16.

Van den Engel-Hoek, L. (2008). *Fütterstörungen. Ein Ratgeber für Ess- und Trinkprobleme bei Kleinkindern.* Übers. v.I. Börgeling. 1. Aufl. Idstein: Schulz-Kirchner.

Wake, M., Morton-Allen, E., Poulakis, Z., Hiscock, H., Gallagher, S. & Oberklaid, F. (2006). Prevalence, stability, and outcomes of cry-fuss and sleep problems in the first 2 years of life: Prospective community-based study. *Pediatrics, 117*(3), 836–842. https://doi.org/10.1542/peds.2005-0775

Walter, B. (1971). *Thema und Variation*. Frankfurt a.M.: Fischer.

Weber, A. & Ritzenhoff, A. (2018). Diagnostisches Schema der Elternfunktionalität in der gerichtsverwiesenen Beratung. *Informationen für Erziehungsberatungsstellen, 3*, 14–21.

Wense, A. von der & Bindt, C. (2021). *Risikofaktor Frühgeburt. Entwicklungsrisiken erkennen und behandeln*. 2., überarb. Aufl. Weinheim u. Basel: Beltz.

Willi, J. (1978). *Therapie der Zweierbeziehung: analytisch orientierte Paartherapie, Anwendung des Kollusions-Konzeptes, Handhabung der therapeutischen Dreiecksbeziehung*. Hamburg: Rowohlt.

Williams, G. (1997). *Internal landscapes and foreign bodies. Eating disorders and other pathologies*. London: Duckworth.

Winnicott, D.W. (1960). The theory of the parent-infant relationship. *Int J Psychoanal, 41*, 585–595.

Winnicott, D.W. (1979). *The maturational process and the facilitating environment.* London: Hogarth Press.

Winnicott, D. W. (1971 [1967]). Mirror-role of mother and family in child development. In ders., *Playing and Reality*. New York: Basic Books.

Young-Bruehl, E. (1988). *Anna Freud. A biography*. New York: Summit Books.

Zero to Three (2016). *DC:0–5. Diagnostic classification of mental health and developmental disorders of infancy and early childhood*. Washington, DC: Zero to Three.

Zero to Three (2019). *DC:0–5. Diagnostische Klassifikation seelischer Gesundheit und Entwicklungsstörungen der frühen Kindheit*. Übers. v.A.v. Gontard 1. Aufl. Stuttgart: Kohlhammer.